Kurt Tepperwein

Krise als Chance

Wie man Krisen löst
und zukünftig
vermeidet

mvg

Die Deutsche Bibliothek – CIP-Einheitsaufnahme

Tepperwein, Kurt:
Krise als Chance : wie man Krisen löst und zukünftig vermeidet /
Kurt Tepperwein. – 5., erw. Aufl. – Landsberg ; München : mvg, 2002
(mvg-Paperbacks ; 08789)
ISBN 3-478-08789-9

5., erweiterte Auflage 2002
1.-4. Auflage erschienen unter ISBN 3-478-08521-7

Umschlaggestaltung: Felix Weinold, Schwabmünchen
Satz: Fotosatz H. Buck, Kumhausen
Druck- und Bindearbeiten: Ebner Ulm
Printed in Germany 08789/020201
ISBN 3-478-08789-9

Inhalt

Vorwort

Keiner ist weise,
der nicht das Dunkel kennt.

Hermann Hesse

Lebenskrise – Weltkrise

Sie haben dieses Buch sicher nicht in die Hände genommen, um die Krise in der Welt, sondern um Ihr eigenes Lebensproblem zu lösen. Und doch: Die Zeiten sind vorbei, da wir das eine vom anderen trennen konnten! Lassen Sie uns deshalb zunächst Gedanken darüber machen wie diese Dinge zusammenhängen!

Die Krise in der Welt – die Krise des Planeten, die Krise der Menschheit – drängt sich inzwischen jedem so deutlich auf, dass wir daran nicht mehr vorbeischauen können. Wir sind alle davon betroffen! Keiner kann mehr sagen: „Das ist nicht mein Problem."

Die Zukunft jedes Einzelnen hängt unmittelbar zusammen mit unser aller Zukunft. Nie in der Geschichte der Menschheit war es so deutlich wie heute. Wir wissen jetzt alle von der realen Gefahr, dass die Menschheit auf diesem Planeten nur noch zwei oder drei Generationen zu leben hat, wenn sich nicht dramatisch etwas ändert.

Einer der ersten aufrüttelnden Mahner – Dennis Meadows mit seinem bereits 1972 erschienenen Buch „Grenzen des Wachstums", der Geburtsurkunde des Club of Rome – sieht die Menschheit wie einen Selbstmörder: Es mache wenig Sinn, den Selbstmörder noch bekehren zu wollen, wenn er schon aus dem Fenster eines Hochhauses gesprungen ist. Der endgültige Aufprall sei unabwendbar und nach Dennis Meadows nur noch eine Frage der Zeit.

Ich sehe die Zukunft der Menschheit nicht so pessimistisch, obwohl es absolut nichts zu beschönigen gibt.

Der persische Mystiker Rumi sagte: „Im Gift liegt das Heilmittel verborgen." Diese tiefe Weisheit möchte ich auch auf die Lage der Welt anwenden: *Diese Weltkrise rüttelt uns alle wach.* Wenn wir Menschen es schon nicht im Guten verstehen, dass wir alle *eins* sind, dann werden wir es eben im Schlechten verstehen müssen: in der *Krise der Menschheit, die uns alle vereint.*

Auch diese globale Krise ist eine Chance, kann als *Geburtskrise für ein völlig neues Zeitalter* verstanden werden: für das Zeitalter, das dem Patriarchat und Materialismus folgt, das Goldene Zeitalter, das Zeitalter des Lichtes und der Liebe. – Es ist das Licht am Ende des Tunnels!

Ich bin nicht allein!

Wer seine eigene Lebenskrise ernsthaft überdenkt, ihr bis an die Wurzeln nachgeht, der wird eine wichtige Erkenntnis gewinnen: *Anderen Menschen geht es ähnlich.* Sei es eine schmerzhafte Beziehungskrise, eine existenzielle Berufskrise, eine deprimierende Gemütskrise – wir sind das rastlose Streben nach äußerem Wohlstand leid und suchen das Glück, die innere Zufriedenheit. Das macht letztlich den Kern der persönlichen Krise aus! Die Leere in unserem Herzen lässt sich nicht mehr durch Äußerlichkeiten füllen, der innere Schmerz nicht mehr durch materielles Streben betäuben. Wir sind materiell gesättigt, und *so ist der Schrei unserer Seele nach dem wirklichen Leben nicht mehr zu überhören.*

Es geht vielen so, den meisten. Schauen Sie sich in Ihrem Bekanntenkreis um: Finden Sie dort Menschen, die wirklich rund herum glücklich sind? Und wenn, dann werden Sie schnell erkennen: Es sind Menschen, die in der Vergangenheit eine ganz tief gehende Krise überwunden und so zu sich selbst gefunden haben.

Das erste Geschenk, das jede Krise hervorbringt, ist die Erkenntnis: *Ich bin nicht allein. Anderen geht es ähnlich. Ich finde mein eige-*

nes Lebensproblem auch bei anderen. Und es gibt immer einen Ausweg. Andere haben ihn gefunden, ich finde ihn auch.

Die fundamentale Sinnkrise: Lebenssinn oder Wahnsinn

Warum häufen sich die Lebenskrisen bei allen und auf allen Ebenen, gleichgültig, wie sie in Erscheinung treten mögen? Ich denke, wir fragen uns immer mehr nach dem *Sinn unseres Handelns,* denn wir sind immer weniger bereit, *Sinnloses* zu tun: *Welches ist der Sinn meiner Arbeit? Welches ist der Sinn meiner Partnerschaft? Welches ist der Sinn meines Lebens und Daseins?*

Wenn eine Krise auch nicht von diesen Fragen *ausgelöst* wird, so führt uns jede Krise immer wieder zu diesen eindringlichen Fragen hin und fordert ihre erlösende Beantwortung.

Denn erst wenn wir diese sinngebenden Fragen unseres Lebens jenseits von Materialismus und Egozentrik *beantwortet* haben, ist die Krise ein für allemal gelöst, haben wir uns von allen Lebenskrisen ganz und gar befreit. Dann sind wir nicht mehr gezwungen, den Weg der Krise, des Leidens und des Schmerzens zu gehen. *Dann dürfen wir dankbar den Weg der Freude, des Friedens, des Glücks beschreiten. Das ist die wichtigste frohe Botschaft einer jeden Lebenskrise.*

Doch wenn wir unsere persönlichen Krisen nur oberflächlich managen, dann drehen wir uns im Kreis, dann entfaltet sich der Wahnsinn immer mehr. Die Alternative, vor der wir jetzt stehen, ist ganz einfach geworden: alltäglicher Wahnsinn oder erfüllender Lebenssinn?

Wir sind dazu da, unserem Leben einen Sinn zu geben. Solange wir uns davor drücken, unserer *Hauptaufgabe im Leben* aus dem Weg gehen, führt uns das Leben immer wieder – am Anfang sanft, dann immer nachdrücklicher – zu ihr zurück. Wir können uns an dieser

Aufgabe nicht ungestraft vorbeimogeln. Die „Strafe" ist: Leiden, Krankheit, Selbstentfremdung, *Leben* und letztlich Sinnlosigkeit.

Bevor etwas besser wird, scheint alles nur noch schlimmer zu werden. Vor der neuen Harmonie kommt immer das alles reinigende Chaos. Das gilt für den Einzelnen wie für uns alle.

Wir sind jeder Krise gewachsen und es folgt immer Besseres nach

Eine weitere frohe Botschaft: Unsere Lebensprobleme sind keine Zufälle. Es sind eher *wohl dosierte Lektionen, die wir zu lernen haben.* Und wie es in einer normalen Schule auch der Fall ist, stellt uns das Leben immer nur vor solche Aufgaben, die wir auch meistern können. Aufgaben sind immer Herausforderungen, an denen wir wachsen können und an denen wir nicht verzweifeln müssen.

Das Leben meint es *gut mit jedem!* Oft dauert es eine Zeit, bis wir es auch erkannt haben. Das Leben will nichts anderes als ... *leben!* Und das kann es nur, wenn *wir der lebendigste Ausdruck eben dieses Lebens sind!* Das Leben jubiliert, wenn es uns gut geht. Es jauchzt, wenn wir glücklich sind. Es gerät in Ekstase, wenn wir es in vollen Zügen genießen. Das Leben will uns stark, glücklich, hingebungsvoll. Sich dem Leben hinzugeben heißt, ihm grenzenlos zu vertrauen: *Es ist alles gut und es wird am Ende immer besser.*

Vor welche Herausforderung hat Sie das Leben jetzt gestellt? Was *dürfen* Sie jetzt lernen? Worin besteht das Geschenk Ihres Lebensproblems?

Vielleicht machen Sie auch schon einen Sprung in die Zukunft: *Wie wird Ihr Leben aussehen, wenn Sie Ihre jetzige Krise gemeistert haben?* Können Sie sich diese Zukunft schon ausmalen? Können Sie sich bereits in Ihre neue Zukunft hineinversetzen?

Eine Krise fordert eine Entscheidung!

Das griechische Wort *krisis* bedeutet „Entscheidung". Jede Krise fordert zu einer Entscheidung heraus – das ist die Herausforderung!

Wissen Sie, was Sie zu entscheiden haben? Stellen Sie sich ganz präzise und klar die Frage, die zur Entscheidung steht, am besten schriftlich. Feilen Sie am schriftlichen Ausdruck der Frage so lange herum, bis sie absolut stimmig ist. Legen Sie den Zettel mit Ihrer Frage an einen Ort, sodass sie Ihnen immer präsent ist.

Sie werden während des Lesens in diesem Buch Ihre Antwort finden. *Die Antwort ist bereits da, sie sucht den Weg zu Ihnen.* Ich bin mir sogar sicher, dass Sie die Antwort schon *ahnen*. Das Buch kann Ihnen helfen, Ihre Entscheidung entschlossen und bewusster zu treffen. So können Sie Ihr Problem so tief gehend wie möglich lösen, sich ein für allemal von allen persönlichen Lebenskrisen befreien!

Vom inneren Frieden zum Weltfrieden

Das Buch, das Sie in den Händen halten, ist nur vordergründig ein *Buch zum persönlichen Krisenmanagement*. Das ist es *auch*, aber es kann viel tiefer gehen, wenn Sie dazu bereit sind. Es kann und sollte Ihnen den Weg zu Ihrem inneren Frieden zeigen, Ihrem Frieden mit sich selbst und mit der Welt. So wird die Lösung Ihrer persönlichen Lebenskrise zur Friedensarbeit für die Welt. Und so schließt sich der Kreis zu unseren Gedanken am Beginn des Vorworts.

Das Buch „Krise als Chance" ist also auch *ein Friedensbuch* mit der Botschaft:

Löse deine Krise! Das ist deine wichtigste Verantwortung für den Frieden in der Welt. Deine eigene, innere Zufriedenheit bringt den Frieden in die Welt. Es kommt auf jeden an, auch auf dich! Gerade auf dich!

In diesem Sinne: „Friede sei mit dir!"

Kurt Tepperwein

Krise als Chance

Willst du das Land in Ordnung bringen,
musst du die Provinzen in Ordnung bringen.
Willst du die Provinzen in Ordnung bringen,
musst du die Städte in Ordnung bringen.
Willst du die Städte in Ordnung bringen,
musst du die Familien in Ordnung bringen.
Willst du die Familien in Ordnung bringen,
musst du die eigene Familie in Ordnung bringen,
Willst du die eigene Familie in Ordnung bringen,
musst du dich selbst in Ordnung bringen.

Anlass zu diesem Buch sind zwar die aktuellen Krisen, aber noch mehr die Erkenntnis, dass wir ständig mit kleineren oder größeren Krisen konfrontiert werden, ja dass wir in jedem Augenblick an einem Wendepunkt stehen, der uns zwingt, uns zu entscheiden.

Krisen als Teil der menschlichen Entwicklung

Krisen, die eine Anpassung an veränderte Lebenssituationen verlangen, sind ein wichtiger Teil der Entwicklung eines jeden Menschen. Schon unsere Geburt ist eine ernste Krise, die wir meistern müssen, und manche Weisen sagen, wenn wir erst einmal die Geburt geschafft haben, dann haben wir das Schlimmste bereits hinter uns. Aber auch die Beziehung zwischen Mutter und Kind führt immer wieder zu kleineren oder größeren Krisen. Später die Konfrontation mit den Anforderungen der Außenwelt. Das Einfügen in die Gemeinschaft im Kindergarten, das Stillsitzen in der Schule und „Aufpassen-Müssen“. Die tief greifende Krise der Pubertät, die uns plötzlich mit Aufgaben konfrontiert, die wir nicht kennen und für die wir keine Erfahrung mitbringen, die wir aber lösen müssen. Kaum haben wir dies gemeistert, stehen wir vor der Frage der Ablösung vom Elternhaus, der eigentlichen Berufswahl und der ersten Berufsbewährung. Dem Stellenwechsel folgt sehr bald ein Rollenwechsel beim Gründen einer eigenen Familie und die Verpflichtung den eigenen Kindern gegenüber. Dem Wechsel des Arbeitsplatzes folgt ein Umzug, mit der Trennung vom bisherigen Bekanntenkreis und den Freunden.

Wodurch Krisen hervorgerufen werden

Jede Krise wird als unerträgliche Belastung empfunden. Zuvor wurden die kleinen Schritte zur Lösung der Schwierigkeit immer wieder aufgeschoben, und „plötzlich" ist die Krise da, nun kann ich nicht mehr ausweichen, ich muss mich der Aufgabe stellen. Oft führt das zunächst auch zu zusätzlichen körperlichen Belastungen. Wir geraten ins Schwitzen, das Herz schlägt bis zum Hals, wir können Magenschmerzen bekommen oder Durchfall, wenn wir den Dingen einfach ihren Lauf lassen. Vielleicht bekommen wir Angst und können keinen klaren Gedanken mehr fassen und sind handlungsunfähig, gerade jetzt, wo es darauf ankommt, schnell und sicher das Richtige zu tun. Und die liebsten Menschen sind oft auch noch Auslöser für die unerträgliche Situation und können uns jetzt auch nicht helfen. Wir stehen plötzlich allein da.

Gestern war die Welt noch völlig in Ordnung (war sie es wirklich?), und heute ist die Krise da. Und wenn ich sie nicht löse, stehe ich bald schon vor der nächsten Krise.

Das kann die uns allen bekannte Krise sein, die entsteht im Kampf des menschlichen Organismus mit Bakterien oder Viren. Einer von beiden gewinnt, das bedeutet Genesung oder Fieberanstieg und Tod. Die Krise ist die Entscheidung, der Wendepunkt.

Eine Krise kann hervorgerufen werden durch *Feuer,* einen *Überfall,* eine *Vergewaltigung* oder *Geiselnahme,* aber auch durch *Naturereignisse* wie *Überschwemmung, Erdbeben* oder *Lawinen.* Oder eben durch *Krieg, Gefangenschaft* oder *wirtschaftlichen Zusammenbruch.* Oder durch den nächsten Schritt in der „Ent-wicklung".

Und wenn wir gerade nicht mit Alter und Krankheit zu kämpfen haben, dann gibt es Zweikämpfe zwischen Ehepartnern oder Nachbarn, die oft mit der gleichen Hartnäckigkeit geführt werden wie Kriege zwischen Völkern. Einer gewinnt den Kampf und der andere muss nachgeben. *Eine Lösung aber, bei der einer gewinnt und der andere zwangsläufig verliert, ist keine Lösung.* Sind beide gleich stark, und ist der Kampf festgefahren, dann kann oft nur eine Krise zur Einsicht zwingen, und plötzlich findet sich eine wirkliche Lösung.

Es müssen aber gar nicht immer große Ereignisse sein, die uns in Schwierigkeiten bringen, *mitunter ärgern wir uns über die Fliege an der Wand.* Doch auch damit sollten wir bewusst umgehen und nicht mehr denken oder sagen: „Die Fliege ärgert mich", sondern erkennen: „Ich ärgere mich über die Fliege." Sonst gebe ich der Fliege die Macht, mich zu ärgern, gestatte der Fliege, meine Gefühle zu bestimmen, zu bestimmen, wann ich mich zu ärgern habe. Dann bin ich von der Fliege abhängig, oder von den Ereignissen und Umständen. Nicht ich kontrolliere meine Gefühle, sondern die Ereignisse und Umstände oder die Fliege an der Wand. Wenn aber andere meine Gefühle bestimmen und ich kann es nicht, dann müssen die anderen stärker sein als ich und ich habe keinen Einfluss auf sie.

In Wirklichkeit hat nichts und niemand auf der Welt die Macht, mich zu ärgern, oder meine Gefühle zu bestimmen, meine Gedanken und Handlungen. Das kann nur ich. *Es sei denn, ich gebe einem anderen diese Macht,* doch falls ich es getan habe, kann ich sie ihm auch in jedem Augenblick wieder nehmen, mein Leben wieder selbst bestimmen.

Ich kann zwar nicht bestimmen, was andere tun, aber ich kann bestimmen, wie ich darauf reagiere und damit umgehe. *Niemand kann mich ärgern, enttäuschen, beleidigen oder kränken, wenn ich es nicht will.* Niemand kann mich aggressiv machen, wenn ich es nicht zulasse. Also sollte ich aufhören, einem anderen die Schuld dafür zu geben, was mir widerfährt. Der andere ist niemals schuld, die Ursache liegt immer bei mir, nicht aber die Schuld. Es geht nicht um Schuld oder Nichtschuld, sondern darum zu erkennen, dass wir selbst alle Möglichkeiten und Chancen haben, unser ganzes Leben in jedem Augenblick für immer zu ändern.

Vielleicht verstehen Sie jetzt, warum der eine von einer Krise in die andere schlittert, während der andere in der Leichtigkeit des Seins lebt und das Leben genießt; warum der eine immer wieder Pech hat, ganz gleich was er tut, und dem anderen öffnen sich Türen selbst da, wo vorher gar keine waren; warum der eine voller Ärger und Aggression ist und der andere harmonisch und gelassen durchs Leben geht.

Die Brille der dualen Sichtweise

Schon wenn wir uns nur dem Positiven zuwenden, nach dem Motto: „Mach es wie die Sonnenuhr, zähl die heitren Stunden nur“, geraten wir in eine Krise, mag sie auch gering sein, denn wir geraten damit aus unserer Mitte, und jede Einseitigkeit wird früher oder später über die andere Seite zum Ausgleich geführt. Machen wir uns einmal bewusst, dass es die Dualität in Wirklichkeit nicht gibt, sie ist nur das Ergebnis einer Sichtweise, einer „Einstellung“ unseres Bewusstseins.

Sobald wir die Brille der dualen Sichtweise abnehmen, also zur „Ein-Sicht“ kommen, erkennen wir wieder die Wirklichkeit, die Einheit in der Vielfalt. Wohl die meisten, die sich auf „den geistigen Weg“ machen, gehen zunächst auf das Positive zu, wollen gut sein und Gutes tun und harmonische Umstände erleben, anstatt mit den Umständen in Harmonie zu sein. Sie leben nicht wirklich aus ihrer Mitte heraus.

Wie man Kreisläufe erkennt und beseitigt

Es ist wie in einem Hamsterrad. Wir machen uns auf den Weg, arbeiten an uns und haben auch durchaus den Eindruck, vorwärts zu kommen. Wir tun ständig Schritte in die richtige Richtung, und doch müssen wir irgendwann erkennen, dass wir auf der Stelle treten. Vielleicht haben wir die Stellung gewechselt, eine neue Aufgabe übernommen, um höher zu steigen, und doch beginnt die alte, vertraute Situation wieder von vorn. Das zeigt nur, dass wir zwar den Ort, die Aufgabe und die Menschen gewechselt haben, nicht aber unser Bewusstsein. Unsere Wahl ist die gleiche geblieben, weil der Wählende noch immer der Gleiche ist. So können wir nicht wirklich weiterkommen, denn die Ursache für das Außen liegt im Innen. Wenn sich dort nichts ändert, kann sich auch außen nichts Wesentliches ändern. Ein solches Kreislauferlebnis zeigt nur, dass wir in der letzten „Schulstunde" unsere Hausaufgaben nicht gemacht haben und daher die Lektion wiederholen müssen.

Das muss sich so lange wiederholen, bis sich etwas Wesentliches in uns geändert hat, die Haltung und Einstellung unseres Bewusstseins. Denn diese Wiederholungen sind kein vorbestimmtes Schicksal, dem wir nicht entrinnen können. Vorbestimmt ist nur, dass wir die Vollkommenheit unseres wahren Wesens immer vollkommener zum Ausdruck bringen. Aber wie wir das tun und wann, auf welchen Wegen und mit welchen Schritten, das ist unsere freie Entscheidung, und daraus entsteht dann unser individuelles Schicksal.

Das Erkennen solcher Kreisläufe wird so zum Lehrer und Wegweiser in unserem Leben. Es ist nur die Information, dass ich mich im Kreis gedreht habe und so nicht wirklich weiterkomme. Nichts und niemand kann mich zwingen, diesen Kreislauf zu wiederholen. Sobald ich ihn erkannt habe, kann ich ihn auflösen durch die Änderung der Einstellung meines Bewusstseins. Der Kreis wird zur Spirale, die wirklich weiterführt, und das heißt immer, näher zu mir selbst. Aber diese Wahl habe ich erst, wenn ich den Kreislauf entdeckt habe, sonst strenge ich mich an, wie der Hamster im Käfig, lege eine große Strecke zurück und trete in Wirklichkeit doch auf der Stelle.

Es wäre gut, sich jetzt die Zeit zu nehmen und einmal Beispiele in Ihrem Leben zu suchen, wo Sie auf der Stelle getreten sind, obwohl Sie ständig weitergingen. Am besten, Sie schreiben alles auf, was Ihnen in diesem Zusammenhang in den Sinn kommt. Wie Sie es gemerkt haben, woran man es erkennen konnte und wie Sie sich dabei gefühlt haben. Einfach alles aufschreiben, denn das schärft Ihre Aufmerksamkeit, und Sie können beim nächsten Mal einen Kreislauf gleich am Anfang erkennen, ohne ihn erst gehen zu müssen. Hier ein paar Hinweise, wie man Kreisläufe erkennt:

- Wenn Sie eine Situation erleben, die Sie schon mehrfach erlebt haben, wenn auch unter anderen Umständen und mit anderen Menschen.
- Wenn Sie immer wieder mit den gleichen Personen die gleichen Konflikte auszutragen haben.
- Wenn eine Aufgabe an Sie herangetragen wird, die Sie schon mehrfach zu erledigen hatten und auch scheinbar erfüllt haben.
- Wenn immer wieder die gleichen Schwierigkeiten in Ihrem Leben auftauchen, Sie belogen werden, oder man schlecht über Sie spricht. Wenn Freunde sich scheinbar ohne Grund plötzlich gegen Sie wenden, oder Sie Partner immer wieder verlieren, meist auch noch in ähnlichen Situationen.
- Wenn Sie immer wieder die gleichen Krankheiten bekommen, den gleichen Schnupfen jedes Jahr zur gleichen Zeit oder in der gleichen Situation.
- Wenn der gleiche Konflikt sich mit immer anderen Personen wiederholt.
- Wenn Sie mit einem neuen Partner die gleiche Schwierigkeit erleben, die Ihre letzte Partnerschaft scheitern ließ.

Sie merken schon, worauf Sie achten müssen. Wenn einmal das Bewusstsein darauf gerichtet ist, kann man die eigenen Kreisläufe nicht mehr übersehen.

Prüfen Sie so sorgfältig alle Bereiche Ihres Lebens: den familiären, den beruflichen, den gesundheitlichen und Ihre geistige Entwicklung. Dabei werden Sie erkennen, dass sich die gleichen Lektionen in mehreren oder gar allen Bereichen zeigen, und Sie werden sich fragen, wie es möglich war, dass Ihnen das nicht früher aufgefallen ist. Es ist wirklich sehr auffällig. Aber auch das Nicht-sehen-Wollen ist ein solcher Kreislauf, den wir irgendwann unterbrechen sollten.

Wenn Sie mehrere solcher Kreisläufe gefunden haben, lehnen Sie sich nicht zufrieden zurück, sondern prüfen Sie, wann und wie oft sich diese Kreisläufe bereits wiederholt haben. Sie werden sie meistens bis in die Kindheit zurückverfolgen können, denn viele dieser Schwierigkeiten bleiben ungelöst, weil wir in der Kindheit noch nicht fähig waren, sie zu meistern, und das Leben sie daher wiederholt, bis wir erwacht sind.

Haben Sie einen solchen Kreislauf erkannt und aufgelöst, geht es plötzlich wirklich weiter in Ihrem Leben. Das Leben wird angenehm und harmonisch, und Sie fühlen sich wohl. Sie sind mit Ihrem Leben zufrieden – bis zur nächsten Prüfung – und die lässt nicht lange auf sich warten. Nach jeder Lektion haben Sie eine verdiente Ruhepause, vorausgesetzt, dass Sie die Aufgabe gelöst haben. Aber ebenso sicher kommt nach jeder gelösten Aufgabe eine neue auf uns zu – und damit eine neue Entscheidung, eine neue Chance, wirklich vorwärts zu kommen, näher dem wahren Ziel, dem einzigen Ziel – näher zu uns selbst.

Ich kann vorbeigehen und so tun, als hätte ich die Aufgabe nicht gesehen. Dann beginnt das bekannte Spiel wieder von vorn – ich gehe wieder im Kreis, bis ich bereit bin, wieder einen Schritt zu tun. Das Leben ist da sehr geduldig, aber wenn ich zu oft weggesehen habe, kann es sein, dass es mich schmerzhafter daran erinnert, dass es Zeit ist, die Aufgabe endlich zu lösen, anstatt nur wieder „blinde Kuh" zu spielen.

Alles ist Chance!

Dann erkennen wir auch wieder, dass *alles* eine Chance ist, dass nichts im Leben gegen mich ist, sondern dass alles mir nur dienen und helfen will, wenn ich mir nur helfen lasse, die Chance erkenne und ergreife, die Möglichkeit nutze, die das Leben mir damit bietet. Jede Schwierigkeit, jede Belastung und jedes Problem ist in Wirklichkeit eine Chance. Mit diesem Buch möchte ich dazu beitragen, dass wir wieder *in dieses Chancenbewusstsein kommen*: dass wir nicht mehr glauben, wenn es etwa in unserer Partnerschaft zu einer Krise kommt, dass dies eine Wende zum Schlechteren sei, sondern erkennen, *dass immer die Chance zum Besseren gegeben ist*, ja dass jede Krise nur deswegen ausgelöst wird, „not-wendig" wurde, damit wir diese Chance haben. Ich möchte anregen, dass wir bei einer Krise gleich an die Möglichkeit zum Guten, zum Stimmigeren denken; die Krise nicht mehr als Strafe für etwas sehen, was ich falsch gemacht haben könnte. Denn jede Krise will mich ein Stück weiterbringen in eine bessere Zukunft.

Meistens versuchen wir die verschiedenen Krisen mit den gleichen oder ähnlichen Reaktionen und Verhaltensweisen zu lösen, unabhängig davon, was der Anlass zur Krise war. Dabei kommt es gar nicht einmal darauf an, eine Krise so schnell wie möglich wieder aufzulösen, *sondern bewusst hindurchzugehen,* achtsam zu erkennen, was sie mir sagen und wohin sie mich führen will. Also sich zunächst einmal ganz auf die Krise einzulassen und sich achtsam und bewusst von der Krise zu einem neuen Sein führen zu lassen, aber nicht in der Krise stehen, oder gar stecken zu bleiben.

In der Regel ist eine Krise ein kurz dauerndes Ereignis, ein rasch wieder eingependeltes Gleichgewicht, und so wie die Pubertät zu einem neuen Reifegrad führt, *so wachsen wir an allen Krisen.*

Das ganze Leben ist eigentlich eine Kette von Ereignissen und Krisen, die eine Lösung und Anpassung an die veränderte Situation erfordern, und wir sollten eigentlich erfahren sein im Umgang mit Krisen, und doch sind wir es meist nicht!

Vor allem aber geht es darum, uns für uns selbst, für unser eigentliches wahres Selbst zu entscheiden, denn wir gehen immer wieder in die Dualität, in die äußeren Ereignisse von Raum und Zeit und damit weg von uns selbst, in die „Sünde", was ja nichts anderes bedeutet, als Trennung von der Wahrheit und Wirklichkeit – vom Leben.

Bewusst durch den „Abenteuerspielplatz Leben" gehen

Alles, was ich außen sehe und erlebe, was „in mein Bewusstsein tritt", spiegelt mein inneres Sein wider; ich bin „gemeint". *Wo findet Krieg oder eine Krise in mir statt?* Wo bin ich eventuell in einen Bereich eingedrungen, der mir nicht zusteht, oder habe Fremdes in mir zugelassen? Ich bereinige das wieder, indem ich mich bewusst für mich selbst entscheide, dann fällt alles Fremde von mir ab, hat Fremdes in mir keinen Platz mehr. So wie Bakterien und Viren mich nicht krank machen können, wenn ich nicht offen dafür bin.

Also immer prüfen, wenn etwas „in mein Bewusstsein tritt": Was habe ich jetzt damit zu tun? Wozu fordert mich das in der Gegenwart auf, damit meine Zukunft stimmt, denn wenn ich im Jetzt stimme, stimmt auch meine Zukunft. Es tritt nur in mein Bewusstsein, wenn ich jetzt etwas damit zu tun habe.

Jede Krise, jede Enttäuschung, jede Krankheit, jede Erschütterung gibt mir die Möglichkeit zur Wende, bietet mir eine Chance, mich wieder auf mich selbst zu besinnen. Wir alle sind ja ein Teil der *Einen Kraft*, ein Lichtstrahl reinen Bewusstseins. Je weiter ich mich dem Außen zuwende, ins Außen gehe, desto weiter entferne ich mich von der Quelle, von meinem wahren Selbst. Die Krise erschüttert mich, damit ich wieder beweglich werde, bietet mir die Chance, mich wieder dem Licht und damit mir selbst, meinem wahren Selbst zuzuwenden, wieder zur Einsicht zu kommen.

Alle Menschen haben in sich den Drang, vorwärts zu kommen, wenn ich mich dem Außen zuwende, führt mich dieser Drang immer weiter weg von meinem Ziel. Wende ich mich aber wieder dem Licht, dem Ursprung zu, führt mich die gleiche Kraft zurück in die Einheit.

Meine Aufgabe ist es, zu erkennen, wer ich bin, mein schöpferisches Potenzial zu aktivieren, mein geistiges Erbe anzutreten und für das Ganze einzusetzen; Verantwortung zu übernehmen, Entscheidungen zu „treffen" (nicht zu fällen), „stimmig" zu sein in jedem Augenblick: also „Selbst-bewusst-sein".

Wenn ich mich so achtsam und bewusst von der Krise führen lasse, dann führt sie mich nicht nur einen Schritt weiter, sondern zwingt mich auch, ganz im Hier und Jetzt zu sein, ganz in diesem Augenblick und damit im Strom des Lebens. Denn Leben findet nur Hier und Jetzt statt, ich kann weder vorhin leben, noch nachher, sondern nur jetzt.

Dieses *Jetzt* ist in jedem Augenblick neu und interessant, denn noch nie hat es in der ganzen Schöpfung einen Augenblick wie diesen gegeben, und es wird auch nie wieder diesen Augenblick geben, er ist absolut einmalig. Die meisten Menschen aber sind sich dieser Einmaligkeit nicht bewusst, möchten am liebsten immer die gleiche Seite in ihrem Lebensbuch aufschlagen, die Seite mit Problemlosigkeit und Harmonie. Ist es aber nicht langweilig, in einem Buch immer nur die gleiche Seite zu lesen?

Jede Krise ist eine Chance, die eigene Situation wieder einmal bewusst zu betrachten, mir bewusst zu werden, wer ich wirklich bin und aus dieser Selbsterkenntnis heraus, der Erkenntnis des wahren Selbst, die eigene Wirklichkeit bewusst zu gestalten und damit nicht nur mein Umfeld, sondern die ganze Schöpfung zu verändern. Denn: *alles hat Einfluss auf alles.*

Ich bin nicht ohnmächtig und hilflos den Umständen ausgeliefert, sondern die Umstände, alle Umstände, die mich berühren, entstehen zuerst in mir. Denn die Wirklichkeit ist geistiger Natur. Was wir Realität nennen, ist nichts anderes, als eine Widerspiegelung der eigentlichen Wirklichkeit in mir, ein Spiegel meines wahren Seins.

Auf der Netzhaut unseres Auges gibt es einen blinden Fleck, dort wo sich der Sehnerv befindet. Dieser blinde Fleck existiert auch in unserem Bewusstsein. Er ist das, was wir unser ganzes Leben lang nicht sehen wollen. Sobald wir aber die Wirklichkeit als Spiegel erkennen, die Menschen, denen wir begegnen, unsere Lebensumstände und die Situationen, die wir tagtäglich erleben, dann verschwindet dieser blinde Fleck. Sobald wir bewusst durch den „Abenteuerspielplatz Leben" gehen, können wir die ganze Wirklichkeit erkennen.

Die Wirklichkeit als Spiegel des eigenen Selbst

Um so höher die Wahrheit, um so höher die Warte, von der aus du sie begreifen kannst.

Tief in uns wissen wir, dass die Wirklichkeit nur ein Spiegel unseres Bewusstseins ist, dass alles, was außen in Erscheinung tritt, nur ein Abbild der inneren Wirklichkeit ist, *dass jeder seine Realität in sich erschafft*. Und so lebt jeder in einer anderen Wirklichkeit, in einer anderen Welt, einer Welt für sich. Wir können nur den Teil der Wirklichkeit erfassen, für den wir „resonanzfähig" sind. Das, wofür ich keine Resonanzfähigkeit besitze, existiert für mich nicht.

Das wiederum ermöglicht erst, dass ich durch meine Lebensumstände, mein Schicksal, durch meine Wirklichkeit etwas über mich erfahren kann. Denn *alle Erfahrungen*, die ich mache, alle *Ereignisse*, die ich erlebe, *alle Situationen*, durch die ich hindurchgehe, sind ja nur *ein Spiegelbild der inneren Wirklichkeit*. Durch das Gesetz der Resonanz erhalte ich einen ständig sprudelnden *Quell von Informationen über mich selbst*, wird die innere Wirklichkeit im Außen sichtbar gemacht.

Mache ich angenehme Erfahrungen im Außen, begegne ich liebenswürdigen Menschen, fühle ich mich wohl, dann zeigt mir das, dass ich im Großen und Ganzen in diesem Augenblick „stimme", in Harmonie mit dem Leben bin. Erlebe ich aber „Schicksalsschläge", werde ich enttäuscht, muss ich Verluste hinnehmen, dann kann ich darin eine Aufforderung erkennen, nach dem tieferen Sinn zu fragen und eine entsprechende Änderung vorzunehmen. Alles, was mir widerfährt, ist somit Bestätigung, oder Aufforderung, eine Änderung herbeizuführen. Und wenn ich diese Chance nicht nutze, wenn ich den „Weg der Erkenntnis" nicht gehe, dann muss ich eben leiden …

Ereignisse sind also keine Schicksalsfügungen, die einfach passieren, es sind manifestierte Bewusstseinsinhalte.

Jeder bekommt das, was er verursacht, aber nur der Erfolgreiche gibt es zu. Und *Armut oder Mangel ist das letzte Glied einer Kette falschen Denkens, deren erstes Glied die innere Armut, der innere Mangel war.* Dabei sind wir dazu bestimmt, in der Fülle zu leben, sie ist unser geistiges Erbe, das darauf wartet, dass wir es endlich antreten.

Wie aber wollen wir große Ziele erreichen, wenn wir uns nicht täglich selbst beweisen, dass uns dies mit kleinen Zielen mühelos gelingt? Wir können durchaus Gottes Segen für unsere Arbeit erbitten, aber wir sollten nicht erwarten, dass er sie auch noch tut!

Was wir erhoffen und erträumen, wonach wir uns sehnen, was wir im Inneren bereits verwirklicht haben, muss sich auch außen manifestieren. Die äußeren Ereignisse entsprechen der Qualität unseres Denkens, und *hier ist der Mensch des wahren positiven Denkens eindeutig im Vorteil.* Leider wird auch der zweifelnde Skeptiker in seiner Erwartungshaltung vom Leben bestätigt, zieht der Ängstliche an, was er befürchtet. Doch sobald wir unsere Aufmerksamkeit in eine andere Richtung konzentrieren, ändert sich sofort die erlebte Erfahrungswelt, ändern sich die Menschen und Ereignisse. Alles will mir nur dienen und helfen, mich weiterzubringen, und indem ich alles und alle liebe, trage ich dazu bei, andere weiterzubringen. Und der beste Zeitpunkt, damit zu beginnen, ist *jetzt*!

> Das Zauberwort für den Erfolg lautet nicht: „Hätte ich doch gestern". Auch nicht: „Morgen werde ich ganz bestimmt", sondern:
>
> „Jetzt!"
>
> Ob ich glaube, eine Aufgabe zu schaffen oder nicht, in beiden Fällen werde ich Recht behalten. Deshalb sollte ich meine größte Schwäche zu meiner größten Stärke machen.

Jeder Mensch, der in mein Leben tritt, kann dies nur, weil es irgendwo, auf einem ganz bestimmten Gebiet eine Affinität zwischen uns gibt. Treten positive, spirituelle oder gar erleuchtete Menschen in unser Leben oder werden sie gar unsere Freunde, dann ist das eine wesentliche Aussage über unsere eigene Entwicklungsstufe. Da wir nur die Menschen anziehen können, für die wir eine Resonanzschwingung, eine Affinität haben, zeigt uns dies, wo wir derzeit stehen, aber eben nur in diesem Augenblick. Auf der anderen Seite werden Sie immer wieder erleben, dass egoistische Menschen immer wieder auf Egoisten stoßen. Ein wirklich liebender Mensch aber wird immer und überall auf liebende Menschen treffen, und Liebe wird ein wesentlicher Teil seiner Lebenserfahrung sein. Immer wieder werden wir die Wirklichkeit erleben, die unserem Sein entspricht!

Und wenn Sie es nicht glauben, werden Sie auch Recht behalten!

Wir selbst erschaffen unsere Wirklichkeit

> Manchmal tun Menschen auch das Richtige, aber erst, wenn sie alle anderen Möglichkeiten ausgeschöpft haben.

Eingreifen, bevor es geschieht

Ob wir einen Unfall haben oder den Nobelpreis bekommen, ob wir Opfer einer unvorhersehbaren Naturkatastrophe werden oder sechs Richtige im Lotto haben, was immer uns auch widerfahren mag, wir selbst erschaffen diese Wirklichkeit. Wir tun das bewusst oder unbewusst, *indem wir uns dafür resonanzfähig machen,* und damit ist es nur noch eine Frage der Zeit, wann es sich als Ereignis in unserem Leben manifestiert. Keine Epidemie, kein Verkehrsunglück kann uns treffen, wenn wir dafür keine Affinität haben.

Daraus kann allerdings auch geschlossen werden, dass – wenn uns eine solche Affinität fehlt – die Notwendigkeit für das Erleben eines solchen Ereignisses nicht oder nicht mehr gegeben ist.

Wir aber glauben meist, dass ein Ereignis eher zufällig an uns herantritt und *gestatten uns daher erst dann die Möglichkeit des Eingreifens.* Die Ereignisse werden so von uns selbst getrennt, obwohl sie davon doch nicht zu trennen sind. Ein Unglück oder Ereignis geschieht völlig unpersönlich. Ob ich davon aber erreicht und betroffen werde, das entscheide ich selbst durch mein So-Sein. Wenn ich hier erst ändernd eingreife, wenn es geschehen ist, *dann ist es eigentlich zu spät,* und doch tun die meisten Menschen genau das.

Das beginnt mit dem „Kampf gegen sein Schicksal" und endet mit der fatalistischen Hinnahme des Zufalls. Wer nur die äußere Wirklichkeit beachtet, kann nur auf die Ereignisse reagieren. Wer aber in der inneren Wirklichkeit lebt, kann nicht nur Ereignisse abwenden, sondern frei gestalten. Die Geschichte der Menschheit ist ein multidimensionales Abenteuer, in dem jeder Einzelne eine wesentliche Rolle spielt, für die er selbst das Drehbuch schreibt.

> Pessimismus ist ein Luxus, den wir uns nicht länger leisten können.

Dieses Selbst aber, unser wahres Sein, das „Ich bin" lebt ständig in einer höheren Dimension, aber jeder Mensch ist in ständigem Kontakt mit der geistigen Quelle seiner Existenz, ist ein untrennbarer Teil des einen, allumfassenden Bewusstseins.

Sie sind dazu bestimmt, erfolgreich zu sein

Sie sind dazu bestimmt, erfolgreich zu sein, in allem was Sie tun. *Ihr Erfolg hilft vielen Menschen, Ihr Versagen hilft keinem.* Aber eine genaue Prüfung Ihrer Misserfolge kann zu einem besseren Verständnis Ihrer selbst führen – und zu noch größerem Erfolg. Erkennen Sie, dass Erfolg mehr bedeutet, als die Erfüllung Ihres persönlichen Ehrgeizes. Es ist Ihre Pflicht, erfolgreich zu sein, denn die Welt braucht Sie.

Das Universum ist ein gutes Universum, und es ist bereit, für Sie die Fülle in Erscheinung treten zu lassen. Sie brauchen nur Ihre Berechtigung zum Empfang nachzuweisen, und Ihnen steht alles zur freien Verfügung. *Die Berechtigung heißt Kenntnis der geistigen Gesetze und Gedankendisziplin.*

Wir müssen also nichts anderes tun, als ein klares und zielgerichtetes Wollen in unser Sein einzubringen. Das kann in Form einer täglichen Meditation geschehen. Bedeutend schneller aber geht es, wenn unser ganzes Sinnen und Trachten auf einen erwünschten Endzustand gerichtet ist, unser ganzes Leben zur Meditation wird. Dazu gehört auch, dass wir eine natürliche Immunität entwickeln, gegen alle Gedanken, die nicht zu unserer Überzeugung und zu unserem Ziel passen. Alles Unerwünschte sollte so bald als möglich bereinigt werden. Dazu ist *regelmäßige Psychohygiene* erforderlich. Die Wichtigkeit der eigenen Wertvorstellungen für dieses Leben und unser Schicksal kann gar nicht deutlich genug unterstrichen werden. Jeder kann etwas tun.

Wenn wir also etwas ändern wollen in unserem Leben, dann sollten wir unsere inneren Überzeugungen, unsere Gedanken und Gefühle und unsere inneren Vorstellungen, die „inneren Bilder" ändern. Wir sind nicht Opfer eines dunklen Schicksals, sondern freie Menschen, die ihre Zukunft in jedem Augenblick selbst gestalten. Das menschliche Bestreben, das Dunkle zu verdrängen, zwingt uns, dieses Dunkle auf dem Umweg über die äußeren Ereignisse als Krise zu erleiden.

Die verschiedenen Arten von Krisen

Chancen präsentieren sich uns mit Vorliebe in der Maske von Unannehmlichkeiten.

F. F.

Im Laufe unseres Lebens gehen wir unausweichlich durch verschiedene Entwicklungsphasen. Unsere Geburt, die Trotzphase, Schulzeit und Pubertät, Berufswahl, Partnerschaft und Gründung einer eigenen Familie und die damit verbundene Ablösung von den Eltern. Später dann Krankheit, schwindende Jugend, Alter und Tod. Obwohl diese Phasen vorhersehbar und vertraut sind, führt der Übergang in die nächste Phase meist durch eine Krise, die uns zwingt, etwas Vertrautes loszulassen und aufzugeben, um das Neue, jetzt Richtige gewinnen zu können. Grenzen müssen aufgelöst werden, die uns bisher Sicherheit gegeben haben, aber auch Weite verhinderten.

Die Krise, die wir dabei meist erleben, ist aber nicht zwangsläufig. Eine Krise kann nur entstehen, wenn ich mich weigere, einen „not-wendigen" Schritt zu tun, und dadurch nicht mehr in Harmonie mit mir selbst bin; wenn ich Nein sage zur Wirklichkeit des Augenblicks. In der Krise ist zu prüfen, wo ich am Alten hänge, und das ist loszulassen, in der Gewissheit, dass immer Besseres nachkommt. Das muss nicht unbedingt angenehmer sein, aber es ist richtiger.

Die Krisen, die beim Übergang von einem Lebensabschnitt in den nächsten auftreten können, sind so vielfältig wie das Leben selbst. Und doch können wir sieben Grundformen von Krisen unterscheiden:

- Entwicklungskrisen
- Beziehungskrisen

- Berufskrisen
- Gemütskrisen
- Verlustkrisen
- Sinnkrisen
- Spirituelle Krisen
- Moralisch-ethische Krisen

Eigentlich müssten wir auch die Umweltkrisen erwähnen, aber ich möchte mich auf die persönlichen Krisen konzentrieren, auch wenn mir bewusst ist, dass Umweltkrisen entstehen, weil Menschen durch Krisen hindurchgehen. Menschen sind ein Teil dieser Welt, und so steckt dadurch auch die Welt in einer Krise, denn das Außen ist nur ein Spiegel der inneren Wirklichkeit.

Eigentlich gibt es nur eine einzige Krise, ganz gleich, ob sie als Entwicklungs-, Beziehungs-, Verlust-, Gemüts-, Sinnkrise in Erscheinung tritt, ob als spirituelle oder moralisch-ethische Krise. In jedem Augenblick kann ich in eine Krise geraten, weil jeder Augenblick etwas Neues von mir verlangt und damit etwas Altes verloren geht. Bei jeder Krise geht es immer um „Ent-Wicklung", und indem ich mich entwickle, ändern sich meine Beziehungen, da sie lebendig bleiben müssen, sonst haben sie sich selbst überholt. Es ändert sich auch ständig die Beziehung zu mir selbst, weil ich Altes, Überholtes aufgeben muss, um Platz zu schaffen für das Neue, jetzt Stimmige und Richtige, und die Beziehungen zu anderen Menschen spiegeln das nur wider. Weigere ich mich, das Notwendige zu tun, kommt es zu verschiedenen Gemütskrisen, die wieder nur ein Abbild des inneren Widerstreits sind. Letztlich aber muss ich das Alte verlieren, um das Neue zu gewinnen und erlebe so einen ständigen Verlust, mit dem jeder leben muss. Dieser Verlust aber führt mich immer näher zum Sinn, dem Sinn des Lebens.

Schwierigkeiten, die dabei auftreten können, sind keine Wirklichkeit, denn alles ist immer nur so schwierig, wie ich es nehme. Eine Situation ist immer nur eine Situation. Sie ist weder leicht noch schwierig und bekommt erst ein Gefühl, wenn ich sie mit einem Gefühl verbinde. Das kann ein Gefühl von Zustimmung oder Ablehnung sein. Die Situation wird dadurch nicht verändert, bleibt die gleiche. Eine Krise entsteht, wenn ich das Neue nicht wahrhaben will, wenn ich Angst vor der Veränderung habe, dabei ist das ganze Leben eine ständige Veränderung. Alles fließt, nichts bleibt so, wie es ist. Aber das Alte gibt mir Sicherheit, Vertrautheit und Geborgenheit und die wird mir von dem Neuen genommen. Das Neue zieht mir den Boden unter den Füßen weg, aber das ist gerade der Sinn, es zwingt mich ständig, einen neuen Standpunkt zu finden, offen und bereit zu sein für die Lebendigkeit des Lebens.

Eine Raupe gerät in eine schwere Krise, wenn sie die bevorstehende Metamorphose zum Schmetterling mit ihrem Raupenbewusstsein betrachtet. Sie bekommt Angst vor dem Fliegen und Runterfallen. Der Schmetterling kennt das alles nicht und fliegt einfach. So entsteht auch eine Krise, wenn ich weiter sein will, als ich bin. Wenn ich schon als Raupe versuche, Schmetterling zu spielen und zu fliegen, stürze ich ab. Und doch kann ich nicht Schmetterling werden, ohne Raupe zu sein.

In jeder Krise steckt die Aufforderung, mich zu öffnen, zum Leben, zur Liebe, zu mir selbst, zum Sinn und zur dafür notwendigen Entwicklung. In jeder Krise nehmen wir Abschied von dem, der wir bis dahin waren, um ganz der zu sein, der wir jetzt sind.

Entwicklungskrisen

Mensch sein heißt Mensch werden

Entwicklungskrisen entstehen, wenn sich meiner Entwicklung ein Hindernis in den Weg stellt. Evolution ist der Weg vom Selbst, der Schöpfungsidee Mensch, über das Ego, dem materiell verkörperten Einzelwesen im Gesamtorganismus, zurück zum Selbst. Auf diesem Weg gibt es immer wieder krisenträchtige Situationen.

Das beginnt schon im Mutterleib, denn da das Kind nicht nur körperlich, sondern auch seelisch-geistig noch eins ist mit der Mutter, erlebt es auch alle Gedanken und Gefühle der Mutter mit. Es erlebt die Freude oder den Schreck, wenn die Mutter erfährt, dass sie schwanger ist, und es erlebt ebenso eventuelle Gedanken der Ablehnung oder gar den Gedanken an Abtreibung und damit die Konfrontation mit dem eigenen Tod, bevor es überhaupt geboren ist. Die erste große Krise wird erlebt, muss überlebt werden.

Die Krise der Geburt

Doch es wartet gleich die nächste Krise, die Geburt. Anfangs fühlt sich das Kind ungeheuer wohl. Es genießt das Einssein mit der Mutter und ist glücklich. Alles Glück, das wir später im Leben erfahren, wird uns tief innen an dieses erste, ungetrübte Glück erinnern. Plötzlich aber wird das Kind in die Hölle gestürzt. Die Gebärmutter beginnt sich überall zusammenzuziehen, es entsteht eine bedrückende, scheinbar aussichtslose Situation. Alle aussichtslosen Situationen im späteren Leben werden das Kind an diese verzweifelte Situation erinnern. Dann plötzlich eröffnet sich eine Chance. Aber gleichzeitig wird das Kind von allen Seiten unter Druck gesetzt. In diesem Augenblick glaubt man zu sterben, und doch geht es weiter, und in einer letzten großen Anstrengung löst man sich von seiner Mutter. Endlich, nachdem Du höchstes Glück und größte Verzweiflung erlebt hast, bist Du frei. Und so sehr Du die Trennung bedauerst, so glücklich bist Du darüber. In dem Augenblick, in dem Du glaubtest zu ersticken, geschieht Dein erster Atemzug. Zwischen Deinem ersten Atemzug, den Du gerade getan hast und Deinem letzten liegt das, was wir ein Leben nennen. Es hat gerade begonnen – mit einer Krise.

Weil Gott nicht alles allein machen wollte, schuf er die Mütter!

Dabei haben wir Ort und Zeitpunkt unserer Geburt sehr sorgfältig gewählt, ebenso wie unsere Eltern, unseren Namen. Auch das Umfeld, die wirtschaftliche und politische Situation sowie den Bewusstseinswandel im Geist der Zeit haben wir in Betracht gezogen und uns bewusst dafür entschieden. Wir haben so den besten Punkt bestimmt, um unseren individuellen Entwicklungsprozess zur Erfüllung zu bringen.

Wenn wir erst einmal geboren sind, haben wir das Schlimmste bereits hinter uns

Nach dieser Grundsatzentscheidung beginnt der Aufbau des Umfeldes. Freunde und Lehrer werden angezogen nach dem Gesetz der Resonanz. Wir bauen uns so das „Bühnenbild“, in dem wir die Rolle unseres Lebens spielen werden. Da wir anfangs vollkommen abhängig sind von den Umständen, müssen wir rechtzeitig dafür sorgen, dass alles stimmt – und das kann nur geschehen, bevor alles „in Erscheinung" getreten ist. Sobald wir in diese Welt eingetreten sind, brauchen wir Nahrung, Wärme, Zärtlichkeit und Zuwendung. Dann können wir uns nicht mehr selbst helfen, also muss alles gründlich vorbereitet sein. Sobald wir einmal geboren sind, sind wir den Umständen ausgeliefert, sind sehr verletzlich und jeder Mangel kann lebensbedrohend sein. Die Angst, nicht geliebt zu werden, begleitet uns ein Leben lang, wenn wir sie jetzt erleben.

Wie das Urvertrauen entsteht

Haben wir aber gut gewählt, dann erleben wir jetzt die Liebe, die uns einhüllt und trägt, uns Sicherheit und Geborgenheit gibt. Diese Sicherheit reift zum Urvertrauen, das wir nie mehr verlieren können. Tief innen wissen wir dann, dass es schon irgendwie gut geht, dass es immer gut geht. Aus dieser Quelle schöpfen wir ein Leben lang die Kraft, schwierige Situationen zu meistern, wenn wir erst einmal selbstständig geworden sind.

Das Erwachen des Egos

Wir haben volles Vertrauen zu den Menschen in unserer Umgebung. Und doch müssen wir bald erkennen, dass es nur eine Möglichkeit gibt, in dieser Umgebung zu überleben, indem wir uns anpassen. Indem wir tun, was man von uns verlangt, werden wir langsam aber sicher zu einem Menschen, der anders ist, als es der inneren Wirklichkeit entspricht. Wir entfernen uns von uns selbst. Wir lernen, so zu tun als ob, lernen eine Maske zu tragen. Wir verhalten uns so, dass der andere zufrieden mit uns ist. Da das aber unserer inneren Wirklichkeit nicht entspricht, müssen wir einen Weg finden, zurück zu uns selbst, wir müssen selbstständig werden.

So, wie sich bei der Geburt der Körper von der Mutter gelöst hat, so löst sich irgendwann das Bewusstsein aus der Einheit mit der Mutter – das Ego erwacht, das Kind ist damit ein selbstständiges Individuum geworden. Aus dem Wir ist ein Ich und Du geworden. Das selbstständige Denken beginnt, und es werden eigene Gefühle erlebt. Das Ich hat eigene Bedürfnisse, die oft recht eigenwillig zum Ausdruck gebracht werden, weshalb man diese Phase auch als „Trotzalter" bezeichnet.

Die doppelte Aufgabe in der Pubertät

Noch schwieriger wird die Pubertät. Der Körper erwacht und meldet eigene Bedürfnisse an, und gleichzeitig signalisiert uns die Umwelt, dass diese Wünsche gar nicht gern gesehen werden. Das stürzt den Menschen in einen fast unlösbaren Konflikt, in dem er meist auch noch allein gelassen wird. Gleichzeitig erwacht das starke Verlangen nach Gemeinschaft mit den anderen, und der junge Mensch nimmt vieles auf sich, nur um dazuzugehören, denn das Schlimmste, was ihm in dieser Zeit passieren kann, ist, ausgeschlossen zu werden.

Diese Krise ist erst beendet, wenn ich erwachsen geworden bin. Werde ich aber rechtzeitig erwachsen, komme ich gar nicht erst in diese Krise. Viele aber werden gar nicht erst erwachsen, sondern nur alt, und mit zunehmendem Alter werden die Ansprüche immer größer und die Möglichkeiten kleiner, und das führt zu neuen Schwierigkeiten. Doch uns bleibt keine Wahl, jeder muss hindurch.

Meistere ich auch diese Krise, stehe ich vor der Aufgabe, zu mir selbst zu erwachen, zu erkennen, wer ich wirklich bin und den Weg zu finden und zu gehen, vom personalen, egoistischen Ich zum transpersonalen, ewigen Selbst, zu dem, der ich wirklich bin. Ich erkenne mich als meine Hauptaufgabe – und Unwissenheit als die Ursache der meisten Schwierigkeiten.

Jetzt stehe ich vor der Aufgabe, alle Verformungen, die ich auf dem Weg bisher erhalten und ertragen habe, wieder loszuwerden. Verformungen durch Unterdrückung, durch Beschämung oder Verkümmerung. Diese Verformungen sind Teil meiner Persönlichkeit geworden, auf die ich vielleicht noch stolz war. Aber auf meinem weiteren Weg zu mir selbst kann ich keine Persönlichkeit mehr brauchen, denn jetzt geht es nur noch um das wahre Selbst, um den Menschen, der ich wirklich bin.

Also muss ich mich mit den „Eindrücken", die mich geprägt haben, auseinander setzen, aber dazu muss ich sie mir erst einmal bewusst machen. Denn sie scheinen so selbstverständlich zu mir zu gehören, dass ich sie meist nicht mehr bemerke. Diese Prägungen – entstanden durch Ereignisse und Erlebnisse – sind mit Gefühlen verbunden, an die ich mich erinnern kann. Besonders dann, wenn sie wirklich einen Eindruck hinterlassen haben.

Hier wäre es daher sinnvoll, sich einmal bewusst zu machen, was einem zu den Themen Unterdrückung, Beschämung und Verkümmerung einfällt. Am besten nehmen Sie drei Blatt Papier, schreiben jeweils einen dieser Begriffe darüber und darunter alles, was Ihnen dazu einfällt. Lassen Sie sich Zeit. Sie haben ein Leben gebraucht, um diese Eindrücke zu bekommen, lassen Sie sich jetzt ein paar Tage, vielleicht Wochen Zeit, um sich wieder zu erinnern und alles zu sammeln und zu ordnen. Und Sie werden finden, und je mehr Sie finden, desto leichter und freier werden Sie, denn die in den Erlebnissen gebundene Kraft wird frei, sobald sie bewusst gemacht werden. Es ist Ihre Lebenskraft, die Sie befreien, also lassen Sie sich Zeit, und arbeiten Sie gründlich.

Je mehr Sie finden, desto klarer erkennen Sie, welche Kräfte bisher Ihr Leben bestimmt haben, obwohl Sie geglaubt haben, sich frei zu entscheiden. Sie konnten zwar tun, was Sie wollten, aber Sie konnten nicht wollen, was Sie wollten. Jetzt haben Sie gerade angefangen, sich zu befreien. Sie befreien sich, indem Sie diese Kräfte aus dem Unterbewusstsein ans Licht des Bewusstseins holen, wo Sie

sie kontrollieren, verändern oder auflösen können, durch die Erkenntnis, dass diese Energien nicht mehr zu Ihrem jetzigen Leben gehören. Sie werden durch Bewusstmachung entladen und sind dann nur noch eine Erinnerung, die keine Wirkung mehr hat ... Je mehr Sie auflösen, desto mehr kommt der hervor, der Sie wirklich sind – Sie selbst!

Die Ego-Krise

Auch ein Weg von tausend Meilen
beginnt mit dem ersten Schritt.

Auf dem Weg zu mir selbst wird mir aller Schein zum Hindernis, und so muss ich loslassen, was nicht mehr wirklich zu mir gehört, auch mein Ego.

Irgendwann versuche ich also mein Ego zu heilen. Ich versuche ein positives Selbstbild zu schaffen und angenehme und sinnvolle Gewohnheiten, ein hilfreiches Verhalten und Ähnliches zu entwickeln. Dabei bemerke ich nicht, dass ich mich ständig auf der Ego-Ebene bewege, mein Ego transformiere. Ich muss also vom Ego-Bewusstsein zum wahren Selbst-Bewusstsein kommen. Dann erkenne ich, dass meine Persönlichkeit nur die Summe der Eindrücke ist, die ich angenommen habe, dass mein Selbstbild zum größten Teil aus der Meinung der anderen über mich entstanden ist und dass ich als ich selbst weder mit meinem Ego noch mit meiner Persönlichkeit oder meinem Selbstbild etwas zu tun habe, weil das nicht die Wirklichkeit ist. Ich selbst bin weder krank noch gesund und muss daher auch nicht geheilt werden: Ich bin. Ich muss also nichts auflösen, besser machen, positiv machen oder heilen. Ich brauche nur zu sein, wer ich bin: höchstes Bewusstsein!

Alle Therapien und Rückführungen, alle Gruppenarbeit befasst sich immer nur mit den Eindrücken des Egos, um diese durch bessere Eindrücke zu ersetzen. Es geht also nicht darum, wenn ich bisher einen Bettler gespielt habe, nun die Rolle des Königs zu spielen, sondern zu sein der ich bin! Solange ich noch eine Rolle im Leben spiele, spiele ich im Leben noch keine Rolle. Erst wenn ich keine Rolle mehr spiele, dann spiele ich wirklich eine Rolle!

Das Ego ist also das Scheinbild von mir, und es heißt, wir sollen uns kein Bildnis machen, sondern in der Wirklichkeit leben. „Die Wahrheit wird euch frei machen." Solange ich als Ego lebe, handle und reagiere, lebe ich in der Sünde, der Trennung von der Wirklichkeit.

Höflich oder taktvoll zu sein ist so ein Verhaltensmuster, das ich vielleicht einmal angenommen habe, weil ich wollte, dass auch andere zu mir taktvoll und höflich sind, oder weil ich erkannt habe, dass das Leben so angenehmer ist, das Miteinander leichter. Und doch muss ich auch meine positiven Verhaltensmuster einmal loslassen, wenn ich „stimmig" sein will. Denn dann darf ich keinem Muster mehr folgen, mag es sich auch noch so sehr bewährt haben, ich muss „unbeeindruckt" durchs Leben gehen, also nicht nur keinem Muster mehr folgen, sondern auch keine neuen Muster mehr annehmen. Menschen sollten höflich und taktvoll sein, als göttliches Bewusstsein aber bin ich nicht gut oder schlecht, sondern echt und authentisch. Ich lebe in der Wahrhaftigkeit und Wirklichkeit des Seins. Ich bin nicht mehr höflich oder taktvoll, sondern bewusst der, der ich bin.

Krankheit als Krise

> Der schlimmste Weg, den man wählen kann,
> ist, keinen Weg zu wählen.

Jede Krankheit ist das körperliche Zeichen einer mehr oder weniger großen Krise, und das Symptom ist eine eindeutige Botschaft über die Ursache der Krise. Unser Körper, dieser wunderbare Botschafter des Lebens, schickt uns ständig Botschaften und sagt uns damit nicht nur, dass wir uns gerade nicht lebensgerecht verhalten, er zeigt uns auch noch, wo und was zu tun ist, um wieder ganz in Harmonie mit dem Leben zu sein. Und wenn wir seine Botschaft nicht beachten, dann schickt er uns den Schmerz. Er zwingt uns so notfalls, uns damit zu befassen. Wann immer ich also Schmerzen habe, habe ich ein Signal übersehen, und wer dauernd Unüberhörbares überhört und Unübersehbares übersieht, der darf sich nicht wundern, wenn ihm eines Tages Hören und Sehen vergeht. Nicht umsonst heißt es: „Wer nicht selbst an sich arbeitet, an dem wird gearbeitet."

Über das Universum unseres Körpers spiegelt das Leben jede Wirklichkeit, und der wunderbare Botschafter des Lebens, unser Körper „spricht" ständig zu uns. Wir brauchen nur zu lernen, seine Sprache zu verstehen und brauchen nur seine Ratschläge zu befolgen, und wir sind wieder im Einklang mit dem Leben, in Harmonie mit der Schöpfung.

Es sind vor allem die ständigen kleinen Verstöße gegen die einfachsten Gesundheitsregeln, die uns letztlich krank werden lassen. Würden die Übergewichtigen weniger essen, die Trinker weniger oder gar nicht trinken, die Raucher aufhören zu rauchen, die Faulen sich ein bisschen mehr bewegen und alle richtig atmen, positiv denken, gute Bücher lesen und schöne Dinge anschauen, wir könnten mehr Leben retten und Krankheiten beseitigen, als mit all den teuren Verfahren der heutigen Medizin.

Doch viele Menschen wollen nicht wirklich gesund werden, sie wollen nur keine Beschwerden mehr haben, um danach genauso falsch weiterzuleben wie bisher. Eine Krise durch Krankheit, und sei es nur die „Minikrise" eines Schnupfens, ist also stets der physische Ausdruck einer geistig-seelischen Disharmonie, und die ist weder mit Pillen noch mit Spritzen oder gar einer Operation zu beseitigen, sondern nur durch Änderung unseres Denkens.

Leider erkennen die meisten Menschen eine Krankheit nicht als liebevollen Hinweis des Körpers auf eine Störung im Bewusstsein, sondern sehen sie als Schicksalsschlag, als Laune der Natur, oder einfach als Zufall, der den einen eben trifft und den anderen ebenso zufällig verschont. Der Körper ist der sichtbare Ausdruck des Bewusstseins, Heilung besteht daher nicht darin, ein Symptom zum Verschwinden zu bringen, sondern die Botschaft zu erkennen und zu befolgen und so wieder „heil", also ganzer und vollkommener zu werden.

Irgendwann werden wir erkennen, dass die Krankheit lediglich für uns das tut, was wir für uns zu tun uns weigerten. Es wäre sicher sinnvoll, einmal innezuhalten und sich bewusst zu machen, wo wir etwas „Not-wendiges" nicht getan oder einfach übersehen haben.

Die eigentliche Ursache von Krankheit ist, dass wir vergessen haben, wer wir wirklich sind. Dadurch leben wir nicht als der, der wir sind, und das führt zu einem unnatürlichen Lebensstil, der vom Körper als Krankheit zum „Aus-Druck" gebracht wird. Habe ich aber die Botschaft verstanden und befolgt, dann kann Krankheit auch der körperliche Nachvollzug der Heilung im Bewusstsein sein, das körperliche Zeichen der Transformation. Doch immer ist Krankheit ein Weg zu mir selbst und eine Chance, niemals eine Verurteilung. Erkenne und ergreife ich diese Chance jedoch nicht, zwinge ich das Leben, mir „Nachhilfeunterricht" zu geben und die Botschaft in entsprechend deutlicher Form zu wiederholen.

Dass ein Symptom etwas ganz Besonderes ist, kann man auch daran erkennen, dass niemand in der Lage ist, ein beliebiges Symptom absichtlich zu erzeugen. Versuchen Sie doch einmal eine Lungenentzündung oder eine Lähmung zu erzeugen. Das geht nur, indem Sie die entsprechenden Voraussetzungen schaffen, was wir leider aus Unkenntnis allzu häufig tun. Wir setzen Ursachen für absolut unerwünschte Wirkungen und beklagen uns dann über unser hartes Schicksal!

In welchem Stadium sich eine Krankheit auch befindet, immer steht dahinter ein ungelöstes „Pro-blem", die Unfähigkeit oder Unwilligkeit, auf die Anforderungen des Lebens richtig zu reagieren. Die Krankheit zeigt uns also nur, dass wir uns gerade nicht lebensgerecht verhalten und fordert uns zu einer Korrektur auf. Die Vorsilbe „pro" sagt uns, dass diese Botschaft „für" uns da ist, uns also nur dienen und helfen will, das Richtige zu tun. Verstehen wir aber die Botschaft nicht oder reagieren wir nicht darauf, dann zwingen wir das Leben, uns die Botschaft in einer anderen Sprache zu schicken. Denn nicht nur der Körper kann krank werden, ebenso kann sich Krankheit im Beruf, in der Partnerschaft oder in der wirtschaftlichen Situation ausdrücken. Lebensenergie kann nicht frei fließen, wenn wir der tiefen Sehnsucht in uns nicht folgen, wenn wir anders leben, als wir es eigentlich sollten, wenn wir mit uns selbst nicht übereinstimmen.

Im „Tagebuch meines Körpers" wird getreulich meine Lebensgeschichte aufgezeichnet. Jeder Körperteil entspricht einem bestimmten geistigen Inhalt, und so können über bestimmte Körperteile auch bestimmte seelische Aufgaben „gelöst" werden. Wer den königlichen Weg der Erkenntnis nicht gehen will, der muss den normalen Weg des Leidens gehen. Eine gestellte Aufgabe muss so oder so gelöst werden. Dabei zeichnet der Verlauf der Krankheit getreulich den Fortschritt der Lernschritte im Bewusstsein auf, und die Heilung zeigt an, dass der Lernprozess in diesem Fall beendet ist. So wird der Mensch durch jede Krankheit reifer, was wir besonders bei Kindern deutlich beobachten können.

Hier ist auch der Grund zu finden, warum Heilung nicht in jedem Fall erfolgen kann, denn solange eine Änderung im Bewusstsein nicht erfolgt ist, ist Heilung nicht möglich. Es gibt zwar keine unheilbaren Krankheiten, wohl aber Menschen, die eine Heilung derzeit einfach nicht zulassen. Die Chance, Heilung zu erfahren, ist jederzeit gegeben, ganz gleich, woran jemand erkrankt ist, indem er die gestörte Ordnung wiederherstellt.

Die fünf Phasen der „Krise durch Krankheit"

Oft aber reagieren wir mit einer Trotzreaktion. Anstatt die Botschaft dankbar anzunehmen und zu befolgen, das „Not-wendige" zu tun, wehren wir uns dagegen und kommen so in eine ernste Krise. Sie durchläuft ganz bestimmte Phasen:

In der *ersten Phase* erhalten wir die Diagnose, etwa Krebs. Es ist ein Schock, als hätte man einen Schlag auf den Kopf erhalten. Wir wollen es nicht glauben. Der Arzt muss sich geirrt haben, diese Diagnose kann einfach nicht stimmen. Ich gehe zu einem anderen Arzt, der die Wirklichkeit erkennt.

Dann die *zweite Phase:* Auch der zweite Arzt bestätigt die Diagnose. Es ist also wahr. Nun sucht man einen Schuldigen. „Der erste Arzt, er ist schuld, er hat nicht schnell genug gehandelt. Ich wäre ja bereit gewesen, aber ich habe ja nicht gewusst, was zu tun ist." Oder: „Die anderen sind schuld, die haben doch gesehen, was ist, warum hat mich denn keiner aufmerksam gemacht."

Dann folgt die *dritte Phase:* Wir unternehmen alles Mögliche, suchen womöglich einen Wunderheiler oder Geistheiler. Irgendwer muss uns doch helfen können, man kann doch nicht einfach die Hände in den Schoß legen. Wir rufen hier an, reisen dorthin, nehmen dieses ein, bis wir erkennen, dass alles nichts hilft.

Dann folgt die *vierte Phase:* Wir geben auf. Es hat alles keinen Zweck. Es ist alles so sinnlos geworden. Wir sprechen kaum noch, versinken in Depression, lassen alle Hoffnung los.

In diesem Augenblick kann das Wunder der *fünften Phase* geschehen. Wir kommen plötzlich in eine heitere Gelöstheit. Es hat sich eigentlich nichts geändert, die Situation ist immer noch hoffnungslos, aber wir sind es nicht mehr. Eine unglaubliche Ruhe breitet sich in uns aus, und in vollkommener Gelassenheit gehen wir durch den Tag. Die Luft erscheint viel klarer, die Sonne scheint heller, die Vögel singen jubelnder, das Leben ist plötzlich unsagbar schön und jeder Augenblick unendlich kostbar. Jetzt ist es möglich, das Richtige zu erkennen und zu tun, und allmählich löst sich die Bedrohung, eine Heilung hat stattgefunden. Aber mit dem Symptom verschwindet auch der Zauber, der das Leben so herrlich erscheinen ließ. Wir sind zwar gesund, aber der Alltag hat uns wieder. Einen Augenblick waren wir in der „Leichtigkeit des Seins", so wie das Leben eigentlich gemeint ist.

Krankheit als Freund

Krankheit kann ein Symptom sein für eine Disharmonie oder ein Freund, der mir hilft, den nächsten Schritt in meiner Entwicklung zu tun. Die Krankheit bringt also etwas rückwärts in Ordnung, oder ist Anlass, einen neuen Schritt in die Zukunft zu tun, der ohne diesen Anlass nicht stattgefunden hätte. Vielleicht brauchte ich die Krankheit auch als Erfahrung der Seele zur Vollkommenheit, denn zur Vollkommenheit gehört, dass ich *alle* Erfahrungen gemacht habe, nicht nur die angenehmen, um auch da ganz ich selbst zu sein. So hilft diese scheinbare Unvollkommenheit in Wirklichkeit, vollkommener zu werden, der zu werden, der ich tief innen schon bin und immer schon war – ich selbst!

Es ist daher wesentlich, dass wir uns mit dem tieferen Sinn unserer Krankheit auseinander setzen, dass wir uns fragen: „Was bedeutet diese Krankheit für mich, und warum bekomme ich sie gerade jetzt?" Was stimmt da nicht in meinem Leben, und wie kann ich diesen Misston in der Melodie meines Lebens beseitigen, die Botschaft nicht nur verstehen, sondern auch annehmen und die entsprechenden Konsequenzen daraus ziehen.

Alles ist eine Botschaft

Alles ist so ein Symptom, und jedes Symptom ist eine Botschaft, eine „In-Form-ation", eine in die Form gegangene Entsprechung meines Bewusstseins. Das Symptom zwingt mich zu leiden oder gar daran zu sterben oder zu wachsen und zu reifen, einen Lernschritt zu tun, der zu neuer Erkenntnis und größerer Freiheit führt, die ohne die Krise nicht möglich gewesen wäre.

Die „Sprache der Organe" ist dabei ganz einfach und gehorcht immer wiederkehrenden Gesetzmäßigkeiten. Wenn wir bereit sind, nicht erst zu warten, bis uns das Symptom zur leidvollen Lehre der Erfahrung zwingt, sondern schon aus der Erkenntnis zu lernen und die „not-wendigen“ Konsequenzen zu ziehen, dann brauchen wir nicht erst krank zu werden, um zu uns selbst zu finden.

Eine wirkliche Heilung führt so nicht nur zu neuen Erkenntnissen und einer Erweiterung unseres Bewusstseins, sondern letztlich zu mir selbst. Könnte der Mensch nicht mehr erkranken, wäre dies die denkbar schwerste Krankheit, weil wir dann ohne Information über unser falsches Tun keine Chance hätten, eine Änderung herbeizuführen.

Wenn Sie ernsthaft an einer wirklichen Heilung interessiert sind, dann könnte es hilfreich sein, einmal die folgenden Sätze ganz spontan zu ergänzen, wobei der gleiche Anfang durchaus zu ganz unterschiedlichen Aussagen führen kann. Deshalb ist es sinnvoll, den gleichen Satzanfang so lange zu benutzen, wie Ihnen dazu noch ergänzende Aussagen spontan einfallen.

Warum bin ich nicht gesund?
Die verborgene Ursache meiner Krankheit

Mit Gesundheit meine ich nicht nur Leistungsfähigkeit und Wohlgefühl, sondern den harmonischen geistigen und psychischen Zustand, der zu Gelassenheit und einem klaren Bewusstsein führt, aus dem vollkommene Gesundheit entsteht.

Ergänzen Sie spontan (ohne zu überlegen) die folgenden Sätze:

Ich will gesund werden, weil Leben noch genießen will

Wenn ich nicht mehr krank wäre, dann immer noch dafür, wo es nur um Leistung geht

Wenn ich gesund bin, dann ändere ich meine Ziele

Wenn ich gesund wäre, dann müsste ich Mut haben los zu lassen und neue Wege suchen

Meine Krankheit hat den Vorteil, dass ich mich vom alltäglichen Leben zurückziehen kann

Gibt es schwer wiegende Gründe, krank zu sein/zu bleiben?
Welche Hindernisse habe ich erkannt, gesund zu werden?
Welche Konsequenzen ergeben sich daraus?
Traue ich mir zu, eine Änderung herbeizuführen?
Wenn nein, was/wer könnte helfen?

Krankheitsrisiken

Erkrankungen stehen oft in einem direkten Zusammenhang mit bedeutsamen Lebensveränderungen.

Hohes Krankheitsrisiko	Ab 10 Punkte
Mittleres Krankheitsrisiko	5–10 Punkte
Geringes Krankheitsrisiko	0– 5 Punkte

Tod des Partners	5–20 Punkte
Tod eines Familienangehörigen	2–15 Punkte
Scheidung oder Trennung	2–15 Punkte
Schwere Krankheit	5–10 Punkte
Amputation	5–10 Punkte
Vergewaltigung	5–10 Punkte
Heirat	3– 8 Punkte
Gefängnisstrafe	3– 8 Punkte
Überfall	3– 8 Punkte
Pensionierung	1–10 Punkte
Größere finanzielle Verluste	2– 5 Punkte
Verkehrsunfall	1–10 Punkte
Prozess	1– 8 Punkte
Ständige Schmerzen	1–10 Punkte
Hausbau oder Kauf	4– 6 Punkte
Geburt eines Kindes	2– 8 Punkte
Entlassung	1– 5 Punkte
Arbeitslosigkeit	1– 5 Punkte
Berufliche Veränderung	1– 4 Punkte
Krankheit in der Familie	1– 4 Punkte
Midlife-Crisis	1–10 Punkte
Schwangerschaft	0– 5 Punkte
Sexuelle Probleme	1– 5 Punkte
Streit mit dem Partner	1– 5 Punkte
Umzug	2– 3 Punkte
Weggang vom Elternhaus	0– 5 Punkte
Ärger mit Kollegen oder Freunden	1– 3 Punkte
Beförderung/Auszeichnung	0– 3 Punkte
Beginn oder Ende der Schulzeit	0– 3 Punkte
Größere Reise	0– 3 Punkte
Klimawechsel	1– 3 Punkte
Rauchen abgewöhnen	1– 3 Punkte
Urlaub	1– 3 Punkte

Gedanken können heilen

Wenn uns gedankliche Vorstellungen krank machen können, dann können sie uns ebenso zuverlässig auch gesunden lassen. Machen Sie sich bewusst, dass jede Ihrer Körperzellen ein eigenes Bewusstsein hat, das augenblicklich auf Ihre Gedanken reagiert. Jede Ihrer gedanklichen Vorstellungen prägt sich jeder einzelnen Zelle Ihres Körpers ein, stärkt und klärt sie, oder macht sie krank. Indem Sie Ihre geistige Schöpferkraft auf positive und erwünschte Vorstellungen von Gesundheit, Harmonie und Freude konzentrieren, schenken Sie Ihrem Körper Gesundheit und Vitalität. Die Richtung unserer Gedanken bestimmt den Grad unserer Gesundheit, wir aber können die Richtung unserer Gedanken jederzeit frei bestimmen.

Krankheit ist nichts anderes als ein Hinweis, dass wir in die Irre gegangen sind, aus der Ordnung gefallen sind, und eine Aufforderung, diese natürliche Ordnung wiederherzustellen. Wenn wir wirklich gesund und heil werden wollen, einen neuen Körper für den alten haben wollen, müssen wir zunächst alle Gedanken an Krankheit und Altern aus unserem Bewusstsein entfernen. Als Folge unseres rechten Denkens sollten wir natürlich dann auch das Richtige tun.

Das Heilsein von Körper, Seele und Geist ist unser natürliches geistiges Erbe, und wir hätten Krankheit nie kennen gelernt, wenn wir schöpfungsgerecht gelebt hätten.

Der erste Schritt zur dauerhaften Gesundheit ist zu erkennen, dass krank sein zwar lästig, aber durchaus gesund ist, denn Krankheit kann mehr zur Erweiterung unseres Bewusstseins beitragen als Gesundheit. Krankheit und Leid gehören zwar zum Leben wie der Unterricht zur Schule, aber nur, wenn wir sie „not-wendig" machen. Der Körper ist immer eine Wirkung, niemals die Ursache für eine Krankheit, und auch die so genannten Alterskrankheiten sind nur die Information über ungelöste Aufgaben des Lebens. Ist der Körper nicht länger ein gebrauchsfähiges Werkzeug, muss die Seele ihn verlassen, gleich, ob die Aufgabe erfüllt ist oder nicht. Ist die erforderliche Transformation des Menschen durch die Krise nicht zu erreichen, geschieht sie durch den Tod. In der Entwicklung des Menschen ist kein Platz für Kompromisse und halbe Maßnahmen.

Für eine „not-wendige" Änderung einer Situation können die folgenden sieben Schritte hilfreich sein:

So ändere ich meine Situation

1. Ich bin zunächst nur stiller Beobachter

Ich nehme zunächst nur einmal wahr, wie die Situation zurzeit wirklich ist. Nüchtern, sachlich, objektiv, bis ich die Wirklichkeit hinter dem Schein erkenne.

2. Ich bestimme das Ziel

Also den „erwünschten Endzustand". Das kann ein Nahziel sein oder meine Lebensaufgabe.

3. Ich prüfe mein Verhalten

Ist mein derzeitiges Verhalten hilfreich, um das erklärte Ziel zu erreichen? Was muss ich lassen, lernen, ändern, verstärken?

4. Ich bestimme das optimale Verhalten

Welches sind die besten Mittel, mein Ziel zu erreichen? Welcher ist der beste, schnellste, sicherste Weg? Was sind die nächsten Schritte?

5. Ich mache einen Zeitplan

Ich bestimme die Prioritäten, ich erkenne, was wichtig, was unwichtig und was dringend ist.

6. Ich schaffe die Voraussetzungen

Ich beseitige Hemmungen und Blockaden, stärke meine Motivation, finde Helfer und tue alles auf meiner Ebene, um den Erfolg zu sichern.

7. Ich starte

Ich erkenne, dass der beste Zeitpunkt zur Änderung einer Situation dann ist, wenn sie mir ins Bewusstsein tritt – also jetzt! Ich tue, was zu tun ist, und halte beharrlich durch, bis das gewünschte Ziel erreicht ist. Jeder Misserfolg ist für mich nur ein Sprungbrett auf dem Weg zum sicheren Erfolg!

Wenn unsere Gedanken unsere Gesundheit bestimmen, dann müssen wir lernen, unsere Gedanken zu beherrschen. Bevor ich meine Gedanken beherrschen kann, muss ich lernen, meinen Körper zu beherrschen.

Das mögen Ihnen nur Worte scheinen, aber die Worte werden lebendig, wenn Sie das einmal praktisch machen. Legen Sie das Buch aufgeschlagen auf Ihren Schoß, lesen Sie einen Absatz, schließen Sie die Augen, und lassen Sie die Worte wirksam werden.

Meditation

Ich mache es mir einmal ganz bequem, schließe meine Augen und halte meinen Körper ganz still. Ich gestatte meinem Körper einmal vollkommen bewegungslos zu sein. Ich bin bewegungslos, wie mein eigenes Denkmal. Das Einzige, was mich noch bewegt, ist mein Atem. – Ich beherrsche meinen Körper.

Aber ich beherrsche nicht nur meinen Körper, ich beherrsche auch meine Gedanken. Ich konzentriere nun einmal die Vielfalt meiner Gedanken auf einen Punkt – ich beobachte meinen Atem. Nichts verändern, einfach nur beobachten …

Dabei erlebe ich vollkommene Konzentration, indem ich einfach alles andere loslasse, außer dem, was ich gerade tue, ich beobachte meinen Atem.

Und während ich meinen Atem beobachte, erkenne ich: Nicht ich atme, sondern *es atmet mich*. Es ist das Leben selbst, das mich atmen lässt.

Und ich erkenne, wer ich wirklich bin. Ich bin nicht der Körper, ich bin Bewusstsein. Ich bin das Bewusstsein, das dem Körper gestattet, vollkommen bewegungslos zu sein. Ich bin das Bewusstsein, das seine Gedanken auf einen Punkt konzentriert und mich atmen lässt. Und ich bin mir bewusst, dass ich Bewusstsein bin – ich bin erwachtes Bewusstsein.

Dann löse ich mich behutsam aus der Situation und kehre wieder zurück an die Oberfläche des Seins – zurück ins Hier und Jetzt!

Wenn ich will und die Worte mir entsprechen, kann ich die folgenden Affirmationen in der Meditation, an einer beliebigen Stelle oder danach, in mein Bewusstsein nehmen und dort wirksam werden lassen:

Affirmationen

Meine *positive Lebenseinstellung* macht mich gesund und glücklich und hilft mir zur Selbstverwirklichung.

Ich *esse ganz bewusst* das Richtige im rechten Maß. Ich esse ausgewogen und mäßig, und dadurch bin ich leistungsfähig und fühle mich wohl.

Ich habe einen *gesunden, natürlichen und erholsamen Schlaf,* wache jeden Morgen frisch und gut gelaunt auf und gehe mit Freude durch den Tag.

Ein wunderbares *Wohlgefühl* durchströmt meinen ganzen Körper und erfüllt jede einzelne Zelle mit Kraft, Gesundheit und Harmonie.

Ruhig und gelassen löse ich die Aufgaben, die das Leben mir stellt. Ich erfülle meine Aufgaben mit Begeisterung und erreiche jedes gesteckte Ziel.

Meine *Zuversicht* gibt mir Ausdauer und stärkt meinen Mut.

Dank meiner Kraft und Gesundheit bin ich *unabhängig und frei.* Dankbar erkenne ich die Chance, jeden Tag mein Leben und meine Zukunft neu gestalten zu können.

Mein Glaube gibt mir Kraft, Selbstsicherheit und Harmonie. Ich bin gesund, glücklich und geborgen in der allumfassenden Liebe der Schöpfung.

Formel: Ich bin eins mit dem Leben und völlig gesund.

Heilung durch Erinnerung

Aber nicht nur energiereiche Worte können eine gesundheitsfördernde Wirkung haben, sondern in einem noch größeren Maße lebendige Erinnerungen. Jeder hat in seinem Leben Zeiten erlebt, die ihm ganz lebendig in Erinnerung geblieben sind, die bei jeder Erinnerung uns mit Freude und Wohlgefühl erfüllen. Machen Sie sich einmal bewusst, was in Ihnen dieses Wohlgefühl auslöst und Ihnen Geborgenheit und Sicherheit vermittelt.

Hier einige Möglichkeiten zur Anregung:

Natur, wandern, Sonnenuntergang, Musik hören (oder machen), im Bett liegen, Sexualität, fliegen, Fußball, Auto fahren, reiten, Golf, angeln, Tennis, segeln, tanzen, Ski laufen, joggen, meditieren, mit Tieren oder Kindern spielen, fernsehen, Computer, mit Freunden zusammen sein, spielen, lachen, im Bett frühstücken, Weihnachten feiern, malen, träumen, reisen, Stille, singen.

Was löst die Freude und die „Leichtigkeit des Seins" bei Ihnen aus? In diesen Augenblicken sind Sie ganz Sie selbst, und das ist die Grundlage für seelische und körperliche Gesundheit.

Du bist dir selbst anvertraut. Sorge dafür, dass du deine Wahl nicht bereust!

Zusammenfassung

Der Körper kann von sich aus nicht krank werden, er ist nur die Projektionsfläche meines Bewusstseins. Er ist wie eine Leinwand, die von sich aus keine Bilder auf sich selbst werfen kann.

Meine Gedanken sind der Film, und mein Bewusstsein entscheidet, welcher Film läuft. Deshalb hat es auch keinen Sinn, Löcher in die Leinwand zu schneiden, wenn mir der Film nicht gefällt (Operationen), oder die Leinwand immer wieder weiß zu streichen (symptomatische Behandlung).

Wenn ich im wahren „Selbst-Bewusstsein" lebe, dann kann mein Körper nicht krank werden, weil nur heile, vollkommene Bilder entstehen. Mein Körper signalisiert mir durch meine Krankheit nur: „Du bist nicht der, der Du in Wirklichkeit bist" und: „Du bist nicht in der Liebe, vor allem fehlt Dir Liebe zu Dir selbst, zu Deinem wahren Selbst."

Darum ist Krankheit in Wirklichkeit unser Freund und Helfer, um wieder zu uns selbst zu finden, um im Bewusstsein unseres Selbst zu leben.

Daher wäre es auch die schlimmste Krankheit, nicht mehr krank werden zu können, denn wir würden dann keine Information mehr bekommen, dass und wo wir vom Weg abgekommen sind, könnten keine Korrektur vornehmen.

So sollten wir dankbar sein für die Botschaft unseres Körpers und die Chance nutzen, sofort auf den richtigen Weg zurückzukehren und immer mehr der zu werden, der wir wirklich sind: vollkommenes Bewusstsein.

Wie man gesund und vital mindestens hundert wird

Bei meinen Forschungen war ich darauf gefasst, eine geheimnisvolle, lebensverlängernde Substanz zu entdecken oder eine bisher unbekannte vitalisierende Übung als Schlüssel zu einem gesunden Leben. Stattdessen stieß ich auf *ein Müllproblem auf allen Ebenen des Seins.*

Die menschliche Zelle erstickt an ihren eigenen Stoffwechselprodukten, weil die interzellulare Müllabfuhr nur unzureichend funktioniert.

Das Gleiche findet jedoch auch auf der geistigen Ebene statt. Negatives Denken bringt negative Lebensumstände hervor und die belasten wiederum das Denken. Das Ergebnis ist ein freudloses Leben bis hin zur Depression. Auch auf der emotionalen Ebene sorgen ungeklärte Gefühle für eine gedrückte Stimmung und schaffen eine ständige Schlechtwetterfront im Gemüt. Das lähmt die Aktivität und raubt die Lebensfreude.

Die geheimnisvolle, lebensverlängernde und freudenspendende Substanz, die ich gesucht hatte, fand ich in einem lichtvollen *Bewusstsein,* das in der Erkenntnis seiner „Ich bin Kraft und in der Liebe" lebt. Ich fand sie *im wahren Positiven Denken*, das nicht den unangenehmen Teil des Lebens ignoriert, sondern erkennt, dass alles gut ist, weil alles mir dienen und helfen will, besonders die unangenehmen Umstände. Und ich fand sie *in einem geklärten Gemüt,* das in der Wahrheit lebt: „Sein ist Freude". Alle drei gemeinsam sorgen dafür, dass der Körper als Spiegel der inneren Wirklichkeit gesund und vital ist, weil er physisch, mental und emotional richtig ernährt wird und loslässt, was nicht mehr zu ihm gehört.

Die Midlife-Crisis

Suche nicht nach dem Sinn des Lebens,
gib ihm einen!

Irgendwann in der Mitte des Lebens stehen wir unvermittelt vor einer Situation, die alles bislang Erreichte in Frage stellt. Wir sind gesund, leben vielleicht in einer glücklichen Ehe und sind beruflich erfolgreich. Doch plötzlich taucht in uns die Frage auf: „War das alles?" Wir finden sofort viele gute Argumente dafür, dass wir allen Grund hätten, zufrieden zu sein, aber wir sind es nicht. Die Frage lässt sich nicht mit Argumenten auflösen, bleibt drängend.

Wir machen uns bewusst, was wir alles erreicht haben. Ein eigenes Haus, eine gute Partnerschaft, gesunde Kinder. Auch in der Karriere haben wir noch eine erreichbare Sprosse vor uns, und doch bleibt die drängende Frage: „Wenn nun die zweite Hälfte meines Lebens genauso erfolgreich verläuft, wie die erste, und ich schaue dann auf mein Leben zurück, kann ich dann sagen, es war ein erfülltes Leben?" Ob wir wollen oder nicht, wir spüren den Zweifel.

Dann taucht die Frage auf: „Wie könnte denn ein wirklich lohnendes Leben aussehen?" Und uns wird deutlich in der Rückschau, dass Ereignisse, die früher sehr wichtig waren, vielleicht Meilensteine unseres Lebens darstellten, plötzlich in ihrer Bedeutung verblassen. Auf der anderen Seite gewinnen Begebenheiten an Bedeutung, die früher eher nebensächlich erschienen. Meist sind das Erlebnisse, die mit anderen Menschen in Verbindung stehen, Begegnungen, Freundschaften, in denen wir hilfreich sein konnten.

Und wir fragen uns, was wirklich noch in uns steckt, darauf wartet, „in Erscheinung treten zu können". Was ist meine eigentliche Lebensaufgabe, was ist mein Weg, und wie sehen meine individuellen Schritte aus, diesen einmaligen Lebensweg zu gehen? Denn unser Weg ist einmalig – noch nie ist ein Mensch diesen Weg so gegangen. Und wir machen uns bewusst, dass noch alles möglich ist, dass wir in diesem Augenblick unser Leben ändern können, sich alles noch zum wirklich Wesentlichen wenden lässt. Das eigentliche Abenteuer Leben kann beginnen!

Die letzte große Aufgabe des Lebens – der Tod

Ganz gleich, ob ich mein Leben vertan habe oder ob ich ein wirklich erfülltes Leben hatte, irgendwann stehe ich vor der letzten großen Aufgabe eines jeden Lebens – dem Sterben und dem Tod. Bin ich darauf nicht vorbereitet, stehe ich in der letzten Krise. Der Tod ist zwar das sichere Ende eines jeden Lebens, und doch ist kaum ein Mensch auf diese letzte Aufgabe wirklich vorbereitet.

Die beste Vorbereitung ist die Erkenntnis, dass ich reines Bewusstsein bin, dass ich weder geboren wurde, noch alt oder krank werden kann noch dass ich sterben kann – dass *ich bin!* Mein wahres Selbst kann nur sein, war immer und wird immer sein. Mit dieser Erkenntnis trete ich mein geistiges Erbe an.

Ich habe mir einmal die Frage gestellt, wie es wäre, wenn mein Körper unsterblich wäre. Würde mein Körper ewig leben, ohne jung und gesund zu bleiben, wäre das unerträglich. Aber selbst wenn ich in diesem Körper ewig leben würde und jung und gesund wäre, würde ich ständig meine Partner verlieren und meine Freunde.

Und wie wäre es, wenn Sie zwar sterben würden, aber bereits im Voraus genau das Datum und die Todesart wüssten? Wäre das hilfreicher? Könnten Sie das überhaupt ertragen? Ich glaube nein. Anscheinend hat die Natur die beste Lösung bereits gefunden.

Wenn Sie wüssten, dass Sie in 24 Stunden sterben, was würden Sie da noch tun wollen? Und was würden Sie tun, wenn Sie in 24 Stunden geboren würden? Vermutlich nichts, als dieses Ereignis freudig zu erwarten. Nun, der Tod ist die Geburt ins eigentlich Lebendige. Und wenn ich Angst davor habe, dann kann ich die Angst einfach geschehen lassen, in dem Bewusstsein, dass sie ebenso vorbeigeht wie Geburt und Tod. Durch den vermeintlichen Tod werde ich nur frei für mich selbst!

Ich erkenne den Tod als ein Tor, durch das ich gehe, wenn meine Zeit gekommen ist, so wie ich durch das Tor der Geburt diese Welt betreten habe. Die Seele aber weiß nichts von Geburt und Tod, sie ist frei und unsterblich. So geht der Weise so sorglos von dannen, wie er gelebt hat.

Das Grundlegende an Entwicklungskrisen ist, wie der Name schon sagt, die Aufgabe, sich zu „ent-wickeln", loszulassen, was nicht mehr wirklich zu mir gehört, damit das Echte, die Wahrheit und Wirklichkeit, das wahre Selbst immer mehr sichtbar und wirksam werden kann. Der Sinn aller Entwicklungskrisen ist es also, sich aller Dinge zu entledigen, bis nur noch das Selbst übrig bleibt, bis ich, wie Meister Ekkehardt sagte, „ledigen Gemütes" bin.

Beziehungskrisen

> Zwei Dinge sind schädlich für jeden: Schweigen, wenn es Zeit ist zu reden, und zu reden, wenn es Zeit ist zu schweigen!

Eine Beziehung soll für beide eine Bereicherung bringen, indem die Partner sich gegenseitig ergänzen. Ergänzen kann man sich aber nur, wenn man verschieden ist. Diese Verschiedenheit wiederum enthält natürlich die Möglichkeit der Spannung, ja sie lebt gerade aus dieser Spannung. Wird diese Spannung nicht in einem Gleichgewicht gehalten, wird aus der sinnvollen Ergänzung schnell eine Kollision. Wird dieser Konflikt nicht schnell bereinigt, wird daraus eine Krise.

Viele Beziehungen beruhen auf der einen oder anderen Form von Abhängigkeit. Ein Mann braucht eine Frau, und viele Frauen sind in dem Bewusstsein aufgewachsen, dass für sie gesorgt ist, sobald sie erst einmal verheiratet sind. Dafür, dass der Mann sie beschützt und versorgt, ist sie ihm eine liebevolle Ehefrau, die ihn verwöhnt und das Haus in Ordnung hält. In so einer Rolle bleibt wenig Spielraum für eine wahre Beziehung. Solange ich den anderen brauche, habe ich in Wirklichkeit keine Wahl. Erst wenn ich den anderen nicht mehr brauche, kann ich mich freiwillig für ihn entscheiden, wird eine lebendige Beziehung möglich.

In einer Abhängigkeitsbeziehung kommt es sehr schnell zu Machtspielen. Er bestimmt, was gemacht wird, weil er ja schließlich das Geld verdient. Oder die Frau versteht es, den Mann von sich abhängig zu machen. Er bekommt seine Streicheleinheiten nur, wenn er tut, was sie will. Bewusst oder unbewusst versucht jeder in einer solchen Beziehung die Macht zu ergreifen, und weil ein solcher Versuch nicht immer klar für den einen oder anderen ausgeht, gehen diese Machtkämpfe jahrelang, oft ein Leben lang, weiter. So findet der Bedürftige seinen Helfer, der Starke den Schwachen, der Sichere den Unsicheren und der Unterdrückte seinen Unterdrücker. Jeder findet so nach dem Gesetz der Resonanz das Gegenstück zu seiner eigenen Rolle. Jeder kann seine Rolle nur spielen, wenn er den geeigneten Partner gefunden hat. Dabei ist es durchaus möglich, dass jeder glaubt, sich aus freien Stücken für den anderen entschieden zu haben.

Hier einige Ansichten und Haltungen einer Abhängigkeitsbeziehung:

- Ich kann ohne dich nicht leben.
- Ich tue alles für dich.
- Wir lieben uns, bis dass der Tod uns scheidet.
- Ich mache es nur, wenn du es willst/einverstanden bist.
- Wenn du mich wirklich liebst, dann ...
- Ich kann das nur, wenn du mitmachst.
- Allein gehe ich da nicht hin.
- Das können wir doch nicht machen. Was sollen denn die Leute denken.
- Sag mir, dass du immer bei mir bleibst.
- Sag mir, dass du nie eine andere/einen anderen lieben wirst.
- Versprich mir, dass du immer für mich sorgen wirst.
- Wenn du mich wirklich lieben würdest, wüsstest du, was ich will, wie ich es meine, was mir wirklich fehlt.
- Wenn du mich wirklich liebst, gehst du nicht mehr zu diesem grässlichen Fußball, Autorennen, Boxkampf ...
- Entscheide du das, du weißt das doch besser.

Diese Aufstellung könnte beliebig verlängert werden, und vielleicht ist es einmal interessant für Sie, die kleinen oder größeren Abhängigkeiten Ihrer Beziehung aufzuschreiben, sich bewusst zu machen, wie es in Ihrer Beziehung aussieht.

In zahllosen Beziehungen sucht die Frau nach der Vaterfigur und der Mann nach seiner Mutter. Wenn Sie das nicht glauben, schreiben Sie doch einmal die besonderen Eigenschaften Ihrer Mutter oder Ihres Vaters auf und dann die Eigenschaften Ihres Partners. Diese Aufstellung könnte eine Überraschung für Sie werden. Unser Partner scheint uns „der Richtige" zu sein, wenn er unserer Erwartung entspricht, wenn er die Rolle spielt, die wir ihm zugedacht haben. Und wenn er das nicht tut, dann ist es eben noch nicht der Richtige – und wir suchen weiter. Ganz selten einmal sehen wir unseren Partner so, wie er wirklich ist, ohne die Projektion unserer Erwartung. Erst dann erkennen wir, dass wir die ganze Zeit mit einer Erwartung, einer Rolle gelebt haben, dann kann eine wirkliche Beziehung beginnen, denn erst dann leben wir in der Wirklichkeit. Allerdings ist es auch möglich, dass uns der andere ohne die Projektion unserer Erwartung wie ein Fremder erscheint, selbst wenn wir schon viele Jahre mit ihm zusammenleben.

Oft suchen wir auch nur deshalb die Liebe in einer Partnerbeziehung, weil wir unfähig sind, uns selbst zu lieben. Wenn ich aber nicht einmal mich selbst lieben kann, kann ich erst recht keinen anderen lieben, oder besser: Ich kann einen anderen nur so weit lieben, wie ich mich selbst lieben kann. Selbstliebe ist die wichtigste Voraussetzung für diese Liebe zu anderen. Außerdem werde ich dem anderen nie glauben, dass er mich liebt, mögen die Beweise noch so zahlreich sein, wenn ich mich selbst nicht liebenswert finde.

Vielleicht machen Sie sich einmal die Antwort auf folgende Fragen bewusst:

- *Wen* lieben Sie am meisten?
- *Was* lieben Sie besonders am anderen? Warum?

- *Was* brauchen/wünschen Sie sich noch vom anderen? Warum?
- *Wie* äußert sich *Ihre* Liebe?
- *Was* würde sich ändern, wenn der andere Sie nicht mehr liebte?

Aber auch:

- Welches *Tier* lieben Sie besonders? Warum? Schätzen Sie seine Anhänglichkeit, seine Treue? Oder was?
- Fehlt Ihnen eventuell das, was Sie am anderen so schätzen? Und warum fehlt es Ihnen?
- Und was mögen Sie am anderen nicht? Und warum?

Jede *Vorliebe* ist ebenso wie jede *Abneigung* immer ein Hinweis auf einen Mangel in mir. Was also zieht Sie magisch an, und was lehnen Sie ab, gegen was sind Sie allergisch, was macht Sie ängstlich, nervös oder unruhig? Und warum?

Durch die ehrliche Beantwortung dieser Fragen kommen Sie sich selbst ein gutes Stück näher, erkennen Sie mehr Wirklichkeit. Es kann allerdings sein, dass Ihnen die Wirklichkeit nicht so gut gefällt, wie Ihre bisherige Vorstellung von Wirklichkeit, aber erst wenn Sie bereit sind, die Wirklichkeit anzuschauen, haben Sie eine Chance, sie zu ändern.

Wer seine Träume verwirklichen will, braucht nur aufzuwachen!

Die wahre Liebe kann man nicht aus einem Buch lernen. Man lernt sie nur in der „Schule des Lebens", in der jeder zu jedem Zeitpunkt genau den Lehrer und die Lektion bekommt, die er braucht, um den nächsten Schritt zu tun. In Wahrheit braucht man die Liebe auch nicht zu erlernen, man braucht sich nur an sie zu erinnern, denn Liebe ist unser wahres Wesen.

Viele Menschen aber glauben, dass Liebe eine Frage des Zufalls ist. Dem einen fällt sie zu und dem anderen eben nicht, mag er sich noch so sehr danach sehnen. Allerdings verlassen sich viele nicht ganz auf den Zufall, sondern helfen ein bisschen nach. Frauen machen sich zu diesem Zweck schöner, schminken sich raffiniert oder betont dezent, kleiden sich modisch und typgerecht und duften verführerisch. Männer achten auf ihre Manieren, sind gebildet, verstehen sich geistreich und interessant zu unterhalten. Manche erlernen noch geistige Techniken und Positives Denken, um noch liebenswerter zu sein. Alle aber tun dies, um mehr geliebt zu werden. Nur wenige sind bereit, wirklich zu lieben. Das Äußere, der gute Eindruck aber reicht nicht aus. Wer wirklich die Liebe erleben will, braucht nur „liebevoll" zu sein und diese Liebe zu verschenken.

Das ganze Geheimnis der Liebe besteht darin, Liebe zu geben!

Man kann nur ernten, was man gesät hat. So hat jeder in jedem Augenblick den idealen Partner, und ich kann einen idealeren Partner nur anziehen, indem ich selbst ein idealerer Partner werde. Selbst wenn ich allein bin, ist die Einsamkeit derzeit mein idealer Partner, der aufgrund meines So-Seins im Augenblick zu mir gehört. Das gleiche gilt für meine Freunde und Bekannten. Ich habe die Freunde, die mir entsprechen, und kann bessere Freunde nur anziehen, indem ich selbst ein besserer Freund werde. Dann aber kann ich sie nach dem Gesetz der Resonanz auch nicht mehr verfehlen. Haben Sie sich einmal gefragt, ob Sie mit sich selbst befreundet sein möchten?

Vom Verliebtsein zur Liebe

„Ich fühle mich einsam", beschwerte sich Adam im Paradies bei Gott. „Ich brauche jemanden, der mir Gesellschaft leistet."
„Gut", erwiderte Gott. „Ich werde dir die perfekte Frau geben. Schön, klug und freundlich – sie wird für dich putzen und kochen und nie ein böses Wort sagen."
„Das klingt recht gut", meinte Adam, „aber was soll sie kosten?"
„Einen Arm und ein Bein", antwortete Gott.
„Ganz schön viel", erklärte Adam. „Und was bekomme ich für eine Rippe?"

M. V.

Wenn man verliebt ist, fühlt man sich magisch zum anderen hingezogen. Wir brauchen und ziehen das an, was uns ergänzt, was uns vollkommener macht. Verliebtsein kann für den Geliebten sehr bedrängend sein, denn wir erwarten einfach die Erwiderung unserer Gefühle, sind süchtig nach „Liebesbeweisen". Wenn das nicht der Fall ist, dann kann dieses Verliebtsein schnell in Ablehnung, ja Hass umschlagen. Vielleicht kommen wir sogar in Versuchung, uns dafür zu „rächen", dass uns der andere so schmerzlich enttäuscht hat.

Wenn Sie diese Krise meistern, konfrontiert Sie das Leben natürlich mit der nächsten Krisenmöglichkeit. Das Verliebtsein lässt nach, die rosarote Brille verschwindet. Man sieht den anderen auf einmal nüchtern und entdeckt eine ganze Reihe von Eigenschaften, die einem gar nicht gefallen. Hier wurde die Aufgabe versäumt, das Verliebtsein rechtzeitig zur Liebe wachsen zu lassen. Vielleicht glauben die beiden nun, es sei vorbei und machen sich wieder auf die Suche nach einem neuen Verliebtsein. Noch schlimmer, wenn das nur einen betrifft. Findet man aber ein neues Verliebtsein, dann stimmt wieder alles, man hat wieder seine rosarote Brille. Aber natürlich geht das auf die Dauer nicht. Irgendwann muss ich mich der Aufgabe stellen, lieben zu lernen.

Das Verliebtsein ist ja nur als Hilfe der Schöpfung gedacht, zunächst einmal die Ecken und Kanten des anderen nicht zu sehen, bis die Liebe gewachsen ist. Bis man dem anderen sein Anderssein nicht nur verzeihen kann, sondern es als Bereicherung des eigenen Seins empfindet. Wieder ist die Aufgabe, in einer veränderten Situation ein neues Verhalten zu entwickeln, zu lieben, statt nur verliebt zu sein. Das Verliebtsein wird zu einer schönen Erinnerung, einem Zustand, den man nie mehr eintauschen möchte gegen die Tiefe und die Wesentlichkeit der Liebe, zu der er geführt hat. Denn die Liebe ist unser wahres Wesen, und wenn ich zur Liebe finde, dann erinnert der andere mich durch die Liebe an mich selbst, an den, der ich wirklich bin. Das ist der tiefere Sinn der Liebe.

Liebe und Eifersucht

Es kommt nicht darauf an, wie die Dinge sind,
sondern wie du damit umgehst.

In unserer „Haben-Gesellschaft" ist es fast eine Selbstverständlichkeit, den Partner für sich allein zu beanspruchen. Wie sollte man auch eine Ausnahme machen, wenn das ganze übrige Leben auf Besitz und Anerkennung ausgerichtet ist. Die Zuwendung des Liebespartners zu einem anderen Menschen in Liebe wird so als persönliche Herabsetzung und Kränkung empfunden. Wenn sich jedoch das Besitzstreben auch in die Liebe einmischt, dann kommt es zwangsläufig zu Eifersucht, die uns das Leben und die Liebe schwer macht. Wer in der Liebe wirklich glücklich werden will, sollte zwei Dinge aus seinem Denken löschen. Einmal die kindliche Angst, nicht genügend geliebt zu werden, denn jeder kann nur so viel Liebe empfangen, wie er gibt, und zweitens das Bedürfnis, den Partner wie einen Gegenstand besitzen zu wollen. Denn wenn der andere wirklich zu mir gehört, dann kann ich ihn nicht verlieren. Wenn er nicht, oder nicht mehr, zu mir gehört, dann kann ich ihn auch nicht halten.

Manche Menschen sind sogar auf das Hobby ihres Partners eifersüchtig, möchten am liebsten seine ganze Aufmerksamkeit, seine ganze Zeit für sich haben. Sie haben Angst, dass der Partner mit etwas anderem als mit ihnen glücklich sein könnte, ein Glück, an dem sie nicht teilhaben. Sie wollen den anderen möglichst an sich binden, und genau das ist der Anfang vom Ende einer Liebe, denn Liebe kann nur in Freiheit leben. Ein Mensch, der auf eine solche Weise in Besitz genommen wird, fühlt sich von dieser Art Liebe bald gefesselt, erdrückt und in der Entfaltung seiner Persönlichkeit behindert.

Immer wieder wird behauptet, an der Eifersucht könne man den Grad der Liebe erkennen, also je eifersüchtiger jemand sei, desto mehr liebe er seinen Partner. Das ist natürlich ein Trugschluss, denn Eifersucht zeigt nur, wie ängstlich, unsicher oder besitzorientiert der Eifersüchtige ist. Dadurch aber wird Liebe zur Verpflichtung, zur Pflicht, zum Zwang – und das ist das Ende einer jeden Liebe. Einen solchen Menschen, der uns beengt und behindert, können wir auf Dauer nicht lieben. Ebenso wenig wie wir verhindern können, einen Menschen zu lieben, in dessen Nähe wir weit werden können, bei dem wir uns selbst näher kommen. Für ihn öffnet sich unser Herz von selbst, denn durch ihn können wir zu uns selbst finden.

Wir stellen also nicht nur zu hohe, sondern zudem noch falsche Erwartungen an die Liebe. Wir wollen die Liebe festhalten, weil sie uns *seelischen* oder *wirtschaftlichen Halt* gibt oder weil *wir uns durch sie wertvoller fühlen*. Sobald man aber die Liebe für irgendeinen Zweck missbraucht, verflüchtigt sie sich. Liebe kann man nicht einsperren, sie ist so sensibel, dass sie gerade dann, wenn der Verstand sie festhalten möchte, besonders rasch entschwindet. Auch wenn ich den Liebespartner formen und verändern möchte, beginnt die Liebe zu entgleiten.

Je mehr ich den anderen als „meinen" Partner ansehe, als den Menschen, der mir treu ist und mein Leben teilt, der für mich da ist, der mich braucht und den ich brauche, desto weniger hat die Liebe eine Chance. Dabei *gilt diese Verrücktheit*, einen Menschen besitzen zu wollen, für sich allein haben zu wollen, *als absolut normal*. Sobald aber die Inbesitznahme des Partners beginnt, vergeht die Liebe. Je mehr man sich bemüht, die Liebe mit dem Verstand zu fördern, an seiner Liebe arbeitet, desto schneller ist sie vorbei. Nur allzu leicht sind wir dann bereit, dem anderen die Schuld zu geben, schließlich habe man ja alles für seine Liebe getan.

Wahre Liebe kann nicht „ent-täuscht" werden.

Enttäuschte Liebe ist immer nur enttäuschte Erwartung

Wenn ich keine Erwartungen mehr habe, kann ich auch nie mehr enttäuscht werden. Meine Erwartungen sind die Ursache für meine Unzufriedenheit, Angst und Eifersucht. Eifersucht hat auch nur scheinbar etwas mit dem Partner zu tun. In Wirklichkeit ist der andere nicht verantwortlich für meine Angst, meine Sehnsucht, Verzweiflung oder gar für meinen Hass. Er ist nur der Auslöser, die Ursache aber liegt in mir. Durch den anderen werden diese Mängel in mir nur sichtbar, also sollte ich ihm dafür keine Schuld geben. Je stärker ich mich an meine Erwartungen klammere, desto unflexibler werde ich wahrzunehmen, was außerhalb meiner Erwartung geschieht.

Eifersucht – was ist das eigentlich?

Eifersucht ist eine Sucht, und jede Sucht ist letztlich immer die Sucht nach mir selbst. Eifersucht kann nur entstehen, wenn ich mir fehle.

Wenn ich eifersüchtig bin, sollte ich mich fragen: Auf *was* bin ich eifersüchtig? Dass der andere mir seine Aufmerksamkeit oder Liebe entzieht? Dass er jemanden liebt, den ich nicht mag?

Aus Angst, etwas zu verlieren? Was? Und wodurch eigentlich? Der andere ist immer nur der Auslöser, zeigt mir, wo ich nicht ich selbst bin. Der Auslöser zeigt mir aber auch, *was zu tun ist*. Ich sollte *mir* mehr Liebe und Aufmerksamkeit schenken. Durch meine Eifersucht wird mir nur mein Mangel bewusst gemacht. Warum gebe ich mir diese Liebe und Aufmerksamkeit nicht? Wo fühle ich mich nicht liebenswert oder schön genug? Wo glaube ich, anders sein zu müssen, als ich bin? Und warum?

Bin ich *ich selbst*, dann kann ich mich auch lieben, dann will ich nicht mehr anders sein als ich bin; dann aber kann mich auch der andere lieben, weil ich „stimme", weil ich so bin, wie mich das Leben will, wie ich gemeint bin. Und deswegen will mich auch der andere. Bis dahin zwinge ich ihn fast, mich nicht zu lieben.

Frauen sind häufiger eifersüchtig. Es wird daher Zeit, dass die Frau zu sich selbst erwacht, sich als gleichwertig erkennt.

Der Partner ist ja bei mir, aufgrund meines So-Seins. *Bin ich aber nicht ich selbst, dann verscheuche ich ihn*. Also sollte ich nicht mehr versuchen, möglichst ideal oder ein anderer zu sein, sondern wirklich *ich selbst*, so wie ich wirklich bin.

Nun will der Eifersüchtige ja nicht eifersüchtig sein, aber er sucht den Ausweg im *Du*. Er sagt: *„Weil Du* so bist, bin ich eifersüchtig", anstatt zu sagen: *„Wenn Du ..."*.

Sie ist eifersüchtig, wenn er woanders hinschaut, weil sie denkt: „Ich bin zu dick, zu alt, habe zu wenig Busen ..." Dabei existiert das alles nur in unserer Vorstellung, weil wir uns mit anderen vergleichen. *Und weil ich das tue, zwinge ich den Partner damit, das auch zu tun.*

Mein Partner wendet sich von mir ab, weil ich mich von mir abgewandt habe. Wenn in mir Mangel ist, kann im Außen nicht Fülle sein, wenn die Liebe nicht in mir ist, hat sie auch im Außen keine Chance.

Vielleicht ist aber auch die Zeit dieser Partnerschaft abgelaufen. Muss nicht jede Partnerschaft einmal enden? Doch was wirklich zu mir gehört, das kann ich nicht verlieren; was nicht mehr zu mir gehört, das kann ich auch nicht halten. Vor allem aber sollte ich mich fragen:

- Liebe ich meinen Partner wirklich?
- Möchte ich, dass er wirklich glücklich ist?
- Bin ich bereit, dafür wirklich etwas zu tun?
- Warum aber muss der andere unbedingt mit mir glücklich sein?
- Oder kann man zwei Menschen gleichzeitig lieben? Und mehrere?
- Ist nicht jede Beziehung einmalig?
- Und was hindert mich eigentlich, den anderen zu lieben, auch wenn er mich nicht mehr liebt?
- Was schmerzt eigentlich so, wenn mein Partner einen anderen liebt und warum?
- Wie kann ich diesen Schmerz auflösen?
- Wie werde ich frei von Eifersucht?

Die Antwort ist immer die gleiche:

- Indem ich anfange, *ich selbst* zu sein.
- Indem ich mich selbst liebe, mir Achtung, Aufmerksamkeit und Liebe schenke.
- Indem ich nicht mehr anders/ideal sein will, sondern *ich selbst!*
- Indem ich nicht mehr sage: „Ich bin eifersüchtig, weil du …", sondern: „Wenn du …"
- Indem ich „Hand in Hand" mit meinem Partner die Aufgaben des Lebens löse.

Das „Du-Spiel“ in der Beziehung

Während ich mich an deinen Grenzen stoße,
werden meine sichtbar.

In allen Streitgesprächen ist jeder der beiden Beteiligten überzeugt, dass er Recht hat. Der andere ist schuld, warum sieht er das nicht endlich ein? Dabei ist doch alles ganz klar, der andere kann nur nicht logisch denken, und dann beginnt das *„Du-Spiel“*.

Alle Sätze, die jetzt folgen, beginnen mit dem Wort *Du!*

- Du kümmerst dich nicht mehr um mich!
- Du lässt mir keine Freiheit!
- Du hast kein Vertrauen zu mir!
- Du verlangst immer, dass ich …
- Du willst immer Recht behalten!
- Du weißt es natürlich wieder besser!
- Du liebst mich nicht wirklich, sonst …
- Du solltest endlich einmal einsehen …
- Du solltest dich einmal sehen, wie du jetzt aussiehst!

Jeder Gedanke, jedes Gefühl und jede Äußerung bezieht sich nur noch auf den anderen. Man wirft sich abwechselnd Sätze an den Kopf, die alle mit „Du“ beginnen, ganz gleich, was sie sonst noch aussagen.

Ein solches Spiel ist nicht nur sinnlos, es ist auch tödlich für die Liebe. Dabei kann es jeder jederzeit beenden, denn die Lösung liegt nicht beim anderen, sondern bei mir selbst. Nicht umsonst heißt es: „Wer mit einem Finger auf den anderen zeigt, zeigt mit drei Fingern auf sich selbst!“ Das Spiel ist sofort zu Ende, wenn ich keinen Satz mehr mit „Du" beginne, sondern mit „ich". „Ich bin gekränkt", nicht „Du hast mich gekränkt." – „Ich bin traurig, enttäuscht, verletzt ... Hilf mir. Lass uns miteinander einen Weg finden, anstatt nur einen Schuldigen zu suchen." Die Krise des *„Du-Spiels"* ist die beste Chance zum wahren Miteinander.

Die Lösung der Krise in der Partnerschaft

Du bestimmst, wer du bist.

Eine Krise entsteht, wenn ich mit einer unveränderten Einstellung in eine veränderte Situation komme. Wenn ich heirate und wir richten uns eine Wohnung ein, dann ist es wahrscheinlich, dass meine Frau einen anderen Geschmack hat als ich. Wenn ich in der Partnerschaft der Stärkere bin, dann versuche ich das zu begrenzen, indem ich ihr vielleicht die freie Gestaltung der Gästetoilette überlasse, und die übrige Wohnung richte ich nach meinem Geschmack ein. Mit dem Ergebnis, dass sich meine Frau in unserer Wohnung nicht zu Hause fühlt. Oder sie ist die Dominierende, schafft Gemütlichkeit nach ihrer Vorstellung, und ich bin dort nicht zu Hause. Allmählich entsteht so eine Entfremdung.

Vielleicht kommt es irgendwann einmal zu einer Aussprache, und ich sage ihr, dass ihre Vorliebe für Figürchen, Bildchen, Väschen und Kerzchen mir vorkommt, als wuchere der Sperrmüll in unserer Wohnung. Sie sagt mir dagegen, dass meine Vorstellung ihr zu kahl und nüchtern ist und sie darin friert. Ich fühle mich zu Hause nicht mehr zu Hause, ja ich habe gar kein Zuhause mehr. Ich habe das Gefühl, irgendwo möbliert zu wohnen. Da ist zwar der Partner, den ich liebe, aber sonst ist mir alles fremd. Es kommt zu einer Krise, denn *sie* ist es ja, die mir mein Heim entfremdet. In meinem Büro habe ich die klare Linie, die Ruhe und das Stimmige und beginne, mich dort zu Hause zu fühlen.

> Wenn einer, gleich aus welchem Grund, heimatlos geworden ist, dann ist es oft die einfachere Lösung, sich eine andere Heimat zu suchen.

Die Lösung dieser Krise ist einfach, aber nicht leicht. Jeder muss die alte Vorstellung auflösen: „Ich gestalte meine Umwelt nach meiner Vorstellung, nach meinem Geschmack", und es muss die neue Einstellung gefunden und gelebt werden: „Wir schaffen uns ein Zuhause, das uns beiden entspricht." Entweder man findet einen gemeinsamen Geschmack oder jeder darf einen gleich großen Teil der Wohnung einrichten. Also auf eine veränderte Situation nicht mit den alten Verhaltensmustern reagieren, sondern ein situationsgerechtes Verhalten entwickeln. Das ist nahe liegend, offensichtlich und die einzige Möglichkeit, sonst leben beide in einer Dauerkrise, sonst kommt es zu einer Trennung, und das ist keine Lösung, sondern ein Weglaufen vor der Aufgabe, die das Leben gestellt hat.

Beziehungskrisen verlaufen viel individueller als Entwicklungskrisen, denn sie lassen dem Einzelnen mehr Spielraum. Nicht umsonst heißt es: „Geschwister hat man, Freunde kann man sich selbst wählen." Im Idealfall ergänzen sich zwei Partner so sinnvoll, dass es für beide ein Vorteil ist. Ziel einer solchen Beziehung ist es aber, die Stärken des anderen in die eigene Persönlichkeit zu integrieren und die Schwächen zu tolerieren, sodass ich irgendwann den anderen nicht mehr brauche, dass die Partnerschaft sich erfüllt hat. Dann ist es nicht sinnvoll, daran festzuhalten, denn auf beide wartet ein neuer Partner, der hilft, den nächsten Schritt zu tun. Immer bereichere ich meine Persönlichkeit um die Besonderheit des anderen, werde so allmählich immer vollkommener, bis ich die letzten Schritte allein gehen kann, ja gehen muss.

Es gibt allerdings auch Beziehungskrisen, die durch die menschliche Entwicklung vorgegeben sind. Die Trennung vom Elternhaus und die erforderliche Abnabelung ist eine solche Situation, und nicht selten wird diese Abnabelung ein Leben lang nicht wirklich vollzogen. Solange ich aber nicht die Abnabelung von den Eltern vollzogen habe, so lange ist ein Teil meiner Persönlichkeit gebunden, ist meine Beziehungsfähigkeit eingeschränkt, und das bekommt mein Partner schmerzhaft zu spüren. Die Krise ist damit vorgezeichnet. Ich bin dann nicht wirklich offen, kann auf Krisen in der Partnerbeziehung nicht flexibel reagieren, bin eigentlich noch nicht reif für eine neue Beziehung, solange die alte nicht abgeschlossen ist. Denn die neue Beziehung hat ihre eigenen Aufgaben.

Unser Sonnensystem ist ein ideales Beispiel für eine harmonische Beziehung. Keiner der Planeten versucht eine Sonne zu sein, jeder bleibt sich und seiner Natur treu und steht doch in vollkommenem Einklang mit allen anderen. Keiner muss etwas von sich opfern, sich verleugnen, keiner braucht einen Kompromiss zu machen, bei dem keiner ganz zufrieden ist. Jeder ist einfach nur so, wie er ist. Genauso selbstverständlich und harmonisch können menschliche Beziehungen sein.

Wenn aus dem „Ich" und „Du" ein „Wir" wird

Haben sie zur Liebe gefunden, dann kann irgendwann der Wunsch nach einem Kind entstehen. Sind sich beide einig und bekommen das Kind, auf das sie sich gefreut haben, befinden sie sich plötzlich in einer ganz neuen Situation, auf die kaum ein Paar wirklich vorbereitet ist. Die bisherige Partnerschaft ist damit unwiderruflich vorbei, mag sie noch so schön und innig gewesen sein, sie ist Erinnerung. Vielleicht haben die beiden gedacht, ein Kind ist ein zusätzliches Geschenk, das sie beide noch mehr verbindet.

Wenn sie versuchen, die bisherige Partnerschaft fortzusetzen, dann vernachlässigen sie zwangsläufig das Kind, und das geschieht sehr oft. Das Kind braucht anfangs die Mutter, dann beide 24 Stunden am Tag, und so bleibt keine Zeit, die bisherige Partnerschaft aufrecht zu erhalten. Plötzlich haben die beiden keine Zeit mehr füreinander, denken voll Sehnsucht an die Zeit, als sie noch einfach unendlich Zeit hatten, zärtlich zu sein, Dämmerstündchen zu machen und Händchen zu halten oder jederzeit ihre Körperlichkeit zu genießen. Die Frau ist plötzlich ganz Mutter, und man selbst steht daneben und hat keinen Partner mehr. Der andere ist zwar da, aber doch irgendwie nicht mehr erreichbar. Der Partner, den man so liebte, mit dem man ganz vertraut war, mit dem man so eins sein konnte, den gibt es nicht mehr.

Die Aufforderung in dieser Krise ist wieder die gleiche. Ich lebe noch im alten Verhalten, aber die Situation hat sich geändert, und damit stimmt mein Verhalten nicht mehr. Nicht umsonst heißt es: „Vater werden ist nicht schwer, Vater sein dagegen sehr." Es kann jetzt nie wieder so werden, wie es einmal war. Ich brauche eine Einstellung, mit der ich der Situation nicht nur gerecht werde, sondern mit der ich mich wieder wohl fühlen kann.

In eine Krise gerate ich also nur, wenn ich eine überholte Vorstellung in eine neue Situation übertrage. Dann stimmen Verhalten und Situation nicht mehr überein. Entweder ich passe die Umstände meiner Einstellung an, oder wenn das nicht geht, passe ich meine Einstellung der veränderten Situation an. Das Leben verlangt einen Schritt von mir, einen Schritt vorwärts. Das heißt immer auf mich zu, mir selbst näher kommen.

Wachstum ist gefordert, und das ist durchaus gelegentlich mit Geburtswehen verbunden. Wann immer eine Krise da ist, bin ich gefordert, einen Schritt zu tun.

Kindererziehung

Das Gleiche gilt für die Kindererziehung. Wenn man da unterschiedlicher Meinung ist, muss man sich darauf einigen, dass einer die Richtlinien der Erziehung bestimmt, oder aber beide leben ihre Einstellung, und das Kind lernt so, dass es bei dem einen etwas darf, das der andere verbietet und damit auch, dass die Menschen unterschiedlicher Meinung sein können, ohne sich darüber zu streiten. Später kann man dann die Kinder an der Erziehung teilhaben lassen, und damit entsteht oft eine dritte Meinung. So kann man lernen, Familiendemokratie zu praktizieren. Oft erkennt man so auch, dass jeder Weg zu einer Lösung führt.

Wir haben erkannt, dass eine Krise immer dann entsteht, wenn ich mit einer unveränderten Einstellung in eine veränderte Situation gerate. Da sich die Situation aber ständig ändert, muss ich auch ständig meine Einstellung verändern. Im Idealfall, indem ich ganz im Hier und Jetzt lebe, in jedem Augenblick meine Einstellung neu bestimme. Wie Shakespeare sagte: „Der einzige Mensch, der sich vernünftig verhält, ist mein Schneider. Jedes Mal, wenn er mich sieht, nimmt er neu Maß."

Umgang mit Geld

Ein anderer häufiger Grund für eine Krise ist der Umgang mit Geld. Man hat ja nur einen bestimmten Betrag wirklich zur freien Verfügung, und da möchte die Frau vielleicht neue Gardinen, um das Heim zu verschönern, und er einen Spoiler für sein Auto. Jeder setzt andere Prioritäten, und wieder lautet hier die Aufgabe, zu einer gemeinsamen Ansicht zu kommen. Ist die nicht leicht zu finden, kann man sich auch einigen, dass jeder einen Teil des Geldes zur freien Verfügung bekommt. Oft setzt sich der Mann mit seiner Ansicht durch, sei es, weil er die lautere Stimme hat oder mit dem Argument, dass er ja schließlich das Geld verdiene – und schon landen die beiden in einer Dauerkrise.

Der Auslöser für eine Krise kann etwas ganz Banales sein und hat mit dem eigentlichen Grund meist nichts zu tun. Der Auslöser weist mich nur auf eine ungelöste Aufgabe hin, konfrontiert mich erneut damit und gibt mir so die Chance zur endgültigen Wende, zur Lösung. Die offene Zahnpastatube oder der offene Klodeckel machen mich so also nur auf das eigentliche Problem aufmerksam. Jede Krise ist eine Chance, mich zum Stimmig-Sein hin zu entwickeln, ein nicht mehr stimmendes Verhalten aufzulösen, mich von Unstimmigem zu befreien.

Fragebogen zum Umgang mit Geld

Ergänzen Sie einmal, allein oder mit Ihrem Partner, die folgenden Sätze:

Geld bedeutet für mich ______________________________

Früher war Geld für mich ______________________________

Was Geld betrifft, fürchte ich ______________________________

____

Beim Umgang mit Geld versuche ich immer ____________________

____

Was ich beim Umgang mit Geld noch lernen muss, ist __________

____

Was ich mir gern leisten würde, ist ______________________

Unsere wirtschaftliche Situation ist derzeit ________________

Ich bin zu geizig mit Geld, weil ________________________

____

Ich bin zu großzügig mit Geld, weil ______________________

Meiner Meinung nach bist du im Umgang mit Geld zu ________

____

An meinem Umgang mit Geld möchte ich gern ändern, dass ____

____

Folgende finanzielle Entscheidungen überlasse ich dir:

____

Folgende finanzielle Entscheidungen würde ich gern treffen:

____

Meine größten Fehler im Umgang mit Geld ist ____________

____

Gelernt habe ich daraus, dass __________________________

____

Was Geld betrifft, hoffe ich, dass wir in Zukunft ________

____

Ich jedenfalls bin bereit ______________________________

Treue

Handle immer so, dass du vor dir selbst bestehen kannst.

Treue gilt in unserer Gesellschaft als unumstößliche Tugend. Ein wirklich guter Mensch hat auch treu zu sein. Aber *ein wirklich Liebender ist nur sich und der Liebe treu*, denn es ist für ihn wichtiger zu lieben, als seine Liebe ausschließlich auf einen Menschen zu konzentrieren. Wenn es so ist, um so besser! Doch wenn es nicht so ist, dann ist das eben die Wirklichkeit – und alles andere wäre Lüge und Heuchelei. Das, was wir als Treue bezeichnen, ist bei genauer Betrachtung nur ein Vorurteil, eine Scheintugend, die von ängstlichen und unsicheren Menschen gewünscht wird, aber in der Wirklichkeit des Lebens keinen Platz hat.

Ein liebesfähiger Mensch kann nicht verstehen, warum er, wenn er einen Menschen liebt, nicht gleichzeitig auch einen anderen lieben dürfen sollte. Wir fänden es ja auch krankhaft, wenn jemand in seinem Garten nur eine einzige Blume lieben könnte und ihr die Treue hielte und die anderen keines Blickes würdigen würde. Bei der Liebe zum anderen Geschlecht aber gilt das nicht als krankhaft, sondern als erstrebenswerte Tugend. So wird es dargestellt und von Millionen geglaubt und erhofft. Gott sei Dank ist das Leben vernünftiger, und es kommt dann doch ganz anders. Viele Menschen aber sind bereit, lieber aneinander krank zu werden, als sich der Wirklichkeit des Lebens zu stellen. Wenn jemand den Mut hat, dies auszusprechen, muss er mit Ablehnung und Aggressionen rechnen. Wer die Fackel der Wahrheit durch die Menge trägt, kann es nicht vermeiden, dass er dabei dem einen oder anderen den Bart versengt.

Der Sinn einer Partnerschaft ist daher nicht die Treue, die Planung, Fixierung aufeinander und Zuverlässigkeit, sondern allein das gemeinsame Erleben der Liebe. Die kann man nicht planen und festhalten. Sie ist ein Geschenk, das geschehen kann, wenn wir offen, wach und aufmerksam sind. Wer das Geschenk der wahren Liebe annehmen will, muss sich lösen von dem traditionellen Denken von Treue und Besitz.

Liebe kann man auch nicht fordern oder anmahnen. Sie geschieht oder eben nicht. Sie richtet sich nicht nach unseren Erwartungen, unserer Hoffnung und unseren Wünschen. Sie ist ein Geschenk des Lebens. Und sie ist nicht abhängig davon, ob ich wieder geliebt werde. Ich kann ja auch einen Sonnenuntergang lieben, ohne zu wünschen, dass er mich auch liebt. Ich trete in eine

Beziehung, ohne etwas zu erwarten oder gar zu verlangen. Könnten wir einen Menschen nicht ebenso unproblematisch lieben wie den Sonnenuntergang?

Ein anderes Märchen ist, zu glauben, dass die Liebe sich für einen einzigen Menschen entscheidet und dann bei diesem Menschen für immer bleibt. Die einzige, große, wahre Liebe, von der so viele träumen. Liebe aber ereignet sich täglich, ja in jedem Augenblick neu aufgrund unserer Offenheit und seelischen Lebendigkeit und kann in jedem Augenblick auch gegenüber einem neuen, bisher unbekannten Menschen erwachen, auch wenn das vielleicht gegen unsere Vorstellung und Moral verstößt. Das Leben ist eben lebendig und kümmert sich nicht um solch unwirkliche Projektionen. Wenn sich die Liebe von einem Partner abwendet und einem anderen zuwendet, dann ist das ein Ausdruck der Lebendigkeit und Wahrhaftigkeit und nicht der Lasterhaftigkeit. Liebe ist kein statischer Vorgang, der, einmal geschehen, konserviert werden kann.

Liebe will sich einfach nur ausdrücken, schenkt Zärtlichkeit und Zuwendung, will einfach nur geben – darin besteht ihr besonderer Reiz und das Glück. Wir sollten aus ihr kein Geschäft machen, das stets nach der Gegenleistung fragt.

Treu sein kann ich also stets nur mir selbst und der Liebe. Wenn ich einen Treueschwur ablege, vergewaltige ich mich und meine Zukunft. Der Preis ist der Verlust der Lebendigkeit und der Individualität. Ein hoher Preis für eine Idee, die ohnehin nicht mit der Wirklichkeit des Lebens zu vereinen ist.

Liebe entsteht in Freiheit und kann nur in Freiheit leben. Sobald die Freiheit angetastet wird, beginnt die Liebe zu schwinden. Sie kann nicht durch Denken und Wollen gemacht oder gefördert werden. Ich kann sie nur dankbar begrüßen und mich an ihr erfreuen, solange sie mein Gast ist, und muss ihr jederzeit gestatten zu gehen. Denn so habe ich die größte Chance, dass sie bleibt, bis sie mich verwandelt hat und ich selbst *ein Liebender geworden* bin, der nicht mehr danach fragt, ob er geliebt wird, sondern *sich erfüllt im Lieben*.

Unreife Bedürfnisse

1. Der Partner muss alle meine Bedürfnisse erfüllen und immer da sein, wenn ich ihn brauche beziehungsweise nicht da sein, wenn ich ihn gerade nicht brauchen kann.
2. Der Partner muss immer so sein, wie ich ihn haben will. Wenn er nicht so ist, habe ich ein Recht, enttäuscht, traurig, ärgerlich oder abweisend zu sein.
3. Der Partner aber darf keine Bedürfnisse haben, die mir nicht angenehm sind oder die meine Bequemlichkeit stören. Er muss mögen, was ich mag.
4. Der Partner muss meine Wünsche intuitiv spüren und wissen, was ich will, ohne dass ich das extra sagen muss. Wenn er das nicht tut, mache ich ihm Vorwürfe und sage ihm: „Wenn Du mich wirklich lieben würdest, dann wüsstest Du, was ich will."
5. Der Partner darf sich nicht verändern, schon gar nicht, wenn dadurch seine Bereitschaft beeinträchtigt wird, meine Bedürfnisse zu erfüllen und meine Anweisungen zu befolgen. Auch muss er immer mein Bedürfnis nach Sicherheit stillen.
6. Der Partner darf sich körperlich nicht verändern, weil er dann nicht mehr dem Bild gleicht, das ich mir von ihm gemacht habe und das ich anziehend fand, als wir uns kennen lernten. Wenn ich mich verändere, dann muss sich auch der Partner verändern und sich meinen veränderten Bedürfnissen anpassen.
7. Der Partner darf kein Interesse haben an Dingen, die seine Aufmerksamkeit von mir ablenken, schon gar nicht an anderen Menschen, und muss mir immer seine volle Aufmerksamkeit schenken. Aber er muss Verständnis dafür haben, dass ich mich auch für andere Dinge interessiere.

8. Wenn der Partner meine Erwartungen nicht erfüllt, dann ist es mein Recht, ihn abzulehnen und zu hassen.

9. Es ist mein Recht, den Partner zu kritisieren und mich über ihn lustig zu machen, wenn ich einen Fehler oder eine individuelle Besonderheit an ihm entdecke. Es ist auch mein Recht, mich ständig über ihn zu beklagen. Falls er sich dann immer noch nicht anpasst, wozu brauche ich ihn dann noch?

Reife Bedürfnisse

1. Der geistig reife Mensch hat die Bereitschaft, den anderen wirklich kennen zu lernen und zu respektieren, so wie er ist, mit all seinen Stärken und Schwächen.

2. Der geistig reife Mensch wünscht sich, durch die enge Verbindung zu seinem Partner zu wachsen, die eigenen Stärken und Schwächen zu „ent-decken“, neue Bereiche des eigenen Seins zu „ent-wickeln“ und miteinander glücklicher zu werden.

3. Der geistig reife Mensch wünscht sich einen Partner, dem er vertrauen und dem er sich anvertrauen kann, dem er seine Gedanken und Gefühle mitteilen kann, aber auch seine Bedürfnisse und Sehnsüchte. Er wünscht sich jemanden, bei dem er sich anlehnen kann und der sich bei ihm anlehnt.

4. Der geistig reife Mensch sucht eine Partnerschaft, in der beide die Möglichkeit haben, ihre Individualität voll zu entwickeln und liebevoll miteinander zu leben.

5. Der geistig reife Mensch nimmt das Wachstum und die Entwicklung des anderen so wichtig wie seine eigene. Er ist bereit und fähig, auf den anderen einzugehen und für ihn da zu sein, ohne die eigene Individualität zu verleugnen oder zu beeinträchtigen.

6. Der geistig reife Mensch ist bereit, Verantwortung zu übernehmen, sowohl für das eigene Schicksal als auch für seinen Partner.
7. Der geistig reife Mensch weiß auch, dass keine Partnerschaft für die Ewigkeit gedacht ist und daher eines Tages beendet sein wird. Er weiß, dass dadurch weder seine Verantwortung noch seine Liebe beeinträchtigt werden, und bleibt dankbar für jeden Tag.

Der faire Streit

1. Erkennen Sie auch im Streit den Ausdruck ihrer/seiner Liebe. Lassen Sie auch den anderen spüren, dass Sie ihn lieben.
2. Bevor Sie in eine Auseinandersetzung gehen, prüfen Sie, ob Sie wirklich in der Liebe sind.
3. Überlegen Sie, was Sie am Partner stört, warum es Sie stört und auf welchen Mangel *in Ihnen* es Sie aufmerksam machen will.
4. Formulieren Sie die *Störung* und ihre *Auswirkung* auf Sie selbst sowie das, was Sie sich als *Abhilfe* vorstellen, kurz, klar und verständlich.
5. Vergewissern Sie sich durch Nachfragen, ob Sie klar und verständlich *angekommen* sind.
6. Danken Sie dem anderen, dass er bereit ist, Ihnen zuzuhören.
7. Fragen Sie den anderen, was er von Ihrem Vorschlag hält.
8. Lassen Sie dem anderen Zeit, darüber nachzudenken, ob er Ihren Vorschlag annehmen kann.
9. Fragen Sie den anderen nach seiner Meinung und danach, ob er eventuell einen *Gegenvorschlag* hat.

10. Wiederholen Sie den Gegenvorschlag, um zu zeigen, dass Sie ihn verstanden haben.
11. Achten Sie darauf, dass keiner von beiden sich vor dem anderen rechtfertigen muss.
12. Bedanken Sie sich für seinen Vorschlag oder dafür, dass er Ihren Vorschlag angenommen hat und Sie beide damit ein Problem aus der Welt geschafft haben.

Liebe allein reicht leider nicht aus

Der Mensch kann nicht immer auf Zehenspitzen stehen.

Wir brauchen eine gemeinsame Aufgabe, Achtung und Bewunderung für den anderen und vor allem Verständnis und Liebe.

Es ist also nicht nur eine Frage der Liebe, ob eine Partnerschaft erfüllend ist, sondern entscheidend ist, ob die Partner eine gemeinsame Aufgabe gefunden haben, die sie erfüllt und die sie miteinander erfüllen wollen. Haben sie diese Aufgabe nicht, wird die Beziehung früher oder später in die Brüche gehen, mag die Liebe noch so groß gewesen sein. Jede Partnerschaft braucht einen inneren Sinn, der sie erfüllt und zusammenhält, sonst hat sie keine Chance. Das mag für manche nüchtern klingen, oder gar entmutigend, desillusionierend, aber es ist die Wirklichkeit, und Tatsachen kann man nicht ungestraft ignorieren.

Dabei lässt uns die Erfüllung einer gemeinsamen Aufgabe reifer werden und gibt uns Selbstachtung. Wer sich der falschen Aufgabe zuwendet, leidet, wird krank und kann daran zugrunde gehen. Wer länger arbeitslos war, kennt das aus eigener schmerzhafter Erfahrung. *Er hat nicht nur den Job verloren, sondern auch seine Aufgabe und damit oft genug auch seine Selbstachtung.*

Auch wer im Alter seinem Leben keinen Sinn zu geben vermag, indem er eine Aufgabe erfüllt, spürt schmerzlich diese Inhaltslosigkeit seines Lebens. Aufgaben sind lebenswichtig für uns, vom ersten Augenblick an. Die erste Aufgabe nach der Geburt ist es, den ersten Atemzug zu tun. Erfüllen wir diese Aufgabe nicht, ist das Leben zu Ende, bevor es begonnen hat. Wir haben die Aufgabe, brav zu trinken und irgendwann nicht mehr in die Windeln zu machen, sondern auf den Topf zu gehen, und später müssen wir unsere Aufgaben in der Schule und im Beruf erfüllen. Ob diese Aufgaben immer sinnvoll sind, darüber mag man sich streiten, aber unbestreitbar ist, dass wir mit Aufgaben aufwachsen und an ihnen wachsen und reifen.

Jede Gemeinschaft in dieser Welt hat ihre Aufgabe, denn nur so hat sie einen Sinn; ja sie entsteht erst durch diese Aufgabe. Ist die Aufgabe erfüllt oder nicht mehr zu erfüllen, löst sie sich ganz von selbst auf. Das ist nicht anders mit der kleinsten Gemeinschaft, der Partnerschaft. Wenn einer der Partner diese Aufgabe nicht anerkennt oder nicht mehr bereit ist, sie zu erfüllen, gerät die Partnerschaft in eine Krise. Nicht aus mangelnder Liebe, sondern dadurch, dass die Partnerschaft mit der gemeinsamen Aufgabe auch ihren Sinn verliert. Dann ist es nur eine Frage der Zeit, wann sie zerbricht, es sei denn, es wird eine neue Aufgabe gefunden.

Nun könnte man sagen, Partnerschaft, wenn sie erfüllend sein soll, ist schon Aufgabe genug, aber es ist nicht der Sinn einer Partnerschaft, eine Partnerschaft zu sein. Sie kann ohne die gemeinsame erfüllende Aufgabe nicht bestehen. *Auch die Liebe ist kein Ersatz für eine Aufgabe,* sondern Ausdruck einer guten Partnerschaft. Die Liebe ist die Frucht am Baum der Partnerschaft, aber die Aufgabe ist der Stamm – nur er nährt die Frucht. Bricht der Stamm, verdorrt die Frucht.

Eine andere Voraussetzung für eine gute Partnerschaft ist die Bewunderung. Die sexuelle Leidenschaft, mag sie noch so erfüllend und ideal sein, kann ein Paar nicht ein ganzes Leben lang zusammenhalten. Das aber kann die Bewunderung. Die Bewunderung, die zwei Menschen sich entgegenbringen, ist das stärkste Fundament für die Liebe.

Vielleicht lieben Sie Ihren Partner und begehren ihn, aber *bewundern Sie ihn auch?* Die *Liebe wird stärker,* wenn Mann und Frau einander bewundern. *Sie schwindet*, wenn diese gegenseitige Bewunderung fehlt. Die Ziele einer wirklich autonomen Partnerschaft sind:

1. Beiden Partnern zu helfen, den Sinn ihres Lebens, ihre Aufgabe und ihren Weg zu finden und die „not-wendigen" Schritte leichter oder schneller zu gehen, die Aufgabe nicht nur zu erkennen, sondern auch anzunehmen und zu erfüllen, um so ein wirklich erfülltes Leben zu leben.

2. Für die Dauer der Partnerschaft ein neues Wesen entstehen zu lassen, das aus der immer inniger werdenden Einheit wächst. Dieses neue Wesen lässt das „Ich" und „Du" zu einem *„Wir"* werden. Die Aufgabe lautet, dieses neue Wesen auch bewusst zu pflegen.

3. Beiden Partnern wirksam zu helfen, den Weg nach innen zu gehen und so dem wahren Selbst immer näher zu kommen, sich immer mehr aus der „Ich-Identifikation" zu lösen, um immer mehr als *„ich selbst"* zu leben, als bewusster Teil des „einen Bewusstseins". Mit einem Wort, zu leben als „Individuum", was nichts anderes heißt, als „ungeteilt" zu sein und in dieser bewussten Einheit mit allem zu leben.

Dass wir von diesem Ideal noch ein gutes Stück entfernt sind, ist kein Geheimnis, aber wir können ein solches Ziel nur erreichen, indem wir uns auf den Weg machen. Wobei der Weg auch hier das Ziel ist, das miteinander zu werden, was wir wirklich sind, so wie wir von der Schöpfung „gemeint" sind.

Wie die Wirklichkeit aussieht, zeigt die folgende Aufstellung der häufigsten Wünsche an den idealen Partner:

Mein idealer Partner:

1. braucht mich;

2. sorgt für mich;

3. hilft mir, mit Problemen, Sorgen und Ängsten zurechtzukommen;

4. nimmt auch meine Hilfe gelegentlich in Anspruch;

5. beklagt sich nie;

6. nimmt mich so, wie ich bin;

7. bleibt zu Hause und macht mich glücklich;

8. hilft mir, mich zu verwirklichen.

In dieser Wirklichkeit nimmt das Ego noch einen großen Raum ein, ist das Bewusstsein noch wenig darauf gerichtet, selbst ein idealer Partner zu sein.

Die Kunst des „All-ein-Seins"

Oft ist das Alleinsein der beste Partner, aber die meisten Menschen fürchten sich vor der Einsamkeit, sind unfähig, allein glücklich zu werden, ja oft sogar unfähig, allein mit dem Leben zurechtzukommen. In einer solchen Situation habe ich keine Wahl, ich brauche den anderen und bin auch bereit, dafür einen hohen Preis zu zahlen, denn ich kann ja nicht anders. Natürlich merkt der andere das sehr schnell und kommt in die Versuchung, meine Abhängigkeit auszunutzen. Doch ganz gleich, was er verlangt, ich muss es tun, solange die Angst vor dem Alleinsein größer ist.

Da wir von Natur aus freie Wesen sind, ist es unsere Aufgabe, so schnell wie möglich wieder in die Freiheit zurückzukehren, obwohl die meisten Menschen wahre Freiheit meist noch nicht kennen gelernt haben. Wahre Freiheit in einer Beziehung heißt, den anderen durchaus als Bereicherung des eigenen Lebens zu erkennen und sich an dem Miteinander zu erfreuen, ohne es unbedingt haben zu müssen; zu leben in dem Bewusstsein, dass ich den anderen ohnehin nicht verlieren kann, solange er zu mir gehört und dass ich ihn auf der anderen Seite aber auch nicht halten kann, wenn er nicht mehr zu mir gehört, ganz gleich, was ich auch tue. In Freiheit zu leben heißt, die Kunst des Alleinseins zu beherrschen, darin nicht mehr quälende Einsamkeit oder gar Isolation zu sehen. Es heißt, hellwach und wirklich „selbstbewusst" in der eigenen Mitte zu ruhen und aus dieser Mitte heraus in jedem Augenblick zu tun, was jetzt „stimmig" ist. Damit lebt man im „Ein-Klang" mit sich selbst und dem Ganzen. Erst in dieser Freiheit wird wahre Liebe möglich, die nicht mehr auf Abhängigkeit beruht, keine „Not-wendigkeit" mehr ist, sondern reine Freude, ein Geschenk für beide. Erst aus dieser Liebe heraus kann ich mich unbefangen und liebevoll dem Ganzen zuwenden, beginne ich mehr und mehr, alles und jeden zu lieben, bis meine Liebe nichts und niemanden mehr ausschließt. Dann und erst dann bin ich zu einem Liebenden geworden, bin wirklich frei und „All-ein-Sein" ist nicht mehr Aufgabe, sondern ein Geschenk!

Machen Sie sich Ihre neuen Ansichten einmal bewusst

Am besten schreiben Sie einmal alles auf, was Ihnen zu den Themen ideale Partnerschaft, Freiheit, gegenseitige Achtung, wahre Liebe, Alleinsein und so weiter in den Sinn kommt. Oft ist es dabei hilfreich, mit den negativen Ansichten zu beginnen und daraus die erwünschten positiven Ansichten abzuleiten. Dabei werden Sie feststellen, dass viele Ihrer einschränkenden Ansichten noch aus der Kindheit stammen, dass Ihre Ängste, nicht allein sein zu können, aus einer Zeit stammen, in der diese Ängste noch berechtigt waren, dass sie zwar inzwischen längst keine Berechtigung mehr haben, aber immer noch Ihr Handeln bestimmen. Dann können Sie erkennen, dass Sie längst hätten frei sein können, Sie haben nur versäumt, sich das bewusst zu machen.

Machen Sie sich auch die Konsequenzen aus Ihrer neuen Einstellung bewusst, die zu einer neuen Erfahrung der Wirklichkeit führt und zu einem ganz anderen Selbstwertgefühl. Gestatten Sie sich einfach, der zu sein, der Sie *jetzt* sind, und leben Sie nicht länger in einer vergangenen Wirklichkeit. Vielleicht schreiben Sie sich die Konsequenzen aus Ihrer neuen Einstellung auf und machen sie sich immer wieder bewusst. Sie könnten zum Beispiel folgendermaßen lauten:

Ich erkenne, dass ich mein Leben sehr gut selbst meistern kann und dass ich stark bin, auch wenn ich alleine bin.

Ich erkenne, dass ich allein für mich sorgen kann und dass ich bestimme, mit welcher Laune ich durch den Tag gehe.

Ich erkenne, dass ich endlich frei bin, dass ich mich uneingeschränkt an einer Beziehung erfreuen kann, aber den anderen nicht mehr unbedingt brauche. Ich genieße es, mit ihm zusammen zu sein, aber ich genieße es auch, immer wieder einmal allein zu sein.

Ich habe keine Angst mehr, mich mit mir selbst zu konfrontieren, sondern genieße auch die Partnerschaft mit mir selbst und lerne mich so immer besser kennen – und lieben.

Ich mache mir immer wieder bewusst, dass ich mich so liebe, wie ich bin und genieße es, zu werden wie ich gemeint bin.

Ich weiß, dass ich endlich auf dem richtigen Weg bin und genieße jeden Schritt auf diesem Weg, der mich immer näher zu mir selbst führt. Dabei lebe ich in dem Bewusstsein, ständig am Ziel zu sein, denn auch wenn ich es vergessen hatte, ich war und bin immer *ich selbst*.

Ich erkenne, dass ich die Liebe zu anderen und zu mir selbst nicht lernen muss. Ich brauche nur zuzulassen, dass die Liebe, die ja mein wahres Wesen ist, frei fließen kann.

Und so löse ich nach und nach alle Blockaden und Hindernisse auf, die meinem wahren Wesen im Weg stehen, die verhindern, dass mein wahres Wesen sich frei entfalten kann. Und in dem Maße, wie mir das gelingt, geschieht immer mehr Liebe durch mich.

Ich erkenne auch immer mehr, was Liebe wirklich ist. Nicht das starke Gefühl, das mich bisher bewegt hat, wenn ich glaubte zu lieben, das Begeisterung und Euphorie auslöste, aber auch Schmerz,

Trauer, Enttäuschung und Leid. Ich erkenne, dass wirklich zu lieben heißt, echt, authentisch, ehrlich zu sein und in der Wirklichkeit zu leben. Wenn ich einmal diese wahre Liebe kennen gelernt habe, kann ich sie nie mehr vergessen, aber auch nie mehr verlieren, dann bin ich in der Liebe. Wann immer ich einen anderen liebe, komme ich mir selbst dabei etwas näher. Der andere erinnert mich nur an mich selbst, an mein wahres Wesen, an die Liebe in mir. Er lässt mich „mich selbst" mehr spüren, hilft mir, wieder „zu mir zu kommen". Ich komme immer mehr zu mir, indem ich aufhöre, anders sein zu wollen, besser, stärker, schöner, erfolgreicher, idealer. Ich lasse zu, dass ich so bin, wie ich bin. Ich erkenne, dass ich genau so gemeint bin, wie ich bin, dass ich genau so gebraucht werde, wie ich bin, dass ich nur so, wie ich bin, meinen Platz optimal ausfüllen kann.

Dann und erst dann, bin ich wirklich „ich selbst". Ich bin dann selbst ein idealer Partner, weil ich wirklich ein Liebender geworden bin.

Berufskrisen

> Tue bei der Arbeit,
> was dir Freude macht.
>
> *Tao-Te-ching*

„Arbeit und Freude?! Wird das jetzt eine Lachnummer? Wir arbeiten, um Geld zu verdienen. Freude macht vielleicht das, was wir mit dem verdienten Geld kaufen können." So würde jetzt wahrscheinlich die Mehrzahl meiner Leser reagieren.

Doch gerade in dieser *Trennung* zwischen Arbeit und Freude in unserer modernen Arbeitswelt liegt *die Wurzel für einen Großteil unserer Lebenskrisen, die Krise unserer Familien.* Wir nehmen Arbeit in Kauf, die uns krank macht, um Geld zu verdienen und leben zu können. Wir machen unseren Job herzlos und wundern uns, dass irgendwann etwas nicht mit unserem Herzen stimmt. (Die meisten Herzinfarkte treten zu Beginn der Arbeitswoche montags morgens zwischen 9 und 11 Uhr auf.)

Diese Trennung zwischen Arbeit und Freude (Freizeit) durchschneidet unser Leben vom Kopf bis zur Fußsohle, macht uns zu gespaltenen, schizophrenen Persönlichkeiten. Denn hier wird viel mehr getrennt als nur Arbeit und Freude: die männliche Welt hier (Arbeit), die weibliche Welt da (Familie), das Rationale (Arbeit) und das Gefühlsmäßige (Private), das Sinnlose (Arbeit als Hamsterrad) und das Sinnerfüllende (Familie als Sinn). Wir trennen sogar Arbeit vom Leben: Wir arbeiten, um zu leben.

Die Spaltung geht noch viel tiefer: Wenn wir arbeiten, arbeiten wir nicht für den Augenblick, sondern für die Zukunft: für den Feierabend, für das Wochenende, für ein paar Wochen Urlaub im Jahr, für die Ausbildung unserer Kinder. Wir leben während der Arbeit nicht im *Jetzt*, sondern für die Zukunft.

Wir sparen für die Zukunft der Kinder, für ihre Ausbildung. Doch durch *die Art* unserer Arbeit (Raubbau an den Ressourcen der Erde) zerstören wir die Zukunft unserer Kinder. Das ist schizophren. Wir arbeiten für unsere Familie. Gleichzeitig zerstören wir durch *die Art* unserer Arbeit unsere Familie. Auch das ist schizophren.

Wir werden als halbierte Menschen (auf den Beruf spezialisiert – auf die Familie spezialisiert) voneinander abhängig: Frau braucht Mann als materiellen Ernährer, Mann braucht Frau als emotionale Ernährerin. Abhängigkeit zerstört Liebe, degeneriert Liebe zu einem Zweckbündnis. Mehr noch: Wir verstehen uns nicht mehr, weil in jeder dieser Welten eine andere Sprache gesprochen wird. Die Sprache der Männer ist Berufssprache, die Sprache der Frauen Beziehungssprache. Die Trennung von Arbeit und Freude zerreißt letztlich unser ganzes Leben. Nichts funktioniert mehr ganzheitlich.

Wir diskutieren seit Jahren über die „Krise des Mannes". Hier in der materialistisch orientierten Arbeitswelt ist der Ursprung dieser Krise zu finden. Ein Mann definiert sich im Wesentlichen über seine Arbeit. Er ist es gewohnt, sich mehr mit seiner Arbeit zu identifizieren als mit seiner Familie. Natürlich arbeitet er *für seine Familie!* Doch das, was er vor allem vorzuweisen hat, ist ein Einkommen, das Auto, das er sich dafür leisten kann, das Haus – kurz: materielle Statussymbole.

Dieses Arbeitssystem funktioniert nicht mehr – und *Mann* funktioniert nicht mehr. Männer leben im Durchschnitt sieben Jahre kürzer als Frauen. Männer sind Täter und Opfer von Gewaltanwendungen, die meisten Gefängnisinsassen sind Männer, die Selbstmordrate bei Männern liegt wesentlich höher als bei Frauen. Viele Männer leben ein stilles Leben der Verzweiflung. Und kaputte Männer produzieren kaputte Familien. Wir können die negativen Auswirkungen unserer Art, wie wir arbeiten, auf den Rest des Lebens gar nicht überschätzen.

Wie viele Männer sagen: „Ich arbeite, um meine Familie zu versorgen. Ich frage mich nicht, ob mir die Arbeit Freude bereitet." Doch gerade diese Einstellung ist fatal. Ein Mann, der auf freudlose Weise sein Leben für andere „opfert", braucht als Ausgleich Achtung, Liebe und Zuwendung der Frau, der Familie. Er ist darauf angewiesen wie ein kleines Kind. (Wie viele Frauen sagen, Männer würden nie erwachsen!) Doch dieses „Brauchen" des anderen führt am Ende immer zu dessen Missbrauch. Und wie soll *Frau* ihn achten können, wenn *Mann* sich über seine Arbeit identifiziert, die er selbst nicht wertschätzen kann? Soll sie ihn lieben, weil er sich „für die Familie" opfert? Macht Opfern liebenswert? Es macht höchstens bemitleidenswert! Wenn wir schon nicht geliebt werden, dann wollen wir wenigstens Mitleid, denn wir opfern uns ja! Mitleid erheischen wollen, wird schnell zur emotionalen Erpressung. Mitleidsüchtige Männer sind keine Männer, höchstens kleine Jungen, die den Trost ihrer Mutter brauchen, wenn sie sich beim Spielen verletzt haben.

Mann erlebt in der entfremdeten Arbeit widerstandslos seinen ökonomischen Missbrauch. Und es ist kein Wunder, dass er – das Opfer am Arbeitsplatz – im privaten Bereich zum Täter wird und selbst Gewalt und Missbrauch anwendet. Missbrauch ist die Schädigung seiner selbst (Alkoholmissbrauch) oder die körperliche und sexuelle Schädigung anderer (seiner Frau, seiner Kinder).

Heute drängen immer mehr Frauen in diese männlichen Domänen der Arbeit. Es wird aber nicht darauf ankommen, sich dieser herzlosen Art der Arbeit anzupassen und selbst zu „vermännlichen", sondern die Arbeitswelt so zu verändern, dass sie zu einer Quelle der Freude wird.

Wir wollen die krank machende Seite der materialistischen Arbeitsweise in den verschiedenen deutlichen Auswüchsen beleuchten:

- Arbeitssucht
- Stress
- Burnout
- Mobbing
- innere Kündigung
- Arbeitslosigkeit

Arbeitssucht

Auch die Arbeit kann zu einem zwanghaften Verhalten führen: die „Überidentifikation" mit der Arbeit. Der arbeitssüchtige Mensch ist mit seiner Arbeit „verheiratet". Die Arbeit steht an erster Stelle. Erst danach kommen Familie, Freunde, Vergnügen.

Es erscheint nur so, dass Süchtige ihr Suchtmittel genießen. Doch in Wahrheit sind sie abhängig und können nicht anders. Es ist wie bei der Alkoholsucht. Im Englischen heißen die Arbeitssüchtigen „Workaholics" – Arbeit um der Arbeit willen. Hier wird man endlich gebraucht! Ohne den Workaholic funktioniert der Laden nicht mehr, er scheint der Leistungsträger Nr. 1 in der Firma zu sein. In Wirklichkeit jedoch wird die eigene Abhängigkeit von der Arbeit auf die Firma projiziert: Sie sei von dem Arbeitssüchtigen abhängig, könne ohne ihn nicht mehr existieren. Wirklich eine maßlose Selbstüberschätzung!

Wenn Arbeit zur Sucht wird, kann der Mensch Freizeit nicht mehr richtig genießen. Arbeit wird mit nach Hause, mit in den Urlaub genommen. Wenn er „nichts tut", hat er ein schlechtes Gewissen. Es kommt zu Entzugserscheinungen. Über Handy ist der Arbeitssüchtige jederzeit für seine Mitarbeiter erreichbar. Er kann weder das Handy abschalten noch seinen Kopf.

Arbeitssucht ist jedoch eher eine Flucht. Wenn *Mann* sich schon in der Arbeitswelt eingerichtet hat und sich in der Welt der Familie, der Privatwelt nicht mehr zurechtfindet, dann ist die Mehrarbeit ja ein gutes Alibi, sich nicht weiter in der Familie (steht jetzt allgemein für das Private, die gefühlsmäßigen Beziehungen) engagieren zu müssen. Arbeitssucht lässt die Emotionen verkümmern und bedeutet die Flucht vor Emotionen.

Dieses Phänomen der Arbeitssucht ist gerade *bei Selbstständigen* zu beobachten! Hatten sie sich doch selbstständig gemacht, um als „eigener Chef" ein freies Leben zu führen, so ist bei den meisten Selbstständigen eine erschreckend niedrige Lebensqualität festzustellen. Wie viele haben seit Jahren keinen Urlaub mehr gemacht!

Wie häufig werden Wochenenden geopfert, um Buchhaltung und schriftliche Korrespondenz nachzuarbeiten!

Oft geraten Selbstständige in eine viel größere Abhängigkeit von Kunden, Banken und ihrer eigenen Arbeitssucht als Lohn- und Gehaltsabhängige. Sie sind häufig unterversichert und vernachlässigen eine systematische Altersvorsorge. Der aktuelle Konkurrenzkampf nimmt sie so ein, dass wenig Zeit für eine sinnvolle Zukunftsplanung bleibt. Schauen wir uns einen Arbeitssüchtigen genauer an!

Erstens: Er steht ständig unter Zeitdruck, hat Termine über Termine, lebt strikt nach der Uhr und seinem Terminplaner. Arbeitssüchtige legen sich selbst Stress auf: Sie versuchen in einer vorgegebenen Zeit mehr zu erreichen als erreichbar ist. Sie leben in ständigem Aktionismus, sind hyperaktiv. Dieses „Druck machen" gilt nicht nur für die Firma, sondern auch im privaten Bereich, vor allem sich selbst gegenüber. Der Workaholic sagt „Keine Zeit!" so häufig wie andere „Guten Tag!" Keine Zeit zu haben ist für ihn eine Sache der Berufsehre. Dabei fehlt ihm in Wirklichkeit die Zeit zum Leben. Durch dieses zeitlich verplante Leben wird er unnahbar.

Zweitens: Der Arbeitssüchtige scheint seiner Arbeit regelrecht verfallen zu sein. Er arbeitet nicht, sondern „wird gearbeitet". Er überidentifiziert sich mit seiner Arbeit, kann nicht mehr loslassen, sich nicht mehr distanzieren. Er und seine Arbeit sind eins. Darüber hinaus gibt es nichts. – Man darf seine Arbeit nicht kritisieren. Denn die Kritik an seiner Arbeit ist eine Kritik an seiner Person! Er ist überempfindlich, leicht reizbar, verliert schnell die Kontrolle über sich.

Drittens: Er lebt in einem ständigen Konkurrenzkampf. Mitbewerber sind aus dem Schlachtfeld zu vertreiben. Das ganze Leben ist ein Kampf. Es gilt nur: gewinnen oder verlieren. Am Ende verliert er seine Leistungsfähigkeit und Gesundheit.

Viertens: Er ist überaus ungeduldig, antreibend, herzlos, gefühlskalt, kann nicht hinhören, ist für nonverbale Signale und Kommunikation kaum zugänglich, flieht vor Ruhe und Stille. Spontanes, ungeplantes Handeln wird undenkbar. Er ist irgendwie unausstehlich, denn „wer das Leben nicht genießt, ist ungenießbar."

Zwei Folgen der Arbeitssucht sind in der Regel festzustellen. Eine Sucht kommt selten allein: Um den eigenen Anforderungen Genüge zu leisten, *wird der Körper bis an seine Grenzen ausgebeutet:* zu wenig Schlaf und Entspannung, zu wenig Bewegung, schlechte Ernährung, Missbrauch von Genussmitteln (Koffein, Nikotin, Alkohol), Missbrauch von Medikamenten. Die Gesundheit nimmt rapide ab, der Körper streikt!

Und das Fatale: Eine solche Einstellung zur Arbeit führt über kurz oder lang *zu einem dramatischen Leistungsabfall!* Jegliche Kreativität verschwindet, man hat keine genialen Einfälle mehr und man ist nicht mehr in der Lage, etwas Außergewöhnliches oder Besonderes zu vollbringen. Der Arbeitssüchtige, der glaubte, Leistungsträger der Firma zu sein, findet sich plötzlich im Abseits wieder!

Arbeitssucht endet meistens *in einer existenziellen Krise:* Entlassung (oder Konkurs bei Selbstständigen), weil die erbrachte Leistung einfach ungenügend ist, gesundheitliche Probleme (Herzinfarkt ist hier am häufigsten), Zerrüttung der Ehe und Familie. Unter dem Strich kommt alles anders, als man erwartet und geplant hat! Der auf materialistische Arbeit gestützte Lebenstraum platzt wie eine Seifenblase.

Erste Hilfe bei Arbeitssucht

Arbeitssucht muss zunächst einmal als solche erkannt werden. Also gilt es, sich selbst zu testen! Der folgende Fragebogen kann ein erster Schritt sein. Dann aber muss auch der Ein-Monats-Test durchgeführt werden. Stellen Sie sich bestimmte Aufgaben und überprüfen Sie, ob Sie dazu noch in der Lage sind, zum Beispiel:

- Keine freiwilligen Überstunden!
- Keine Arbeit mit nach Hause nehmen!
- Am Wochenende vollkommen abschalten!
- Außerhalb der Arbeit keine Gespräche mehr über den Beruf!

- Handy ausschalten, nicht erreichbar sein!
- Bewusste Freizeitgestaltung!

Fragebogen: Sind Sie arbeitssüchtig? (nach Dr. James Nora) Kreuzen Sie die Fragen an, die Sie mit Ja beantworten können, und zählen Sie am Ende die bejahten Fragen zusammen!	Ja
1. Glauben Sie, dass Sie pro Tag genügend Zeit haben, um all die zu erledigenden Dinge auch wirklich vom Tisch zu bekommen?	
2. Gehen, essen und bewegen Sie sich immer sehr schnell?	
3. Erfüllt Sie die Langsamkeit, mit der Dinge passieren und andere arbeiten, mit Ungeduld?	
4. Sagen Sie zu jemandem, der mit Ihnen spricht, gerne „Hm-m, hm-m" oder „Ja, natürlich, ja, ja", um ihn unbewusst in seinem Denken und Sprechen voranzutreiben? Neigen Sie dazu, die Sätze anderer zu vollenden, damit es schneller geht?	
5. Reagieren Sie verärgert oder vielleicht sogar wütend, wenn ein Auto auf der Fahrbahn vor Ihnen Ihrer Meinung nach zu langsam fährt? Sind Sie gereizt, wenn Sie irgendwo Schlange stehen oder in einem Restaurant auf einen Platz warten müssen?	
6. Finden Sie es unerträglich, wenn Sie anderen bei der Arbeit zusehen müssen, von der Sie wissen, dass Sie sie rascher erledigen können?	

	Ja
7. Werden Sie ungeduldig, wenn Sie sich gezwungen sehen, irgendwelche langweiligen Tätigkeiten auszuführen (z.B. Überweisungen oder Schecks ausfüllen, den Abwasch machen usw.), die zwar unerlässlich sind, die Sie aber von wichtigeren Dingen abhalten, die zu tun Ihnen wirklich am Herzen liegt?	
8. Beeilen Sie sich beim Lesen oder versuchen Sie auch, bei wertvoller Literatur Zusammen- oder Kurzfassungen zu bekommen?	
9. Versuchen Sie oft zwei Dinge auf einmal zu denken und zu tun? *Ein Beispiel:* Sie hören jemandem zu und zerbrechen sich gleichzeitig den Kopf über eine andere Angelegenheit?	
10. Denken Sie auch in Ihrer Freizeit und Erholung über geschäftliche, berufliche oder häusliche Probleme nach?	
11. Neigen Sie (a) dazu, in Ihrem üblichen Redefluss auch dann bestimmte Wörter stark zu betonen, wenn dies nicht nötig ist, und (b) dazu, die letzten Wörter Ihrer Sätze wesentlich schneller zu sprechen als die ersten?	
12. Finden Sie es schwierig, in Gesellschaft nicht über die Dinge zu reden, die Sie am meisten interessieren? Und wenn Sie nicht darüber reden, hören Sie dann zwar den geführten Gesprächen zu, gewinnen ihnen jedoch kein echtes Interesse ab?	
13. Haben Sie beinahe immer ein unbestimmtes Schuldgefühl, wenn Sie entspannen und mehrere Stunden oder mehrere Tage lang überhaupt nichts tun?	
14. Versuchen Sie immer mehr Arbeit und Termine in immer weniger Zeit zu bewältigen, und hat dies zur Folge, dass Sie für unvorhergesehene Ereignisse gar nicht mehr vorplanen?	

	Ja
15. Hauen Sie im Gespräch oft mit der Faust auf den Tisch oder ballen Sie Ihre Faust oder schlagen Sie mit einer Faust in die andere Handfläche mit dem Ziel, einen Gesprächspunkt zu unterstreichen?	
16. Angenommen Sie sind fest angestellt: Haben Sie dann oft Termine, die einzuhalten Ihnen schwer fällt?	
17. Beißen Sie oft ganz fest Ihre Kiefer aufeinander oder knirschen Sie mit den Zähnen?	
18. Nehmen Sie abends häufig Akten mit nach Hause?	
19. Benoten Sie gerne mit Zahlen nicht nur Ihre eigene, sondern auch die Tätigkeit anderer?	
20. Sind Sie mit Ihrer derzeitigen Arbeit unzufrieden?	

Auswertung:

Wenn Sie bis 10 Punkte angekreuzt haben, gilt das als relativ neutral. Bei mehr als 14 bejahten Aussagen ist die Wahrscheinlichkeit sehr groß, dass Sie arbeitssüchtig sind.

Stress

Man braucht keineswegs arbeitssüchtig zu sein, um den Beruf als entscheidenden Stressfaktor im Leben zu benennen. Letztlich ist es so, dass *jeder, der keine Freude an seinem Beruf findet, ihn als Stress erleben muss.* Oder mit anderen Worten: Wenn Arbeit wirklich Freude bereitet und zu einer tiefen inneren Befriedigung führt, ist es unmöglich, dass man unter Stress *leidet*. Die Hektik, die dann und wann auch bei „guter Arbeit“ auftreten kann, wird dann nicht als krank machender („Disstress"), sondern als anspornender Stress („Eustress") empfunden.

Der Arbeitssüchtige verursacht den Stress durch den eigenen Druck selbst. Wer jedoch nicht arbeitssüchtig ist und seine Arbeit trotzdem als Stress empfindet, der ist mit einem anderen Problem konfrontiert: *etwas zu tun, das er im Grunde gar nicht tun will.* Es ist ein Symptom dafür, nicht das eigene Leben zu leben, sondern sich einem fremden Rhythmus anzupassen, der dem eigenen nicht entspricht. Man spielt eine Rolle, die nicht die eigene ist, und lebt nach einem Drehbuch, das andere geschrieben haben.

Stress ist dann *ein chronischer innerer Konflikt,* eine Belastung, Überanstrengung, ein ständiger innerer Widerstand gegen das, was man tut. Häufig kommt noch dazu, dass man sich mit dem, was man da tut, überhaupt nicht identifizieren kann – es im schlimmsten Falle gar verabscheut. Ein Mann sagt zum Beispiel: „Ich weiß, dass ich in meiner Firma seit Jahren an organisiertem Wirtschaftsverbrechen beteiligt bin." Wie viele Menschen wissen, dass die Arbeit, die sie zu verrichten haben, im Grunde unmoralisch ist!

Es ist also gar nicht so sehr die Arbeit selbst, die als stressig empfunden wird, sondern *das Arbeiten gegen einen inneren Widerstand.* Man kann dann gar nicht seine ganzen Kraftreserven mobilisieren. Schon relativ geringe Anforderungen bringen einen an den Rand der Leistungsfähigkeit und des Zusammenbruchs. Man fühlt sich schnell erschöpft, weil so wenig Energie vorhanden ist, da alles durch innere Konflikte verbraucht wird.

Erste Hilfe bei Stress

Wir werden das Thema „Stress" in diesem Buch noch einmal ausführlich behandeln. Hier geht es vor allem um den berufsbedingten Stress.

Stress bedeutet letztlich, *nicht in seinem Zentrum zu sein.* Das Zentrum des Menschen ist aber das Herz. Wer aus dem Herzen heraus handelt, löst damit seinen inneren Stress, den inneren Konflikt und spürt wieder ungeahnte Energie!

Die eigene Arbeitssituation aus dem Herzen wahrzunehmen ist eine verblüffend simple Lösung! Wir können mit einer einfachen Technik Stress auflösen, indem wir die Situation aus dem Herzen wahrnehmen, mit dem Herzen kommunizieren und aus dem Herzen handeln. Dann sind wir in unserer Mitte und verfügen über unsere gesamte Energie. Dann können wir uns auch von unseren Herzkrankheiten verabschieden.

Halten Sie in einer Situation, die Sie besonders stresst, ganz kurz inne. Machen Sie mehrere tiefe Atemzüge, treten Sie gedanklich sozusagen aus der Situation heraus. Spüren Sie durch die Beobachtung Ihres Atems, dass Sie wieder *bei sich* sind. Und jetzt atmen Sie ganz bewusst in Ihr Herz und durch Ihr Herz. Fragen Sie nicht, wie das geht, machen Sie es einfach. Spüren Sie, dass sich in Ihrem Gesicht wieder ein leichtes Lächeln zeigt. Öffnen Sie sich dabei auch einem genialen Einfall Ihres Herzens, wie Sie diese stressige Situation leichter bewältigen können (bevor der Stress *Sie* bewältigt.) Das Herz ist der Kanal der Intuition. Durch das Herzatmen, die Öffnung für die Herzenergie treten Sie in Kontakt mit einer höheren Intelligenz. Sie werden jetzt eine Botschaft bekommen! Nehmen Sie sie wahr und deuten Sie sie richtig.

Diese einfache Atemübung kann Ihnen viel Stress im Leben nehmen – nicht nur im Beruf! Um Vertrauen in die Wirksamkeit der Übung zu bekommen, sollten Sie die intuitiven Eingebungen, die Sie dadurch erreichen, in die Praxis umsetzen, ohne auf Ihren „inneren Kritiker“ zu hören, also „gedankenlos“.

Statt dem Stress zu erliegen und irgendwann einen Zusammenbruch zu erleiden, kann Stress auch als eine Herausforderung für persönliches Wachstum gesehen werden: Je mehr Sie bei sich selbst sind und aus dem Herzen heraus handeln – also das tun, was Ihnen wirklich Freude bereitet – desto mehr wird der Stress aus Ihrem Leben verschwinden. Dann sind Sie nicht nur der Hauptdarsteller, sondern auch der Drehbuchautor im Spiel Ihres Lebens!

Burnout

Vom Burnout, dem „Ausgebranntsein“, sind heute vor allem *Menschen in sozialen Berufen* betroffen: voran Ärzte, Psychologen, Lehrer, und auch berufstätige Mütter. Es sind Menschen, die ihren Beruf als eine soziale Berufung verstanden haben: Menschen heilen, Kinder unterrichten, eine glückliche Familie schaffen.

Ausgebranntsein bedeutet mehr als Stress, es ist *Stress im Quadrat*. Denn zu der üblichen Belastung gehören noch die hohen beruflichen Ansprüche, das Scheitern an diesen Idealen, die Resignation und Depression, das Gefühl des Versagens, der absoluten Ohnmacht. Das berufliche oder private Lebensziel scheint trotz übermenschlicher Anstrengungen wie Sand durch die Finger zu entgleiten. Je höher das Ideal, je größer der persönliche Einsatz, desto weiter scheint sich das Lebens- und Berufsziel zu entfernen.

Der Arzt hat durch das System der Gebührenverordnung kaum noch Kontakt zu den Patienten. Sein Beruf wurde auf das Verschreiben von Medikamenten und Ausstellen von Krankenscheinen reduziert. Statt heilsamer Diener des Patienten zu sein, fühlt er sich im Inneren als Erfüllungsgehilfe der Pharmaindustrie.

Wenn die Patienten wenigstens durch seine Intervention gesünder würden! Dabei spürt der Schulmediziner, dass von den meisten Patienten die medikamentöse Therapie sabotiert wird und sie „heimlich“ zu Heilpraktikern gehen. Viele greifen zur für den Arzt nicht mehr zu kontrollierenden Selbstmedikation.

Krankenhausärzte sind durch den Burnout noch gefährdeter. Hier verkommt die Patientenbehandlung schon zu einem industriellen Produkt: Reparaturmedizin in Vollendung, der Arzt als Gesundheitsmonteur.

Die Ärzte sind schon lange nicht mehr die „Götter in Weiß“. Das hohe Ansehen, das die Zunft einmal genossen hat, sinkt mit dem neuen, alternativen Verständnis von Gesundheit und Heilung immer weiter. Da helfen all die Ärzteserien im Fernsehen kaum, das Image zu verbessern. Der Arzt wird nicht mehr als Heiler gesehen (und das hat immer auch etwas mit Seelsorge zu tun), sondern als „Herumdokterer".

„Arzt, hilf dir selbst!", könnte ein eindringlicher Aufruf gegen das Burnout-Syndrom in diesem Berufsstand sein. Denn in kaum einem anderen sind Alkoholsucht und Selbstmordrate so hoch wie in diesem.

Auch der *Psychologe und Psychotherapeut* spürt die Genzen seiner Heilarbeit: viel Technik und wenig Seele. Dabei sollte ein Psychologe (Sozialarbeiter, Therapeut) doch vor allem Seelsorger sein, fehlenden Lebenssinn vermitteln können, innere Leere zu füllen helfen.

Auch dieser Beruf wird extrem mit den Opfern der materialistischen Arbeitsweise konfrontiert: Süchtige aller Art, Selbstmörder, Gewalttäter und -opfer, Amokläufer, alle die an diesem System psychisch Zerbrochenen.

Psychologisch tätige Menschen laufen mit ihrer therapeutischen Arbeit gegen eine Wand, und diese Wand ist das System. „Wie soll ich psychische Defekte bei jungen Gewalttätern therapieren können, wenn ich ihnen keinen Arbeitsplatz besorgen kann? Das wäre die richtige Therapie! So bedeutet das ganze nur eine Sisyphusarbeit, die zu nichts führt." Auch hier scheint wieder nur ein Herumdoktern an Symptomen möglich zu sein: das Anpassen an das System, das diese psychischen Defekte hervorruft. Jeder Psychologe und Sozialarbeiter weiß, dass er lediglich Anpassungsarbeit verrichten kann. Und das führt zu beruflicher Resignation und Burnout, weil das psychische Elend so hautnah und hoffnungslos erlebt wird.

Oder *Lehrer!* Die Schule ist zu einem regelrechten Notstandsgebiet geworden. Hier werden den Kindern und Jugendlichen längst keine praktischen Lebensweisheiten mehr vermittelt. Alles, was für das Leben wirklich wichtig ist, ist auf keinem Lehrplan zu finden. Die Industrialisierung hat die Schule zu einer reinen Wissensfabrik und Bewahranstalt degradiert. Fakten lernen für die nächste Prüfung und dann wieder vergessen!

Doch wir haben jetzt eine Generation von Kindern und Jugendlichen, die nicht mehr so einfach zu disziplinieren ist. Sie haben keine Angst mehr vor Autorität und bringen ihren Unmut gegenüber lebensfremdem Lernen deutlich zum Ausdruck. In den Schulen findet kein politischer Protest statt, sondern Verweigerung, Ignoranz, Kleinkrieg, Aggression, Gewalt.

Disziplinierung ist für den Lehrer zur Aufrechterhaltung des Unterrichts wichtiger geworden als die Vermittlung von Stoff. In überfüllten Klassen ist jede pädagogische Ambition, die individuelle Förderung der unterschiedlichen Begabungen einzelner Kinder von vorneherein zum Scheitern verurteilt. Auch hier können Lehrkräfte kaum ihrem Berufsethos entsprechen. Es ist ein übermenschlicher Kampf und Energieeinsatz nötig, um wenigstens die Fassade aufrechterhalten zu können.

Auch *Frauen, die der Doppelbelastung als Mutter (erst recht allein Erziehende) und berufstätiger Frau ausgesetzt sind,* sind besonders von Burnout, vom Ausgebranntsein betroffen.

Sie zerbrechen am Spagat zwischen der weiblichen und der männlichen Welt. Sie haben kaum eine Chance, ihren hohen beruflichen und erzieherischen Ansprüchen gerecht zu werden. Sie leiden unter dem Schuldgefühl den Kindern gegenüber, ihnen keine ganze Mutter zu sein; und unter dem Gefühl, im Beruf nicht vollständig „ihren Mann" stehen zu können.

Es ist ein Wunder, was hier viele Frauen immer noch zu leisten in der Lage sind. Kaum ein Mann könnte es ihnen gleich tun! Doch auch sie zerbrechen letztlich an dem Übermenschlichen, das sie leisten, an ihren eigenen Ansprüchen.

Erste Hilfe bei Burnout

Burnout ist als „Stress im Quadrat" vor allem *ein Scheitern an den eigenen beruflichen Ansprüchen.* So edel und idealistisch diese Ansprüche sind, sie zerschellen an Realitäten, die oft viel zu spät wahrgenommen werden.

Der erste Schritt ist, aus der Resignation wieder herauszukommen: Sie sind kein Opfer Ihrer Ansprüche, sondern können sie selbst bestimmen! Sie können Ihre Ideale *jetzt ändern. Es liegt in Ihrer Hand und hat nichts mit dem „System“ zu tun!*

Der zweite Schritt, um dem Ausgebranntsein zu entfliehen, ist, die eigenen Ansprüche zu überprüfen, sie so „menschlich“ zu gestalten, dass sie lebbar werden. Seine Ansprüche etwas herunterzuschrauben ist besser, als *alles* aufzugeben, zu resignieren oder zusammenzuklappen.

- Werden Sie sich Ihrer ursprünglichen beruflichen Ideale und Werte noch einmal bewusst. Warum haben Sie diesen Beruf ergriffen? Was entfachte ursprünglich das Feuer der Begeisterung in Ihnen?
- Wie sehen Sie heute Ihre berufliche Realität? Was ist machbar und was nicht? Wo ist in der Asche des Ausgebranntseins noch ein Funke Ihrer ursprünglichen Ideale geblieben, der für ein neues Verständnis Ihres Berufes wieder entfacht werden kann?
- Können Sie Ihre Probleme von denen Ihrer Klienten abgrenzen? Können Sie Mitgefühl entwickeln, ohne in Mitleid und am Ende in Selbstmitleid zu verfallen? Können Sie klar zwischen *Ihrer* Verantwortung und der des Klienten für *seine* Probleme trennen? Können Sie sich als *Dienstleister statt als Erlöser* verstehen? Sind Sie vielleicht daran gescheitert, dass Sie gegenüber Ihren Klienten *überfürsorglich* waren? Können Sie Freude an Ihrem Beruf auch dann haben, wenn Sie (von überzogenen Idealen befreit!) feststellen können: Niemand braucht mich in dem Sinne, dass er von mir *abhängig* ist?
- Überprüfen Sie noch einmal Ihre Ideale. Können Sie sie jetzt an die Gegebenheiten *anpassen?* Wie definieren Sie Ihre Ideale als Dienstleister für Ihre Klienten? Was ist *deren* eigenständige Verantwortung und worin besteht *Ihre* Aufgabe?

Mobbing

Das englische Wort „Mobbing“ bedeutet, gegen einen Menschen zu intrigieren, ihn zu bedrängen und zu schikanieren. Viele Menschen sind heute am Arbeitsplatz der Schikane durch Kollegen ausgesetzt. Es gibt Gruppen-Mobbing (dann wird von einer ganzen Gruppe gegenüber einem Einzelnen, der nicht in die Gruppe passt, Mobbing betrieben) und Einzel-Mobbing (ein Einzeltäter, der es auf ein bestimmtes Opfer abgesehen hat).

Mobbing ist Psychoterror und grundsätzlich bösartig. Das Opfer wird über einen längeren Zeitraum so drangsaliert, dass es möglichst von selbst kündigt oder dass ihm gekündigt wird. Mobbing bedeutet Krieg am Arbeitsplatz und vergiftet das Betriebsklima in geschäftsschädigender Weise. Resultat sind Fehlzeiten durch Krankheit, Kündigungen, ein hohes Maß an Personalwechsel, Leistungsabfall.

Mobbing sind systematische Angriffe, die sich in drei Kategorien einteilen lassen:

Die Kommunikation wird eingeschränkt: Man spricht mit dem Gemobbten gar nicht mehr oder nur noch das Nötigste (womöglich nur noch schriftlich) oder übertreibt die Kommunikation: Das Opfer wird angeschrien und ständig kritisiert.

Das Ansehen des Opfers wird systematisch zerstört: Dazu gehören Klatsch und Tratsch, Verbreiten von Gerüchten, sich lustig machen, Rufmord, sexuelle Belästigung.

Die Arbeitsaufgabe wird manipuliert: Es werden kränkende, gefährliche, unlösbare, sinnlose oder gar keine Aufgaben gestellt.

Konkret kann das bedeuten:

- Die Arbeit des Opfers wird sabotiert: nicht erledigt, fehlerhaft ausgeführt, „vergessen“, andere werden darüber falsch informiert.
- Der Gemobbte wird ausgegrenzt: Man dreht ihm den Rücken zu, beantwortet keine Fragen, alles verstummt, wenn er den Raum betritt, man lädt ihn zu Festen nicht mehr ein.

- Der Vorgesetzte selbst mobbt: kritisiert ständig, macht lächerlich, stellt unklare und dadurch unlösbare Aufgaben, informiert unzureichend.
- Man spielt dem Opfer kleine oder grobe Streiche.
- Der Ruf wird zerstört, indem behauptet wird, das Mobbing-Opfer sei psychisch krank, man setzt eine „sich selbst erfüllende Prophezeiung" in Gang, denn das Opfer wird dadurch bald wirklich psychisch krank.
- Die Gesundheit des Opfers wird bewusst geschädigt: Der Arbeitsplatz ist gesundheitsschädigend, die zugemutete Arbeit ist körperlich zu schwer.
- Der Gemobbte wird regelrecht bedroht: Androhung physischer Gewalt, anonyme Morddrohungen.

Mobbing besteht in systematischen kleinen und mit der Zeit eskalierenden Sabotageakten, die über Monate und z. T. Jahre aufgeführt werden. Die Art der Angriffe wird gewechselt, was Mobbing undurchschaubar und effektiv zugleich macht.

Das Opfer versteht das System häufig erst viel später. Die Angriffe sind so angelegt, dass der Gemobbte an seiner eigenen Fähigkeit zweifelt, Versagensängste bekommt, sich zurückzieht und isoliert.

Zu den wichtigsten Symptomen gehören:

- *Allgemeines Unwohlsein:* Furcht davor, zur Arbeit zu gehen, häufiges Verschlafen, unruhiges Schlafen
- *Psychische Probleme:* Trauergefühle und der Verlust des Selbstwertgefühls, Depressionen, Selbstmordgedanken
- *Magen- und Darmprobleme:* Magenschmerzen, Magengeschwüre
- *Kreislaufprobleme:* hoher oder niedriger Blutdruck, Herzrhythmusstörungen, Nerven- und Kreislaufzusammenbruch
- *Herzerkrankungen:* starkes Herzklopfen, hoher Blutdruck, Herzschmerzen

- *Krebserkrankungen:* Stress, Mangel an Liebe und Zuwendung, aggressive Gefühle sich selbst gegenüber gehören heute zu den bekannten Auslösern von Krebs – alles Punkte, mit denen jedes Mobbingopfer konfrontiert ist.

Mobbing ist also eine regelmäßige und gezielte Beeinträchtigung von Menschen an deren Arbeitsplatz, die zu einer massiven Störung der psychischen und körperlichen Befindlichkeit und der Leistungsfähigkeit führen kann, aber nicht führen muss. Es ist ein überaus ernst zu nehmendes Problem geworden. Opfer von Mobbing-Attacken sind nicht bestimmte Persönlichkeitstypen, sondern diese Menschen werden während des Mobbings selbst erst schleichend zu Opfern gemacht. Eine Frau, die sich gegen sexuelle Belästigung wehrt (also gar kein Opfertyp ist), kann aus Rache zu einem Mobbingopfer werden.

Häufig trifft es Menschen, die mit ihrer Arbeit nicht zufrieden sind (sowohl der Täter als auch das Opfer), die Arbeit sowieso schon als Stress erleben. Das ist vielleicht der einzige eindeutig identifizierbare Nährboden, auf dem Mobbing gedeihen kann. Statt sich in einem effektiven Team auf Arbeitsergebnisse zu konzentrieren, wird der Frust an der Arbeit in Form von Psychoterror und Krieg am Arbeitsplatz ausgetragen.

Fragebogen zur
Analyse der Mobbingsituation

Wenn Sie den leisen Verdacht haben oder sich sicher sind, dass Sie ein Opfer von Mobbing sind, dann kann Ihnen der Fragebogen helfen, Ihre Situation erst einmal genau einzuschätzen. Beantworten Sie zu diesem Zweck folgende Fragen:

- Wie werden Sie gemobbt?
- Wie stark werden Sie gemobbt?
- Wie vehement wirkt sich die Situation auf Ihr Leben aus?

- Haben Sie bereits gesundheitliche Schäden davongetragen? Wenn ja, welche?
- Werden Sie unregelmäßig gemobbt?
- Werden Sie regelmäßig gemobbt?
- Führen bestimmte Dinge, die Sie tun, zu sofortigem Mobbing? Wenn ja, welche?
- Aus welcher Abteilung kommen falsche Informationen?
- Wird aus einer anderen Abteilung Ihre Arbeit blockiert?
- Versucht man Sie zu provozieren?
- Welche Kollegen informieren Sie falsch oder geben Ihre Informationen falsch weiter?
- Was hat sich im Betrieb verändert, bevor es zum Mobbing kam? Was ist in letzter Zeit Besonderes passiert? (Neue Kollegen/ Gerüchte von Entlassungen/Firmenfusionen/Kurzarbeit ...)
- Steckt die Firma plötzlich in einer Krise?
- Wer mobbt Sie? Ist es eine Einzelperson oder eine Gruppe?
- Welches betriebliche und persönliche Verhältnis haben Sie zu demjenigen, der Mobbing betreibt?
- Was passiert Ihnen ganz konkret?
- Worin sehen Sie spontan oder intuitiv für sich den Ausweg?

Fragebogen: Erste Hilfe bei Mobbing

Prüfen Sie zunächst – vor allem wenn mehrere Kollegen Mobbing gegen Sie betreiben –, welche Angriffsfläche Sie möglicherweise selbst bieten:

- Behandeln Sie Ihre Kollegen zu überheblich?
- Lassen Sie nur Ihre Meinung gelten?
- Versuchen Sie immer andere von Ihrer Meinung zu überzeugen?
- Wirken Sie aus Angst überheblich oder eingebildet?
- Haben Sie Kontaktschwierigkeiten und wirken deshalb auf die Kollegen distanziert?

- Halten Sie sich für schlechter als Ihre Kollegen?
- Machen Sie viele Fehler, weil Sie Angst vor Ihrem Vorgesetzten haben?
- Sind Sie mit Ihrer Arbeit überfordert?
- Sind Sie anders als Ihre Kollegen? In welcher Hinsicht?
- Haben Sie private Probleme, die Sie in Ihre Arbeit tragen?

Oft steht ein Mobbing-Opfer nicht allein da und hat zumindest einen Sympathisanten. Wahrscheinlich hilft es Ihnen, wenn Sie die Fragen mit einer anderen Person besprechen, denn zwischen dem Bild, das man von sich selbst hat, und dem Bild, das andere von einem haben, klaffen oft Welten.

Ganz entscheidend ist es, diese Opferrolle abzulegen und die Initiative zu ergreifen. Das heißt aber nicht, zum Gegenangriff überzugehen (so eskaliert nur alles), sondern *Ihre eigene Einstellung zu ändern* und der Mobbingsituation selbst die Grundlage zu entziehen.

- Was können Sie jetzt tun, um die Angriffsfläche zu verkleinern und möglichst keine mehr zu bieten?

- Können Sie einen Schnitt machen, Ihr Verhalten korrigieren und die Vergangenheit vergessen?

- Können Sie „Freund" und „Feind" voneinander scheiden und Ihren Anschluss an das ganze Team über Ihre „Freunde" zurückgewinnen?

- Grundsätzlich: Lassen Sie die anderen deutlich spüren, dass Sie das Spiel durchschaut haben und es nicht mehr mitspielen! Wenn Sie so stark sind, dass Sie das Mobbing mit entwaffnendem Humor nehmen können, dann hat das Mobbing ganz und gar die Wirkung verloren. Und wenn Sie am Anfang nur *so tun, als ob* der eine oder andere Streich nur lustig und zum Lachen wäre.

- Warten Sie nicht, bis Sie wieder gegrüßt werden, sondern grüßen Sie selbst „hemmungslos freundlich".

- Und wenn Sie *ein Wunder* bewirken wollen, sagen Sie innerlich Ihren „Feinden“: „Friede sei mit dir!“

Wenn Sie solche Schritte der Eigeninitiative systematisch und strategisch ergreifen, dann befreien Sie sich selbst aus der Opferrolle.

Und doch gibt es *ein Medikament gegen Mobbing: Wer gelernt hat, eigene Grenzen zu setzen und zu verteidigen, und wer fremde Grenzen nicht überschreitet, wird andere nicht mobben und selbst kein Mobbing-Opfer werden.* Arbeiten Sie also daran, sich Ihres Territoriums, Ihres „Königreiches“ bewusst zu werden, Grenzen zu ziehen und es zu verteidigen.

Bleiben Sie dann aber am Ball! Geben Sie sich nicht damit zufrieden, sich aus der Mobbingsituation zu befreien, sondern leisten Sie ganze Arbeit und bringen Sie wieder Lebensfreude in Ihre berufliche Tätigkeit. So kann Ihnen diese provokante Situation helfen, ein neues Verhältnis zu Ihrem Beruf zu bekommen.

Innere Kündigung

„Innere Kündigung“ bedeutet, sich mit einer unbefriedigenden Situation einfach nur noch abzufinden, keine Energie mehr in etwas zu investieren, von dem man glaubt, es nicht mehr ändern zu können. Es ist die einfachste Abwehrreaktion gegen Stress und sie wird von sehr vielen Menschen praktiziert. Es ist wohl die verbreitetste Berufskrise: arbeiten nur noch nach Vorschrift.

Bei „innerer Kündigung“ ist man nicht mehr positiv mit der Arbeit verbunden, sondern im Grunde in einer Wartestellung, um die Arbeit zu wechseln, sobald sich etwas Besseres bietet.

Erkennbar ist dieser Zustand daran:

- dass kein Interesse mehr besteht an Diskussionen, Auseinandersetzungen, daran, sich ins Team einzubringen;

- dass man zu allem nur noch Ja sagt;
- dass man sich stets der Meinung der Mehrheit anschließt;
- dass man keine Vorschläge mehr macht oder konstruktive Kritik übt;
- dass man sich nur noch an alles anpasst;
- dass man Weisungen von Vorgesetzten kommentarlos akzeptiert;
- dass man seine eigenen Fähigkeiten nicht mehr ausschöpft, sondern nur noch auf „Sparflamme" arbeitet;
- dass man sogar Eingriffe in seinen Kompetenzbereich widerstandslos hinnimmt.

„Innere Kündigung" scheint ein gesunder Schutz zu sein, der nur die Firma schädigt. Doch eine „innere Kündigung", die über Jahre andauert, kommt psychisch schon einer Form der Arbeitslosigkeit nahe: Man ist nur noch körperlich präsent, macht seinen Job mechanisch und lebt wie in Emigration. Die Chance, über seinen Beruf und seine Arbeit sich selbst zu verwirklichen, ist aufgegeben. Doch so sehr die „innere Kündigung" als attraktiver Selbstschutz erscheint, die Resignation geht viel tiefer und damit bedeutet sie einen schleichenden Selbstverlust. Diese resignierende, lebensverneinende Einstellung kann sich in die ganze Psyche eingraben, letztlich das ganze Leben beeinflussen.

So kann „innere Kündigung" zu einem vollständigen Rückzug aus dem Leben führen:

- Zunächst zieht man sich nur von der aktuellen Tätigkeit am Arbeitsplatz zurück.
- Dann von der Firma überhaupt, man kann sich mit der Firma ganz und gar nicht mehr identifizieren.
- Im nächsten Schritt wird der Beruf selbst in Frage gestellt.
- Dann kann die Abwehr das ganze Wirtschaftssystem betreffen.
- Und am Ende kann man selbst dem Leben gegenüber kündigen.

„Innere Kündigung" ist also keine (aus der Sicht des Einzelnen) harmlose Abwehrhaltung gegen nicht mehr bewältigten Stress am Arbeitsplatz. Dieser Rückzug, diese Emigration kann regelrecht heimatlos machen. Wir müssen es so klar benennen: Selbstmord ist auf die Spitze getriebene „innere Kündigung".

Wir müssen uns immer vor Augen halten: „Innere Kündigung" ist zwar eine bequeme, aber *überaus ungesunde Abwehrstrategie gegen den Berufsstress, die Unzufriedenheit am Arbeitsplatz.* Und weil diese Art der Sabotage an sich selbst und der Firma so weit verbreitet ist, wollen wir diesen Vorgang noch tiefer verstehen.

„Innere Kündigung" ist ein Prozess, der sich über verschiedene Stufen vollzieht und auch verschiedene Grade erreichen kann:

Die Phase des Überengagements: Am Anfang der „inneren Kündigung" steht häufig sogar eine *unrealistische Übermotivation.* Man will aus seiner Arbeit den Traumjob machen und überschätzt die Gegebenheiten und die eigenen Möglichkeiten. Erste Warnsignale und Misserfolge werden noch verdrängt. Dann scheint man von den anderen nicht verstanden zu werden. Irgendwann kommt die Enttäuschung: Das übermotivierte Engagement bringt wenige positive Resultate.

Die Phase des reduzierten Engagements: Man fühlt sich nicht anerkannt. Ein Traum ist am Unvermögen der anderen geplatzt. Da man sich von allen Kollegen irgendwie entfernt hat, werden alle über einen Kamm geschoren. Der Spieß wird umgedreht: Man hat auch kein Verständnis für die Probleme anderer. Es stellt sich das Gefühl ein, ausgebeutet zu werden. Das führt dazu, dass Arbeitspausen überzogen, Arbeitszeiten verkürzt werden, Fehltage mehren sich.

Die Phase der Depression, Aggression und Schuldzuweisung: Es stellen sich immer mehr Selbstmitleid, Humorlosigkeit, Nervosität, Bitterkeit, Leere, Apathie, Pessimismus und Fatalismus ein. Andere sind Schuld, das ganze System hat versagt. Die eigenen Hände werden in Unschuld gewaschen, denn das anfängliche eigene Engagement wurde ja von allen missachtet! Es tritt in dieser Phase immer mehr Reizbarkeit und Misstrauen auf. Die Konflikte mit den Kollegen nehmen zu.

Die Phase des körperlichen und physischen Abbaus: Irgendwann tritt die „innere Kündigung" in die Phase der körperlichen Auszehrung. Dazu gehören Gedächtnisschwäche, Ungenauigkeit, Desorganisation, Entscheidungsunfähigkeit, das Unvermögen, komplexe Aufgaben zu lösen, offensichtliche Leistungseinbußen. Jetzt ist die eigentliche „innere Kündigung" eingetreten: Es wird demonstrativ nur noch Dienst nach Vorschrift gemacht und Widerstand gegen Veränderungen aller Art entwickelt.

Die Phase der Verflachung: Allgemeine Gleichgültigkeit macht sich breit – der Arbeit, den Kollegen, den eigenen Interessen gegenüber. Der eigenbrötlerische Rückzug wird überdeutlich, die Schnecke in ihrem Haus überempfindlich. Doch dieses Einigeln weitet sich auch auf Bereiche außerhalb der Arbeit aus: Hobbys werden aufgegeben. Der allgemeine Rückzug aus dem Leben beginnt.

Die Phase der negativen psychosomatischen Reaktionen: Das Immunsystem wird schwächer, man wird häufiger krank. Obwohl man sowohl in der Arbeit als auch in der Freizeit auf Sparflamme lebt, verfügt man über erschreckend wenig Lebensenergie! Auf der einen Seite nimmt das Leben eher den Zustand des Dauerdösens ein, auf der anderen Seite wird man unfähig, sich wirklich tief zu entspannen. Schlafstörungen und Alpträume mehren sich. Essgewohnheiten ändern sich. Der Widerstand gegen Genussmittel sinkt, der Konsum von Nikotin, Koffein und Alkohol erhöht sich. Die Freude an Zärtlichkeit, Erotik und Sexualität nimmt gegen den Nullpunkt ab.

Die Phase der Verzweiflung: Das ganze Leben wird als negativ betrachtet. Aktivitäten machen keinen Sinn mehr. Hoffnungslosigkeit breitet sich aus.

„Innere Kündigung" ist also überaus ernst zu nehmen, denn sie nagt an der Seele. Es gibt viele Arten von schleichendem Selbstmord. „Innere Kündigung" gehört dazu und ist eine der verbreitetsten.

Fragebogen:
Das Ausmaß der inneren Kündigung erkennen

Dieser Fragebogen nach Echterhoff/Poweleit/Schindler ermöglicht einen selbstkritischen Blick auf das Ausmaß der „inneren Kündigung". Dieser Fragebogen ist weniger ein psychologischer Test, sondern eine Hilfe, Ihre Tendenz zur „inneren Kündigung" zu erkennen, also eine Hilfe zur Selbsterkenntnis.

1. Persönliches

	Ja
Ihr Lebenspartner trägt Ihr berufliches Engagement *nicht* mit.	
Im Privatleben finden Sie mehr Anerkennung als in Ihrem Job.	
Ihre Tätigkeit hat ein geringes gesellschaftliches Ansehen.	
Sie haben eine langfristige Karriereplanung mit klarem Fahrplan.	
Beruflicher Aufstieg bedeutet mehr Einfluss und Macht.	
Sie ärgern sich häufig.	

2. Betriebliches

	Ja
Ihre Einkommenserwartung liegt deutlich über dem tatsächlich gezahlten Gehalt.	
Ihre Tätigkeit bietet Ihnen *keine* angenehmen fachlichen Freiräume.	
Das Betriebsklima ist Ihrer Meinung nach schlecht.	

	Ja
Ihre Arbeitssituation bietet wenige inhaltliche Anreize.	
Ihr Engagement entspricht *nicht* dem Engagement des Betriebs.	
Mit den Zielen des Betriebs stimmen Sie *nicht* mehr überein.	
Der Betrieb bietet Ihnen *keine* Aufstiegsmöglichkeiten.	
Ihre Verpflichtungen bieten Ihnen wenige Freiräume.	
Ihr Betrieb verlangt von Ihnen *kein* eigenes Gestalten.	
Sie sind in Ihrem Betrieb eine anonyme Nummer.	
In Ihrem Betrieb funktioniert nur wenig richtig.	
Die Produkte Ihrer Firma stehen in der öffentlichen Kritik.	
Ihre Arbeit ist sehr leicht.	
Ihre Arbeit ist sehr schwer.	
Andere erhalten im Betrieb mehr Belohnung als Sie.	
Sie wissen *nicht,* was Ihr persönlicher Verantwortungsbereich ist.	
Veränderungen im Betrieb sind für Sie unvorhersehbar.	
Ihr Betrieb bietet Ihnen *keine* Weiterentwicklungsmöglichkeiten.	
Ihre Vorschläge kommen *nicht* an.	
Ihre Entscheidungen sind im Betrieb auf Widerstand gestoßen.	
Fehlentscheidungen können Sie sich nicht mehr leisten.	

3. Kollegiales	Ja
Ihre Kollegen und Mitarbeiter erzählen Ihnen wenig Privates.	
Sie treffen sich mit Ihren Mitarbeitern wenig oder selten in der Freizeit.	
An Ihnen bleibt viel Unangenehmes hängen.	
Sie werden selten richtig informiert.	
Sie werden bei der Arbeit, insbesondere mit schwierigen Aufgaben, allein gelassen.	
Im Betrieb haben Sie *keine* Freunde.	
Sie sprechen im Kollegenkreis *nicht* über Ihre persönlichen Sorgen und Probleme.	
Bei hohem Arbeitsanfall ist die Zusammenarbeit mit Kollegen und Mitarbeitern schon ziemlich schlecht.	
Die Beziehungen unter den Kollegen und Mitarbeitern sind von Misstrauen geprägt.	
Auf Ihren Rat und Ihre Unterstützung wird bei den Kollegen kein Wert gelegt.	

4. Vorgesetzte	Ja
Ihre Vorgesetzten mögen Sie nicht richtig.	
Ihre Vorgesetzten haben selten Fehlentscheidungen von Ihnen mitgetragen.	
Ihre Vorgesetzten demütigen Sie manchmal.	
Ihre Vorgesetzten informieren Sie unvollständig.	

	Ja
Durchgreifen und Durchregieren gehört zum Stil Ihrer Vorgesetzten.	
Ihre Vorgesetzten sind eher zufällig (oder durch Beziehungen) aufgestiegen.	
Sie werden von Ihren Vorgesetzten so gut wie nie an Entscheidungen beteiligt.	
Nur wenige Ziele und Vorgaben stammen von Ihnen.	
Sie werden immer wieder überraschend kontrolliert.	
Ihre Vorgesetzten werden oft ziemlich laut.	
Ihre Vorgesetzten befehlen gern.	
Ihre Vorgesetzten haben immer die richtige Antwort und Lösung parat.	
Ihre Vorgesetzten hören Ihnen gar nicht richtig zu, wenn Sie sie informieren und Ihre Vorschläge erläutern.	

Gehen Sie jetzt noch einmal alle Punkte durch, die Sie mit Ja beantwortet haben.

- In welchem der vier Bereiche häufen sich Ihre Zustimmungen? Liegt Ihr Hauptproblem bei Ihren Vorgesetzten, Ihren Kollegen und Mitarbeitern, Ihrer Arbeitsweise oder im Persönlichen?
- Können Sie Probleme erkennen, die zusammenhängen?
- Gibt es einzelne Grundprobleme, die mit anderen verbunden sind, und würde die Lösung eines Grundproblems auch andere automatisch lösen?

- Was sollten Sie als Nächstes tun? Wollen Sie erst kleine Probleme erfolgreich lösen oder ein Hauptproblem mutig am Schopf packen (z. B. einmal ein klärendes Gespräch mit Vorgesetzten)?

Erste Hilfe bei innerer Kündigung

Der erste Schritt ist immer, die Eigeninitiative wieder zu ergreifen. Mag sein, dass in Ihrer Firma andere etwas zu sagen haben, aber in *Ihrem Innenleben* hat nur einer etwas zu sagen, das sind Sie selbst! *Sie sind der Chef Ihres Innenlebens.* Werden Sie sich dieser Tatsache bewusst. Überlassen Sie Ihr Innenleben nicht den Entscheidungen anderer, sondern regieren Sie sich bewusst selbst. Also entscheiden Sie, was jetzt zu tun ist!

Fragebogen: Erste Hilfe bei innerer Kündigung

- Machen Sie sich vor allem bewusst, warum Sie nur *innerlich* kündigen und nicht *offiziell*. Was hält Sie noch an Ihrer Arbeitsstelle? Welche positiven Eigenschaften hat die Stelle, dass Sie ihr nicht ganz den Rücken zukehren? Was macht Sie handlungsunfähig? Was hindert Sie daran, den entscheidenden Schritt Ihrer Befreiung zu tun?
- Wie weit geht Ihre „innere Kündigung"? Betrifft Sie nur Ihre Firma oder auch Ihren Beruf selbst? Wie weit geht Ihre Ablehnung? Betrifft sie nur Ihren Chef, Ihre Abteilung, Ihre Firma?
- Sind Sie in Ihrem Beruf am Ende Ihrer Möglichkeiten und Interessen und würden Sie gerne etwas ganz anderes machen? Was würde Ihnen vorschweben? Haben Sie schon einen Traum? Wo haben Sie in der Vergangenheit einen Lebens- oder Kindheitstraum begraben? Könnte es sein, dass die Zeit ausgerechnet jetzt reif ist, Ihren Lebenstraum in ein Traumleben zu verwandeln? Lernen Sie jetzt wieder zu träumen!

Was immer Ihre Gründe für Ihre „innere Kündigung" sind, fahren Sie jetzt mehrgleisig:

Erstens: Erträumen oder finden Sie für sich *eine beruflich hoffnungsvolle Alternative:* eine andere Stellung innerhalb der Firma, eine Stelle innerhalb Ihres Berufes aber bei einer anderen Firma, eine Umschulung oder planen Sie Ihre berufliche Selbstständigkeit. Aber tun Sie etwas! Es ist wichtig, jetzt Licht am Ende des Tunnels zu sehen.

Zweitens: Füllen Sie zwischenzeitlich Ihren *aktuellen Arbeitsplatz* so gut wie möglich und Energie sparend aus:

- Erkennen Sie Ihren Anteil an Ihrem inneren Rückzug, übernehmen Sie die Verantwortung dafür und korrigieren Sie Ihr Verhalten da, wo es Ihnen möglich ist. Gehen Sie wieder aus sich heraus!
- Halten Sie sich immer genau an den Arbeitsvertrag. Sie werden nach diesem Vertrag bezahlt, also kommen Sie auch Ihren Verpflichtungen nach. Geben Sie keinen Anlass, Ihnen wegen Verletzung des Arbeitsvertrags zu kündigen.
- Halten Sie sich an alle formalen Spielregeln des Betriebs.
- Seien Sie zu allen freundlich. Machen Sie daraus einfach ein Training und ein Spiel für sich selbst! Schicken Sie jedem, der unfreundlich zu Ihnen ist, ein stilles „Friede sei mit dir!"
- Lösen Sie sich von jeder emotionalen Verstrickung (Ärger, Frust, Klatsch ...). Beklagen Sie sich über nichts und niemanden. Trainieren Sie für sich die Einstellung der Gelassenheit: „Alles ist in Ordnung, so wie es ist."
- Formulieren Sie vor allem nie etwas schriftlich, das als Ihre „innere Kündigung" ausgelegt werden könnte. Sie müssen jetzt in jeder Hinsicht die Initiative ergreifen. Lassen Sie sich nicht durch Unvorsichtigkeit schassen.

Drittens: Suchen Sie sich in der Übergangszeit auf alle Fälle *außerhalb der Firma etwas, das Sie zufrieden stellt,* damit Ihre Seele gesunden kann und die Zufriedenheit in Ihrem Leben wieder zurückkehrt:

- Haben Sie ein Hobby, das Sie wieder pflegen können? Übrigens: Viele Selbstständige haben ihr Hobby zum Beruf gemacht! Selbst wenn Sie nicht im Traum erkennen können, wie Sie mit Ihrem Hobby Ihren Lebensunterhalt verdienen können, pflegen Sie Ihr Hobby und die Kontakte zu anderen Hobbyfreunden einfach wieder. Und halten Sie Augen und Ohren offen, welche unerwarteten Chancen sich Ihnen bieten. Vielleicht treffen Sie einen Menschen, der Sie versteht und Ihnen eine neue berufliche Chance eröffnet.
- Bauen Sie sich eine Partnerschaft auf, die Ihnen den Rücken stärkt. Hat Ihr Partner, Ihre Partnerin ähnliche Probleme im Beruf? Kann es Sinn machen, sich gegenseitig zu unterstützen?
- Übernehmen Sie eine ehrenamtliche Tätigkeit. Lernen Sie anderen Menschen zu dienen. Vielleicht können Sie hier Ihre Ideale wiederfinden und realisieren.

Viertens: Wenn es keinen anderen Ausweg gibt, dann prüfen Sie, ob eine kurzfristige Arbeitslosigkeit das kleinere Übel wäre gegenüber der Aussicht, weiter in einer beruflichen Sackgasse zu verharren. Arbeitslosigkeit *kann eine Chance sein,* wenn Sie sich darauf als bewusst gewählte Auszeit vorbereiten.

Sie sollten dies unbedingt prüfen, denn dann wären Sie automatisch für den schlimmsten Fall gewappnet, nämlich dass Ihnen doch gekündigt würde. So würde es Sie nicht mehr existenziell treffen, sondern Sie könnten dies als Wink des Schicksals sehen, dass eine Übergangszeit der Arbeitslosigkeit für Sie jetzt ein sinnvoller Lernprozess sein kann.

Arbeitslosigkeit

> Alles, was man über das Leben wissen muss,
> lässt sich in drei Worten zusammenfassen:
> *Es geht weiter.*

Zugegeben: Kaum eine andere Berufskrise geht so an die Substanz wie die Arbeitslosigkeit. Wenn sie einen unvorbereitet und als Opfer (scheinbar unkontrollierbarer Sachzwänge) trifft, macht sich das so einschneidend bemerkbar wie der Verlust eines Lebenspartners. Arbeitslosigkeit wird vielleicht als noch schlimmer empfunden: Plötzlich gehört man „nicht mehr zur Gesellschaft", verliert jede Anerkennung, wird zum Bittsteller und Empfänger staatlicher Almosen. Es ist einfach erniedrigend.

Dem Tagesablauf fehlt plötzlich jede Struktur. Die Zeit des großen Wartens beginnt: Hilflosigkeit, Deprimiertheit und Pessimismus breiten sich aus:

- Die ökonomische Macht schwindet, das Leben ist auf das Nötigste dramatisch einzuschränken.
- Das Ansehen bei der Familie, bei den Verwandten, Freunden und Nachbarn verringert sich.
- Trotz zeitlicher Freiräume engt sich der Bewegungsfreiraum immer mehr ein, weil das Geld für „Exkursionen" fehlt. Der Fernseher wird zum 24-Stunden-Unterhalter.
- Das eigene Heim wird zum Pulverfass: Die Familie beginnt sich „auf die Nerven zu gehen".
- Die Persönlichkeit des Arbeitslosen verändert sich, verliert Profil, Biss, Vitalität, Kraft und Willen.
- Die Familie zieht sich mit Schamgefühl aus ihrem sozialen Netz zurück.

Man kann Arbeitslosigkeit als hilfloses Opfer erdulden. Man kann Arbeitslosigkeit aber auch *als Aufrütteln* verstehen, das Leben endlich in die eigenen Hände zu nehmen. *Das ist nicht mein Leben! So ist mein Leben nicht gemeint!*

Arbeitslosigkeit ist keine unheilbare Krankheit, der man sich nur wehrlos ergeben kann (letztlich gibt es überhaupt keine unheilbaren Krankheiten). *Es ist überhaupt keine Krankheit,* kann jedoch zu erheblichen körperlichen und psychischen Störungen führen, wenn jetzt nicht etwas ganz Entscheidendes unternommen, eine Wende im Leben herbeigeführt wird.

Erste Hilfe bei Arbeitslosigkeit

Der erste Schritt ist immer, wieder die Initiative zu ergreifen, sich klar zu machen: „Ich bin der Chef über mein Denken, meine Einstellung. Ich entscheide, ob ich resigniere oder die Herausforderung des Lebens annehme".

Im Falle von Arbeitslosigkeit können Sie jederzeit auch eine positive Einstellung wie diese wählen: „Das Leben gibt mir mit der Arbeitslosigkeit eine Auszeit! Es will mich sicher nicht in Warten und Stillstand trainieren. Meine Aufgabe ist es jetzt sicher nicht, in die absolute Passivität und in einen Scheintod zu verfallen. Was sind also *die Herausforderungen des Lebens,* die ich jetzt annehmen und lernen kann?"

- Sie können lernen, Ihr Leben auf das Wesentlichste zu beschränken; können lernen, dass Sie *reich* sind, wenn Sie erkennen, dass Sie *alles haben, was Sie brauchen.* Arbeitslosigkeit kann ein Läuterungsprozess sein, um sich wirklich auf das Wesentliche zu konzentrieren. Sie können neue Reichtümer entdecken, z.B. Zeit, gut mit Ihrer Zeit umgehen und sie nicht verschleudern.
- Wie viele Mütter waren nie berufstätig und haben ihre Arbeit zu Hause verrichtet, sind wirkliche Stützen der Gesellschaft, auch

wenn sie nicht erwerbstätig sind? Wie wäre es, eine solche Haltung einzunehmen? Ihr Wert bestimmt sich daraus, welchen Wert Sie sich als Mensch selbst geben und welchen Wert Sie für andere haben. Also: *Wie werden Sie jetzt für andere Menschen wertvoll, für Ihre Familie, Ihre Kinder?* Was können Sie jetzt für andere tun? Wo brauchen andere Sie? Man kann auch außerhalb der Arbeitswelt nützlich und Teil der Gemeinschaft sein. Also: Wo machen Sie sich nützlich und für andere wertvoll?

- Vielleicht spielen Sie als Mann jetzt einmal bewusst *Hausmann*, übernehmen Haushalt und Kinderbetreuung, um Ihrer Lebenspartnerin das Leben in *ihrem* Beruf zu erleichtern. Vielleicht kann sie ihren Halbtagsjob in einen Ganztagsjob verwandeln. Partnerschaft kann viel bewusster und erfüllender geführt werden. Die Partnerschaft kann der erste Schritt zu einem Neuanfang sein: zusammenhalten, alles gemeinsam besprechen, sich gegenseitig unterstützen.

- *Ja, wann wachen Sie denn endlich selbst auf?* Kann das Leben Ihnen einen noch deutlicheren Hinweis geben, als Sie aufs Abstellgleis zu stellen? Sie haben sich längst wie einen führerlosen Waggon durchs Leben rangieren lassen. Jetzt wird es Zeit, selbst zu einer Lokomotive zu werden! Aus eigener Kraft und mit Volldampf wieder zurück ins Leben zu gehen!

Im zweiten Teil unseres großen Kapitels „Berufskrise" wollen wir über die jeweils „erste Hilfe" zu der einzelnen Krise hinausgehen. *Jede* Berufskrise ist eine Chance, *den Weg zu Ihrem Traumberuf* zu finden. Es ist nur eine Frage, wie konsequent Sie Ihre Berufskrise überwinden wollen:

- Vielleicht reicht Ihnen nur die „erste Hilfe", um Ihre schlimmsten Leiden zu lindern. Und dann können Sie wieder in den ganz „normalen" Berufsstress zurückkehren.

- Vielleicht reichen Ihnen auch die nächsten Schritte, um wieder einigermaßen zufrieden in Ihrem Beruf zu sein, keine Erfüllung im Beruf zu finden, aber den Beruf nicht mehr als krank machenden Faktor zu erleben.

- Vielleicht wollen Sie jetzt keine halben Sachen mehr machen und aufs Ganze gehen: Ihre Krise erst dann als abgeschlossen betrachten, wenn Sie zu Ihrer Berufung gefunden haben und diese auch ausüben!

Diesen Schritten ist der zweite Teil des Kapitels „Berufskrise" gewidmet.

Damit sich etwas ändern kann, muss es erst einmal akzeptiert werden

Der erste Schritt bei der Überwindung einer Krise ist immer, die *Initiative wieder zu ergreifen:* sich bewusst zu werden, *der Chef des eigenen Innenlebens* zu sein. Möglicherweise haben wir die Macht über unser Innenleben abgegeben, lassen uns von fremden Gedanken und Programmen steuern. Doch es steht uns jederzeit frei, die Macht wieder zurückzuerobern!

Ich habe Ihnen in den einzelnen „Erste-Hilfe-Kursen" der einzelnen Berufskrisen Anregungen gegeben, wie Sie die Initiative wieder ergreifen können. Jetzt wollen wir einen Schritt weiter gehen und *den Lebensbereich „Beruf" so tief gehend umgestalten, wie es jetzt für Sie angemessen und in Ihrem Sinne ist.*

Wenn der erste Schritt ist, die Initiative wieder zu ergreifen, ist der zweite Schritt, die *Voraussetzungen für eine grundlegende Änderung zu schaffen.* Doch die wichtigste Voraussetzung für eine Veränderung ist, *erst einmal das, was ist, zu akzeptieren.*

Machen Sie sich bewusst: Wenn wir mit etwas wie unserem Beruf und unserer Arbeit unzufrieden sind und leiden, dann besteht die Ursache unseres Leidens immer darin, dass wir *das, was ist, nicht akzeptieren können.* Wir hätten es gerne anders: einen anderen Chef, andere Kollegen, ein anderes Arbeitszimmer, andere Aufgaben, eine andere Arbeitszeit, einen anderen Arbeitsort (zu laut, zu weite Anfahrt), gar eine andere Tätigkeit, eine andere Firma, einen anderen Beruf.

Fragen Sie sich also, was Ihre berufliche Tätigkeit *von Ihrem Traumberuf unterscheidet.* Wie spüren Sie diesen Unterschied, diese Diskrepanz? Was fehlt Ihnen? Was macht Sie unzufrieden? Woran leiden Sie am meisten? Vielleicht ist Ihnen der Soll-Zustand gar nicht mehr richtig bewusst, haben Sie ihn verdrängt. Es ist wichtig, sich daran wieder zu erinnern – nicht nur, um das Ausmaß der Frustration besser zu erkennen, sondern auch, um sich endlich auf den Weg zu Ihrem Traumberuf zu machen, Ihre Berufung und Bestimmung zu leben!

Um diese berufliche Unzufriedenheit und Frustration zu beenden, ist es zunächst einmal wichtig, deren Tragweite zu erkennen:

- Haben Sie überhaupt noch Träume oder sind diese schon begraben? Machen Sie sich eine *erste Liste* und schreiben Sie Ihre Träume auf! Beweisen Sie sich, dass Sie es sich wert sind, Lebensträume zu haben.

- Machen Sie dann eine *zweite Liste* der Dinge, die Sie an Ihrer jetzigen Arbeit stören. *Alles* gehört in diese Liste: vom Aufstehen am Morgen über die Fahrt zu Ihrer Firma, Ihre Arbeit selbst bis hin zu Urlaubsplänen. Was nervt Sie alles? Was würden Sie anders machen, wenn Sie der Chef wären?

- Spüren Sie das Ausmaß Ihrer Unzufriedenheit, Ihrer Frustration, Ihres Leidens, der unerfüllten Sehnsüchte. Sie empfinden sie nicht im Kopf, sondern im Bauch oder im Herzen. Welchen Schaden haben Sie an Körper, Geist und Seele durch eine ungeliebte Arbeit schon genommen? Machen Sie auch hier eine *dritte Liste* der „Störungen“, die von Ihrem Beruf herrühren könnten: Unter welchen Krankheiten leiden Sie immer wieder? Welche Gefühle überströmen Sie immer wieder? Welche negativen Gedanken verbinden Sie mit Ihrer Arbeit?

Ziehen Sie eine Bilanz Ihres Leidens auf Grund Ihres Berufs. Bitte erstellen Sie jetzt diese drei Listen, denn wir brauchen sie bei den nächsten Schritten. Wir wollen Punkt für Punkt zu einer akzeptierenden Einstellung kommen.

Machen Sie sich bewusst: Akzeptieren ist nicht dasselbe wie Gutheißen. Akzeptieren heißt einfach: So ist es und nicht anders. Das ist einfach die Realität! Der Schritt, alles zu akzeptieren, so wie es ist, ist ein Schritt in die *unvoreingenommene Realität*. Denn wenn wir noch nicht in der Realität angekommen sind, dann können wir diese Realität auch nicht ändern. Akzeptieren heißt *nicht bewerten* (Das gefällt mir nicht!), sondern *beobachten* (So ist es!).

Oder mit anderen Worten: Was wir *nicht* akzeptieren können, das widersetzt sich uns, das leistet Widerstand, das wird bockig, das setzt sich fest, das blockiert, das wird immun gegen jede Veränderung. Was wir dagegen akzeptieren, das ist bereit, losgelassen zu werden, das können wir dann auch loslassen. *Und was wir loslassen, das verändert sich.*

Um zu erklären, was ich hier meine, erzähle ich gerne ein Märchen.

Alles ist gut so, wie es ist

Es war einmal ein Kalif. Der wollte gern alle Weisheiten erfahren. Da ihn aber seine Regierungsgeschäfte im Palast festhielten, schickte er jedes Jahr seinen Großwesir zu einem Weisen im Lande, damit er wieder eine neue Weisheit für ihn erlerne. Jedes Mal wartete er voller Ungeduld auf die Rückkehr seines Großwesirs.

Und als dieser wieder einmal von einer Reise zurückkehrte, fragte ihn der Kalif gleich: „Nun, welche Weisheit hast du dieses Mal mitgebracht?“ Der Großwesir antwortete: „Alles ist gut.“

„Schön“, sagte der Kalif, „was hast du noch gelernt?“ Aber der Großwesir sagte wieder nur: „Alles ist gut, so wie es ist.“

„Das mag ja sein“, erwiderte der Kalif jetzt schon ungeduldig, „aber welche Weisheit hast du denn noch mitgebracht?“ Doch der Großwesir antwortete wieder nur: „Alles ist gut so, wie es ist.“

Jetzt wurde der Kalif richtig wütend, denn damit war er gar nicht zufrieden. Und um sich abzulenken ließ er seinen Barbier rufen, um ihm den Bart zu schneiden. Weil der Kalif aber so wütend und unruhig war, schnitt ihn der Barbier aus Versehen in die Wange.

Da wurde der Kalif erst richtig wütend und ließ seinen Barbier in den Kerker werfen.

Seinen Großwesir fragte er aber nur: „Findest du auch das gut, dass mein Barbier mich in die Wange geschnitten hat?" Der Großwesir aber antwortete wieder ganz ruhig: „Alles ist gut so, wie es ist." Jetzt wurde der Kalif so wütend wie nie zuvor und ließ sogar seinen Großwesir in den Kerker werfen.

Und um seine Ruhe wieder zu finden, ließ er sein Pferd satteln und ritt wütend immer weiter und weiter, ohne auf Weg und Steg zu achten, und kam so in das Land der Menschenfresser. Die fingen ihn ein und wollten ihn gerade fressen, da entdeckten sie den Schnitt in seiner Wange und angewidert setzten sie ihn auf sein Pferd und schickten ihn zurück, denn sie fraßen nur makellose Menschen.

Der Kalif ritt froh und dankbar wieder nach Hause und machte sich Vorwürfe wegen seiner Ungerechtigkeiten. Denn erst jetzt erkannte er die Weisheit und wie gut es war, dass der Barbier ihn geschnitten hatte.

Als er im Palast angekommen war, ließ er sofort den Barbier frei und öffnete selbst seinem Großwesir die Kerkertür und entschuldigte sich immer wieder für seine große Ungerechtigkeiten.

Aber der Großwesir antwortete wieder nur: „Alles ist gut, so wie es ist." Darauf sagte der Kalif: „Wenn ich nicht noch so traurig und betroffen wäre wegen meiner Ungerechtigkeit, könnte ich schon wieder wütend werden wegen dieser Worte von dir. Was kann denn daran gut sein, dass ich dich in meinem ungerechten Zorn in den Kerker werfen ließ, nur weil du mir eine Weisheit sagtest, die ich damals noch nicht verstand?"

Aber der Großwesir sagte wieder nur: „Alles ist gut, so wie es ist. Denn siehe, wenn du mich nicht hättest in den Kerker werfen lassen, wäre ich selbstverständlich wie immer bei deinem Ritt an deiner Seite gewesen und mit dir gefangen worden. Mich hätten die Menschenfresser aber gefressen, denn mein Körper ist makellos!"

Sie können alles akzeptieren, was ist! Hinter dem, was uns als Chaos erscheinen mag, verbirgt sich – je nach Sichtweise – eine tiefere oder höhere Ordnung. Wenn wir das, was ist, vorurteilslos akzeptieren, dann können wir Zugang zu dem eigentlichen Sinn der darin verborgenen Ordnung bekommen: „Alles ist in Ordnung, so wie es ist!"

Wenn wir das Ganze noch vertiefen, können wir gerade in dieser Akzeptanz dessen, was ist, eine spirituelle Praxis erkennen, das Einüben von Lebensweisheit und bewusster Lebensführung. Achtsamkeit gehört zu den wichtigsten spirituellen Tugenden und bedeutet im Grunde nichts anderes, als *die Dinge wahrheitsgemäß zu sehen.* Wir legen die verzerrende Brille der Wut und Enttäuschung, der Sorgen und Ängste ab und betrachten das, was ist, ohne jedes Gefühl und Urteil. So kann die Unzufriedenheit im Beruf ein Anlass sein, innerlich spirituell zu wachsen. Der Beruf wird so zu einem Trainingsfeld für *inneres Wachstum.*

Gehen Sie jetzt bitte Ihre *zweite Liste* (die Liste der Unzufriedenheit) Punkt für Punkt durch. Verweilen Sie bei jedem einzelnen Punkt so lange, bis Sie alle Gefühle und Urteile losgelassen haben und ganz tief in Ihrem Herzen sagen können: So ist es – und es ist in Ordnung so. Lösen Sie allen Widerstand auf: Das ist einfach die Realität!

Möglicherweise gibt es *hartnäckige Punkte,* die Sie nicht so einfach akzeptieren können. Sie werden z.B. von Ihrem Vorgesetzten gemobbt. Und das ist für Sie absolut nicht akzeptabel.

Erkennen Sie, *warum* Sie diese Situation nicht akzeptieren wollen. Was ist das tiefer begründete *Motiv,* das zugrunde liegende *Gefühl,* die darunter verborgene *Verletzung?* Können Sie ähnliche Situationen in Ihrem Leben erkennen? Können Sie z.B. feststellen, dass Sie Schwierigkeiten haben, anderen Menschen Grenzen zu setzen und dass Sie sich leicht missbrauchen lassen? Das könnte ein tiefer liegendes Problem sein. Dann könnte der nächste Schritt sein:

Gut, dass ich das *jetzt* erkannt habe. So können Sie Ihr tiefer liegendes Problem und gleichzeitig seine aktuelle Erscheinung im Verhalten Ihres Chefs akzeptieren.

Indem Sie diese tiefere Ebene erkennen und akzeptieren können, löst sich auch der Widerstand in Ihrem oberflächlichen Verhalten auf. Nutzen Sie also jeden Punkt Ihrer beruflichen Frustration zu einem Anstoß der Selbsterkenntnis und zur Schaffung einer neuen Ruhe und Gelassenheit.

Wie wäre es, wenn Sie sich für diese Übung einen ganzen Tag am kommenden Wochenende Zeit nehmen würden? Oder vielleicht haben Sie gleich jetzt Zeit, ein Wunder in Ihrem Leben zu vollbringen!

Gehen wir noch einen Schritt weiter, einen ganz entscheidenden. Wenn Sie alle Ihre Leidenspunkte akzeptieren können, spüren Sie eine Art innere Befreiung, ein inneres Aufatmen, eine Lösung von Spannung, eine Ruhe und Gelassenheit, vielleicht sogar einen Hauch von Glück.

Erkennen Sie jetzt: Es ist nicht nur alles in Ihrem Beruf in Ordnung. *Sie stehen in Ihrem ganzen Leben genau auf dem richtigen Platz!* Wer sein Leben grundlegend verändern möchte, der wird feststellen können, dass das *nur auf dem Platz möglich ist, auf dem man jetzt gerade ist.* Ihr ganzes Leben war ein einzigartiges Ausbildungsprogramm, um Sie genau auf den Platz zu stellen, auf dem Sie jetzt stehen. *Alle Erfahrungen in Ihrem Leben waren wichtig, um so zu sein, wie Sie jetzt sind.* Und wenn Sie jetzt mit sich rundherum zufrieden sind, dann ist auch Ihr ganzes Leben bis zu dem Punkt *Jetzt* in Ordnung! Wenn Ihnen das bewusst ist, dann könnten Sie Ihrem Leben jetzt ein ganz herzliches „Dankeschön!" senden.

Neue Zufriedenheit im Job

Bevor Sie großartige Aufgaben lösen können,
gilt es, die kleinen Aufgaben großartig zu lösen.

Wohin die Lösung Ihrer Berufskrise Sie am Ende auch führen mag, sie nimmt immer den Weg, *der Sie zu neuer Zufriedenheit bei Ihrer Arbeit führt.* Lassen Sie mich das genauer begründen:

Sie haben erkannt, dass *Sie auf dem richtigen Platz sind.* Wenn Sie diese Position wirklich *optimal ausschöpfen,* dann öffnen sich Ihnen Türen für Besseres. Vielleicht werden Sie endlich befördert und Sie können alles in einem neuen Licht sehen. Vielleicht werden Sie auch bald Ihren Beruf wechseln. Doch auch dann macht es mehr Sinn, wenn Sie jetzt noch einmal alles geben! Gehen Sie an die Grenzen dessen, was Ihnen Ihre Arbeit zu bieten hat. *Denn erst dann, wenn Sie die Grenzen ganz ausschöpfen, können Sie diese überwinden.* Die Alternative wäre, sich im Kreise zu drehen. Und das ist kein optimaler Ausgangspunkt, um die Berufskrise zu lösen, einen wirklich zufrieden stellenden Ausweg zu finden.

Alles ist in Ordnung. Das ist die eine Seite – und die andere: *Alles, was mich in irgendeiner Weise „stört", ist eine Botschaft des Lebens.* Es gilt gerade jetzt, *diese Botschaften wahrzunehmen und zu deuten.*

- Welches ist die Frage?
- Welches ist die Herausforderung?
- Welches ist die Botschaft?
- Welches ist die Chance zum Wachstum?

Da ist zum Beispiel ein Kollege, der nicht mehr grüßt. Das hat mich genervt. Das ist (als Realität) jetzt in Ordnung. Aber es stört die Zufriedenheit in meinem Job. Wenn er grüßen würde, wäre es schöner. Also: *Welches ist die Frage? Welches ist die Herausforderung? Welches ist die Botschaft? Welches ist die Chance zum Wachstum?*

Die Frage: Spiegelt das Verhalten Ihres Kollegen irgendetwas in Ihrem eigenen Verhalten wider? Welchen Menschen gegenüber sind Sie kühl? Oder vielleicht genau das Gegenteil: Inwiefern sind Sie aufdringlich freundlich? Reagiert er einfach auf Ihre Aufdringlichkeit? Verhält er sich auch anderen Kollegen gegenüber so? Warum stört Sie sein Verhalten?

Die Herausforderung: Was könnten Sie tun, um ihn zu einem anderen Verhalten Ihnen gegenüber zu bewegen? Wie wäre es mit einem Kompliment? Kennen Sie sein Hobby? Könnten Sie ihm etwas schenken? Sollten Sie ihn anders grüßen? Wie wäre es mit einem inneren „Friede sei mit dir!", wenn Sie an ihn denken?

Die Botschaft: Alles, was Sie stört, hat etwas mit Ihnen selbst zu tun. Sie können den anderen nicht ändern, nur sich selbst. Aber indem Sie sich selbst ändern, ändert sich alles um Sie herum (über kurz oder lang).

Die Chance zum Wachstum: Die Augen offen halten für solche Widerspenstigkeiten des Lebens und sie als Aufforderung verstehen, Fesseln zu sprengen, Grenzen zu überwinden, um im eigenen inneren Wachstum voranzukommen. Sie kommen so in Ihren Lebensfluss! Und wenn Sie dem Leben vertrauen, dann wird dieser Fluss Sie jetzt zum Ziel Ihres Lebens tragen.

Allein diese vier Fragen können all Ihre Probleme im Beruf lösen und Ihnen zu neuer Zufriedenheit verhelfen. Diese Zufriedenheit wird Ihnen die Kraft geben, Ihr berufliches Leben ganz zu transformieren. Was könnten solche *Maßnahmen der Transformation* sein?

Erste Maßnahme: Geben Sie sich eine bestimmte Zeit (z.B. acht Monate) und verpflichten Sie sich, *Ihre Arbeit zu 120 % optimal zu erfüllen!* Das heißt, mehr zu tun, als es Ihre Pflicht ist! Geben Sie allen und auch Ihrer jetzigen beruflichen Tätigkeit noch einmal eine optimale Chance und seien Sie ein Vorbild. *Reizen Sie Ihren Job so weit aus, dass das mögliche Höchstmaß an Erfüllung für Sie dabei herausspringt.*

Zweite Maßnahme: Schaffen Sie um sich eine Atmosphäre der Sympathie. Es darf niemanden geben, den Sie nicht grüßen. Alle sind einen herzlichen Gruß wert. Vielleicht entwickeln Sie neue

Kreativität, indem Sie zum Gruß keine Floskeln verwenden, sondern immer neue Grußformeln kreieren.

Sie werden für Ihre Kollegen und Mitarbeiter eine unwiderstehlich sympathische Persönlichkeit, indem Sie bei *den anderen* sympathische Eigenschaften entdecken und es ihnen auch sagen. Werden Sie ein Weltmeister im Kompliment-Machen. Doch Vorsicht: Tun Sie dies nicht aus Berechnung, sondern aus ganzem Herzen. Sagen Sie, was Sie wirklich bewundern – und dann erwarten Sie *nichts*. Gehen Sie nicht davon aus, dass Sie Ihre Saat am gleichen Tag noch ernten können. Irgendwann wird auch ein noch so versteinertes Herz weich werden und Ihnen Sympathie entgegenbringen. Auch Geduld ist eine wichtige Tugend, die Sie jetzt erlernen könnten.

Dritte Maßnahme: Es geht nicht darum, zu kämpfen, weil im Kampf alles eskaliert. Aber es kann auf der anderen Seite auch nicht darum gehen, alles einzustecken. Es ist wichtig, dass Sie für sich klar definieren, wo die Grenzen sind: *Was können Sie nicht mehr erlauben und durchgehen lassen?* Lernen Sie, *Gegenmaßnahmen* zu ergreifen, wenn Ihre Persönlichkeit verletzt wird.

Ergreifen Sie Gegenmaßnahmen nie dann, wenn Sie in Wut sind. Überschlafen Sie alles erst und dann ergreifen Sie angemessen die Maßnahmen zu Ihrem Schutz. Dabei geht es um *Ihren Schutz und um den Respekt des anderen vor Ihnen* – und nicht um verletzende Angriffe auf andere.

Vierte Maßnahme: Werden Sie in Ihrer Arbeit kreativ, selbst wenn die Aufgabenstellung langweilig sein sollte. Sie können auch aus der kleinsten Gesprächsnotiz etwas Aufsehen Erregendes machen. Verwandeln Sie ab jetzt sogar alle kleinen Aufgaben *in etwas Großartiges* – nach dem Motto: „Alles, was ich tue, ist es wert, auf großartige und achtungsvolle Weise getan zu werden".

Fünfte Maßnahme: Stellen Sie sich ständig die Frage: „Wie geht es besser?" Lernen Sie so, Ihr Leben zum Bündnispartner zu gewinnen. Ihr Leben unterstützt Sie, aber es braucht auch konkrete Aufgaben von Ihnen!

Stellen Sie sich vor, Sie haben einen Ihnen dienenden Geist, der alle Ihre Wünsche erfüllen könnte. Aber Sie ignorieren ihn einfach, beachten ihn nicht, geben ihm keine Aufgaben. Also fragen Sie jetzt Ihren Geist: „Wie geht es besser?" Und Sie werden feststellen: Sie bekommen auf alle Ihre Fragen über kurz oder lang eine Antwort – häufig über Nacht! Sie werden überall kreative Lösungen finden! Schaffen Sie diese kreativen Lösungen erst in Ihrem Einflussbereich, an Ihrem Arbeitsplatz. Dann machen Sie Veränderungsvorschläge in Ihrer Firma. Aber – wie gesagt – bringen Sie erst einmal Ihren eigenen Arbeitsplatz in Ordnung.

Sechste Maßnahme: Machen Sie aus Ihrem Arbeitsplatz einen Ort der Kraft! Er muss Ihre Individualität ausdrücken! Pflanzen, Bilder, Sprüche, Kerzen, Aromalampe. Es ist der Ort, an dem Sie sich viele Stunden des Tages wohl fühlen wollen. Haben Sie die Möglichkeit, Entspannungsmusik zu hören? Vielleicht über einen Walkman? Ihr Arbeitsplatz sollte zu einer Oase in der Wüste werden. Ist das nicht eine tolle Möglichkeit, Initiative zu ergreifen?!

Gibt es für Sie Dinge, die eine ganz besondere Bedeutung haben (andere müssen es nicht wissen)? Haben Sie ein Tier, mit dem Sie sich identifizieren können (Löwe, Adler ...), Ihr ganz persönliches Krafttier? Stellen Sie ein Foto dieses Krafttieres auf.

Kleben Sie auf Ihren Telefonhörer einen Smiley. Kleben Sie an den Rand Ihres Bildschirms ein Herz. Wenn Ihr Blick darauf fällt, wissen Sie, dass Sie wieder ein paar Sekunden Ihren Atem wahrnehmen und ins Herz atmen können. Lassen Sie Ihrer Kreativität freien Lauf!

Siebte Maßnahme: Tun Sie auch etwas für sich! Tun Sie etwas für Ihren Körper, Ihre Gesundheit, Ihre Vitalität. So können Sie Stress und Konflikte im Betrieb viel besser verkraften. Entspannung, Bewegung, Ernährung, Entsäuerung – um nur ein paar Stichworte zu nennen. Genießen Sie Ihre Freizeit und bringen Sie diese Kraft mit an Ihren Arbeitsplatz.

Achte Maßnahme: Sie steht hier jetzt an letzter Stelle, weil sie in der hohen Kunst besteht, die Zufriedenheit an Ihrem Arbeitsplatz wirklich dramatisch zu verbessern.

Schreiben Sie sich auf ein Blatt alle festgefahrenen Konflikte aus der Vergangenheit auf: das, was Sie nicht verzeihen können, was Sie anderen immer noch nachtragen. Wahrscheinlich schätzen Sie den Anteil des anderen am Konflikt wesentlich größer ein als Ihren eigenen – sagen wir 80 : 20. Gerade wegen Ihres geringeren „Verschuldens", ergreifen Sie jetzt die Initiative und warten Sie nicht auf den anderen.

Fragen Sie zuerst, was *Ihr* Anteil an dem Konflikt war, und *verzeihen Sie sich* Ihre eigenen Fehler. Und dann *verzeihen Sie dem anderen.* Denken Sie daran: Was Sie sich selbst nicht verzeihen können, das können Sie anderen auch nicht vergeben. Wenn Sie das aus ganzem Herzen können, *dann gehen Sie auch persönlich auf diesen Menschen zu* und bitten ihn einfach um Entschuldigung: „Ich habe damals einen Fehler gemacht. Es tut mir Leid. Ich bitte um Entschuldigung." Sich offen entschuldigen können ist ein Zeichen charakterlicher Stärke! Sie können so richtig festgefahrene Konflikte aus der Vergangenheit lösen – sich richtig *erlösen.*

Nach der von Ihnen selbst gesetzten Frist (z.B. acht Monate) überprüfen Sie ganz sorgfältig:

- Habe ich wirklich mein Bestes gegeben oder ist meine Einstellung zu optimieren?
- Wäre es vielleicht besser, meine Frist noch einmal um einen bestimmten Zeitraum zu verlängern?
- Geht es mir allgemein besser, schlechter oder genauso wie vorher, seitdem ich diesen bestimmten Zeitraum festgelegt habe?
- Habe ich mein *Minimalziel* erreicht – das, was ist, zu akzeptieren, und mit dem, was ist, glücklich zu sein?
- Was hat sich in diesem Zeitraum *faktisch* verändert?
- Kann ich jetzt präzise bestimmen, womit ich bei meiner Arbeit zufrieden bin und was mich noch unzufrieden stimmt?
- Wie sehe ich jetzt meine Perspektive: *bleiben oder kündigen?* Was sagt mein Bauch dazu (Befürchtungen)? Was sagt mein Kopf dazu (Argumente pro und contra, oft Verwirrung)? Was sagt mein Herz dazu (Mut und Zuversicht)?

Mut zum Berufswechsel

Wenn Sie wirklich Ihr Bestes gegeben haben und sich immer noch (oder sogar erst recht) in einer beruflichen Sackgasse befinden, *dann sollten Sie jetzt Ihre Energie und Aufmerksamkeit darauf richten, Ihren Beruf zu wechseln.* Auch hier können Sie sich einen Zeitraum, eine Übergangszeit geben (z.B. zwölf Monate).

Doch auch in diesem Zeitraum leben Sie nach den Regeln, Ihren gegenwärtigen Arbeitsplatz so zufrieden stellend wie möglich zu gestalten. Aber Ihr Hauptaugenmerk, Ihre Aufmerksamkeit, Ihre gerichtete Energie gilt jetzt dem Berufswechsel.

Setzen Sie sich *bestimmte Ziele,* die Sie innerhalb dieser Zeit erreichen wollen:

- Besuchen Sie Abendkurse, um Berufskenntnisse, die Sie während Ihrer aktuellen Tätigkeit nicht gebraucht haben, wieder aufzufrischen.
- Planen Sie auch Abendkurse, um neue Fähigkeiten zu erlernen.
- Training Ihrer Intuition ist wichtiger als Bewerbungstraining. Denn wenn es stimmt, dass Sie in der nächsten Zeit Ihren Beruf wechseln werden, dann wartet Ihre neue Arbeitsstelle schon auf Sie! Durch Intuition können Sie mit Ihrem zukünftigen Arbeitsplatz bereits Kontakt aufnehmen. Und dann brauchen Sie sich auch nur ein einziges Mal zu bewerben, nämlich für die Arbeitsstelle, für die Sie vom Leben schon vorgesehen sind!
- Knüpfen Sie im Beruf und in der Freizeit neue Kontakte, gehen Sie auf andere Menschen zu, geben Sie dem Leben (Sie denken an Ihren dienstwilligen Geist!) eine Chance, Ihnen den Weg zu einem neuen Beruf zu weisen. Vielleicht ist Ihre neue Stelle nur einen einzigen neuen persönlichen Kontakt weit entfernt.
- Achten Sie darauf: Sie suchen ja nicht eine Stelle, die *jetzt* frei ist, sondern erst zum Beispiel in sechs Monaten! Vielleicht geht

jemand in Rente, in Mutterschaftsurlaub, und Sie können sich auf diese Stelle konkret vorbereiten.

- Prüfen Sie immer wieder: „Wofür bin ich geboren?" Sie haben eine Lebensaufgabe und die nächste Arbeit sollte Sie ein ganz gewaltiges Stück Ihrer Bestimmung näher bringen.
- Erstellen Sie *ein Anforderungsprofil für Ihre neue Arbeit.* Wenn Sie diese bei einem Versandhauskatalog bestellen könnten, wie müsste *die Bestellung konkret ausfallen,* damit Sie die richtige Arbeit vom Leben auch zugestellt bekommen? Formulieren Sie die Bestellung schriftlich und lesen Sie sie immer wieder.
  Versetzen Sie sich gedanklich schon in die Situation, wie Sie sich in der so erträumten Stelle fühlen würden. Probieren Sie Ihre Zukunft an und bestellen Sie Ihren neuen Arbeitsplatz beim Leben dann, wenn Ihr „anprobierter Maßanzug" 100 % passt.
- Lernen Sie auch, eine Zeitlang mit weniger Geld auszukommen. Reduzieren Sie vorsorglich Ihre Ausgaben z.B. um 20 % und tilgen Sie davon Schulden oder bauen Sie sich Reserven auf. Reduzieren Sie Ihr finanzielles Risiko frühzeitig. Vielleicht nehmen Sie für eine zufrieden stellende Arbeit eine gewisse Einkommenseinbuße in Kauf. Wenn Sie Ihre Ausgaben schon vorher reduzieren, wird es Ihnen leicht fallen.
- Besprechen Sie alles mit Ihrem Lebenspartner. Sie haben in ihr/ihm sicher eine/n sehr ernsthafte/n Kritiker/in. Das ist gut so! Wenn Sie Ihren Partner überzeugen und so auch mit seiner Hilfe rechnen können, dann haben Sie schon gewonnen!

Es ist auch eine Kunst, *den alten Arbeitsplatz mit Würde zu verlassen.* Denken Sie immer daran, was er für Sie bedeutet hat. Machen Sie sich auf alle Fälle *eine „Danke-Liste",* auf der Sie aufschreiben, was Sie Ihrer alten Arbeitsstelle zu verdanken haben. Gehen Sie nie im Groll. Halten Sie keine verletzenden Abschiedspredigten. Geben Sie ein Abschiedsfest und gehen Sie in Würde. Vielleicht bekommen Sie dadurch jetzt von Ihren Kollegen und Chefs die Achtung, die Sie sich immer gewünscht haben.

Aber es geht natürlich vor allem um Ihre eigene Seele. Und nur das, was man in Würde verlässt, hat man wirklich losgelassen und es hält einen in Zukunft nicht mehr fest.

Mut zur Selbstständigkeit

Die Lösung Ihrer Berufskrise kann auch der beherzte Schritt in die Selbstständigkeit sein.

Sich beruflich selbstständig zu machen ist eine grundlegende Lebensentscheidung. Sie hat das gleiche Gewicht wie die Entscheidung für die erste Berufsausbildung, für eine Heirat, für Kinder, ein Haus zu bauen.

Auch die Entscheidung zur beruflichen Selbstständigkeit kann eine spirituelle Entscheidung sein: Sie werden wahrscheinlich viel äußere Sicherheit einbüßen müssen. Um damit leben zu können, brauchen Sie *innere Sicherheit, d.h. ein gewisses spirituelles Wachstum.* Wenn die berufliche Selbstständigkeit ganz bewusst als spiritueller Weg ergriffen wird, dann wird dieser Schritt immer zum Erfolg führen.

Selbstständigkeit ist nur dann verführerisch, wenn ihr vor allem finanzielle Ambitionen zugrunde liegen. Ein passionierter Lehrer kündigt, um in der Immobilienbranche als selbstständiger Makler „das große Geld" zu machen. Kaum vorstellbar, dass das funktioniert, da hier gleich zwei fundamentale Fehler gemacht werden: ein Lehrer ist ein Lehrer und kein Immobilienmakler. Er wird sich nie in diesem Job wohl fühlen, auch wenn er tatsächlich damit viel Geld verdienen sollte. Da, wo das Geld an erster Stelle steht und nicht die eigene Passion, kann keine gute Arbeit geleistet werden. Die Wahrscheinlichkeit ist groß, dass der „fremd gehende Lehrer" nicht nur seine Berufung verfehlt hat, sondern sein Abenteuer Selbstständigkeit zu einem ganz bösen Erwachen führt.

Berufliche Selbstständigkeit ist nicht grundsätzlich etwas Besseres, sondern nur für den Unternehmertyp wirklich wertvoll.

Sind Sie der Typ des selbstständigen Unternehmers? Können Sie im Privaten komplexe Aufgaben selbstständig lösen (z.B. als Bauherr beim Eigenheim) oder haben Sie in Ihrer Firma bereits komplexe Projekte selbstständig geleitet? Sind Sie von Ihrem Typ her eher ein Selbstständiger oder ein Angestellter?

Als Selbstständiger arbeiten Sie entweder allein (z.B. als Berater sogar von zu Hause aus oder in einer kleinen Kanzlei mit vielleicht einer einzigen Bürokraft), in einem gleichberechtigten Kleinteam oder Sie haben eine Firma mit vielen Angestellten. Also auch das Feld beruflicher Selbstständigkeit ist sehr breit. Was passt eher zu Ihnen?

Definieren Sie also für sich selbst (und probieren Sie es innerlich wieder an):

- Möchte ich nicht nur der Chef meines inneren Lebens, sondern auch meines äußeren Lebens sein? Ist Selbstständigkeit wirklich das Richtige für mich? Ist es ein „Anzug, der mir passt"?
- Bin ich der Typ des Unternehmers, der Unternehmerin? Nehme ich sonst auch alles selbst in die Hand?
- Warum dulde ich keinen Chef über mir? Ist es Trotz oder bin ich aus diesen Schuhen herausgewachsen?
- Will ich vor allen Dingen allein arbeiten oder mit anderen Geschäftspartnern (in einer Gemeinschaftspraxis) zusammen?
- Arbeite ich von zu Hause aus oder in einem Büro? Was ist hier und was ist dort vorteilhafter?
- Was sagt mein/e Lebenspartner/in dazu? (Regel: Finde erst deinen eigenen Weg und dann die Menschen, die dich dabei begleiten können.)

Im nächsten Schritt wäre es wichtig, *das grundlegende Motiv* zu erkennen, zum Beispiel: Ich mache mich selbstständig:

- weil ich einen wertvollen Beitrag für die Menschheit leisten möchte;
- weil ich anderen helfen möchte;
- weil ich nur so meinen eigenen Weg gehen kann;
- weil ich auf diesem Weg schneller reich werden und mich früher zur Ruhe setzen kann;
- weil ich berühmt werden möchte;
- weil ich ein in jeder Hinsicht selbstbestimmtes Leben führen möchte;
- weil ich mir nichts diktieren lassen möchte;
- damit ich meine Zeit absolut frei einteilen kann;
- damit ich meinen Lebenstraum erfüllen kann;
- damit ich anderen beweisen kann, was in mir steckt. Usw.

Schreiben Sie Ihre Motive auf und unterscheiden Sie bei Ihrer Liste *ideelle Ziele* (anderen Menschen, meinem Lebenstraum dienen) und *materielle Ziele* (viel Geld verdienen).

Lassen Sie sich niemals von der Frage in die Irre führen: „Wobei verdiene ich am meisten?“, sondern fragen Sie sich: „Was erfüllt mich am meisten?“ Manche Menschen haben einen guten Job aufgegeben, weil sie plötzlich von materiellen Zielen geblendet wurden, glaubten in der beruflichen Selbstständigkeit über Nacht reich werden zu können, und haben dann *alles* verloren.

Andere wollten sich selbstständig machen und waren am Ende in bestimmten Unternehmensketten doch nur formal selbstständig. Kaum mehr Freiheit als ein leitender Angestellter, aber mit dem ganzen eigenen Vermögen haftend.

Achten Sie darauf, dass Ihre ideellen Ziele wirklich im Vordergrund stehen! Machen Sie sich auch nicht um der Selbstständigkeit willen selbstständig, sondern weil Sie nur so Ihren Lebenstraum erfüllen können.

Lesen Sie auch ein paar Biographien von Menschen, die den Weg in die Selbstständigkeit geschafft haben. Studieren Sie vor allem, welche Hindernisse aufgetaucht sind und wie sie diese gemeistert haben.

Und dann bereiten Sie sich systematisch vor!

- Entscheidend ist natürlich die eigene Geschäftsidee. Das ist das A & O. Achten Sie von vorneherein darauf, Ihre Idee möglicherweise patentieren zu lassen.
  Doch viele belassen es bei der Ausarbeitung einer Geschäftsidee. Ein selbstständiges Unternehmen steht jedoch nicht nur auf dieser Säule. Vorbereiten bedeutet auch, die anderen Säulen des Unternehmens im Boden und Fundament zu verankern.
- Beginnen Sie ab *jetzt*, Ihre privaten Einnahmen und Ausgaben genau aufzuschreiben. Als Selbstständiger werden Sie eine präzise Buchhaltung führen müssen. Das können Sie jetzt schon mit Ihren Finanzen trainieren. Auf diese Weise bekommen Sie diese vielleicht zum ersten Mal in den Griff. Das ist eine unabdingbare Voraussetzung, um sich selbstständig zu machen.
- Bereiten Sie sich finanziell auf die Selbstständigkeit vor: möglichst keine Kredite mehr, Aufbau von Reserven, klare finanzielle Verhältnisse, Reduzierung der Ansprüche, eine neue Bescheidenheit erproben.
- Fangen Sie so weit wie möglich nebenberuflich an! Was ist zur Vorbereitung Ihrer Selbstständigkeit alles schon von zu Hause aus möglich? Wenn Sie eine Beraterpraxis eröffnen wollen, dann können Sie schon Monate vorher Vorträge halten und sich durch Fachartikel oder in der Publikumspresse bekannt machen. So können sie schon mit dem Tag der Eröffnung vollkommen ausgebucht sein. (Sagen Sie nicht „Unmöglich!“, sondern denken Sie es durch!)
- Stecken Sie Ihr Geld nie in „Geschäfts-Fassaden“ (tolles Büro, super Geschäftswagen, Geschäftsausstattung), sondern nur in

Investitionen, die schnell wieder Geld einbringen. Sie wollen durch Ideen und Klugheit überzeugen und nicht durch Blendwerk. Sie werden Profis sowieso nur mit echtem Können und Kompetenz beeindrucken und nicht mit von der Bank geborgten Erfolgs-Insignien.

- Versuchen Sie mit so wenig privatem Kredit auszukommen wie irgend möglich. Jede gute Idee muss sich von selbst tragen. Je überzeugender Ihre Idee (und Ihre Persönlichkeit) ist, desto eher finden Sie auch einen Geschäftspartner, der sich um die finanzielle Seite kümmert und als Investor in das Geschäft einsteigt.

- Und noch ein nicht zu unterschätzender Rat: Entledigen Sie sich aller Süchte, die Sie noch haben! Hören Sie auf zu rauchen, trinken Sie keinen Alkohol mehr. Als Selbstständiger brauchen Sie eine absolut robuste Gesundheit.
  Machen Sie daraus *ein Training für Ihre innere Stärke:* Solche Laster abzulegen sollte doch erheblich leichter sein, als ein Unternehmen zu gründen und zum Erfolg zu führen! Das sollte doch für Sie ein Kinderspiel sein! Machen Sie Ihre schlechten Gewohnheiten zum ersten Prüfstein Ihrer Fähigkeit, Ihr Leben nach Ihren Wünschen zu gestalten. Sie werden in den ersten Monaten und Jahren eine vitale Gesundheit brauchen. Eignen Sie sich *vor* dem Schritt in die Selbstständigkeit gesundheitsförderliche Lebensgewohnheiten an.

- Beteiligen Sie von Anfang an Ihre/n Lebenspartner/in an diesem Projekt der Selbstständigkeit. Es sollte, wenn immer möglich, ein „gemeinsames Kind" sein. Machen Sie den neuen Beruf zu einem Familienunternehmen! Wenn Sie hier keinen Rückenwind bekommen, dann kann das Ihre Ehe und Ihr Geschäft gleichermaßen gefährden und Sie später durch Scheidung und Konkurs um Jahre zurückwerfen.

Auch in der Vorbereitungszeit für eine berufliche Selbstständigkeit kann sich in Ihrem jetzigen Beruf etwas sehr dramatisch ändern, selbst wenn niemand in Ihrer Firma davon etwas mitbekommt. Sie strahlen eine ganz andere Energie aus!

Arbeit, die Freude macht

Es gibt keinen Weg zum Glück.
Glück ist der Weg.

Buddha

Den Weg der Freude, den Weg des Glücks zu gehen, ist eigentlich das größte Lebensgeheimnis.

Gerade in der ziel- und erfolgsorientierten Berufswelt geht meistens der Sinn für das Wesentliche verloren: Freude und Glück nicht erst als zukünftiges Lebensziel zu sehen und damit zu verfehlen, sondern bei jedem Schritt zu erfahren.

Wir stehen wieder da, wo wir am Anfang unseres Themas waren: „Tue bei der Arbeit, was dir Freude bereitet!" aus dem Tao-Te-ching. Diese Forderung aus der chinesischen Weisheitslehre ist jetzt sicher keine Lachnummer mehr, sondern „bitterer Ernst". Nein, Spaß beiseite: Wenn wir unsere Berufswelt Schritt für Schritt verändern wollen (und es kommt auf jeden an!), dann kann es nur auf dem Weg der Freude und des Glücks sein.

Heute heißt es: „Erst die Arbeit, dann das Vergnügen." Man ist heute immer noch der Auffassung, wenn man an einer Tätigkeit Freude hat, dann kann es keine Arbeit sein, sondern bestenfalls ein Hobby. Letztlich definieren wir Arbeit als etwas, wofür man bezahlt wird! *Geld* macht Arbeit zur Arbeit! Und wenn Arbeit etwas Freudloses ist, was für eine Einstellung haben wir dann zu Geld, das wir als „Äquivalent" für diese Arbeit bekommen?!

Mehr noch: Wir haben eine fatale Gleichung: Arbeit = Geld = Zeit. *Materialistisch orientierte Arbeit macht alles in dieser Gleichung zur Last, zum Frust, zum Mangel, zur Quelle von Stress und Unzufrieden-*

heit, Unglück, Ärger und Sorge. Wenn umgekehrt *Arbeit zu einer Quelle der Freude* wird, dann ändert sich auch die Qualität dieser Gleichung! Es käme einer Revolution auf diesem Planeten gleich!

Aber Freude kann man nicht diktieren! Den Weg der Freude kann nur jeder Einzelne für sich entdecken und gehen. Und das ist erst einmal *die Hinwendung nach innen,* die Entdeckung dieser Quelle in sich selbst. Bevor wir unsere äußere Arbeit zu einem Ausdruck der Lebensfreude machen können, werden wir ein Stück *innerer Arbeit* leisten müssen, um an diese Quelle der Freude heranzukommen: *alles loslassen, was unsere Lebensfreude behindert!* Und diese „innere Arbeit" bedeutet nichts anderes, als uns auf unsere Spiritualität, unser Herz zu besinnen.

Wie nahe sind Sie schon an Ihrer Quelle der Freude? Bitte prüfen Sie folgende Affirmationen. Können Sie ihnen schon uneingeschränkt zustimmen?

- Ich bin offen für uneingeschränkte Lebensfreude.
- Ich bin es wert, Freude zu erleben.
- Ich freue mich, dass ich mich selbst annehmen kann.
- Ich liebe mich so, wie ich bin.
- Ich stehe zu mir und gehe meinen Weg voller Freude.
- Ich bin mein bester Freund/meine beste Freundin.
- Ich bin liebenswert und ich fühle mich geliebt.
- Ich freue mich daran, selbstverantwortlich zu sein.
- Ich bin für meine Mitmenschen eine Quelle der Freude.
- Immer mehr Freude geht von mir aus und immer mehr Freude kehrt zu mir zurück.
- In jeder Situation erkenne ich etwas Gutes. Das erfreut mich.
- Ich freue mich und bringe Freude in das Leben meiner Mitmenschen.

- Ich fühle die unversiegbare Quelle der Freude in mir.
- Mein Herz hüpft vor Freude.
- Ich übe mich darin, mein Leben mit immer mehr Humor zu genießen.
- Meine Beziehungen zu anderen Menschen erfreuen mich immer mehr.
- Ich freue mich auf meine Arbeit.
- Meine Arbeit ist Ausdruck meiner Freude und erfreut andere Menschen.
- Die Beziehung zu meinen Arbeitskollegen und Mitarbeitern ist voller Freude.
- Ich führe jede Aufgabe mit Freude aus.
- Ich sehe in jeder Aufgabe eine Herausforderung, andere zu erfreuen.
- Ich freue mich, dass ich mich freuen kann.

Der Weg der Freude zeigt, dass jeder Einzelne diesen Weg für sich gehen muss, dass es aber auch auf jeden Einzelnen ankommt. Wir brauchen eine „kritische Masse" von Menschen, für die der Beruf, die Arbeit wieder reine Freude ist, Ausdruck ihres Lebensglücks.

Freude und Glück sind wie ein Kompass. Ob wir auf dem *richtigen* Weg sind oder auf dem Holzweg, einem Irrweg, der uns in den Sumpf lockt, das erkennen wir gerade daran, ob wir *bereits auf dem Weg glücklich sind.*

Vom Beruf zur Berufung

> Wer Großes vollbringen will, muss leben,
> als ob er niemals sterben würde.

Der Arbeitsplatz ist gedacht als Ort der Freude und der Selbstverwirklichung. Und Sie werden dann auch noch dafür bezahlt, dass Sie das tun, was Ihnen ohnehin am meisten Freude bereitet. Denn der Beruf sollte etwas sein, *wofür* man lebt, und nicht nur etwas, *wovon* man lebt. Dann wird der Beruf zur Berufung und man führt ein erfülltes Leben.

Natürlich setze ich mich in einem Beruf, der meine Berufung ist, auch nie zur Ruhe. Denn warum sollte die Freude aufhören, wenn ich ein bestimmtes Alter erreicht habe?

In dem Wort „Beruf" ist das Wort „Ruf" enthalten. Irgendwann muss ich mich entscheiden, ob ich bereit bin, dem Ruf auch zu folgen. Ich sollte mir auch bewusst machen, als *wer* ich diesem Ruf folgen will. Ich muss mich entscheiden, ob ich mein *Ego* oder mein wahres *Selbst* glücklich machen will.

Will ich mein *Ego* glücklich machen, dann suche ich möglichst kurze Arbeitszeiten, möglichst wenig Anstrengung, Auszeichnungen, Beförderung, viel Urlaub und natürlich auch viel Geld und eine hohe Rente. Ich wünsche mir ein hohes Ansehen und Anerkennung, Überlegenheit, ich will geliebt werden. Ich bin bereit, dafür Kompromisse zu machen, mich nach den Gegebenheiten zu richten.

Will ich mich *selbst* glücklich machen, dann gibt es keine Kompromisse mehr, dann muss alles stimmen. Berufliches Image ist unwichtig. Es kommt darauf an, im Einklang mit sich selbst und der Schöpfung zu leben und darin Erfüllung zu finden. Habe ich mich dafür entschieden, dann freue ich mich jeden Morgen auf die Arbeit. Denn mein Arbeitsplatz ist ein Ort meiner Selbstverwirklichung. Natürlich gestatte ich dem Leben, mich gut dafür zu bezahlen, dass ich das tue, was mir ohnehin am meisten Freude bereitet.

Denn weil diese Art der Berufung eine helle Freude ist, bin ich auch sehr erfolgreich und finde Erfüllung in meinem Tun. Erfüllung braucht auch den beruflichen Erfolg. So ist es gedacht.

Um endgültig den Schritt zu Ihrer Berufung zu finden, können Sie sich fragen:

- Was kann ich besonders gut? Welche Fähigkeiten, Talente und Kräfte besitze ich?
- Was bereitet mir besondere Freude? Welches sind meine Hobbys? Meine Wünsche? Was möchte ich den ganzen Tag tun? Was begeistert mich so richtig? Was würde ich tun, wenn ich ab sofort 5.000 € Rente im Monat bekäme?
- Welche Ausbildung habe ich? Welche Ausbildung sollte ich haben? In welche Krisen und Schwierigkeiten hat mich mein Leben geführt? Welche Lektionen hat es mir erteilt? Von welchen begrenzten Vorstellungen sollte ich mich lösen?
- Welche Chancen bietet mir das Leben, das zu tun? Bisher – in diesem Augenblick – in Zukunft?
- Auf welchen Platz hat mich das Leben gestellt? Wie kann ich diesen Platz noch besser ausfüllen? Was sollte ich lernen? Was sollte ich verlernen?
- Wenn ich mein Leben noch einmal beginnen könnte, was würde ich dann anders machen?
- Welches wäre mein Wunschtraum? Wie sieht mein erwünschter Endzustand aus? Wie sieht meine Wunschbiografie aus? Wie mein Leben als Meisterwerk – gar als Kunstwerk?
- Welche Konsequenzen ergeben sich daraus? Was würde ich unter diesen Umständen meinem besten Freund/meiner besten Freundin raten?
- Was hindert mich eigentlich noch daran, das zu tun? Wann bin ich bereit, das Notwendige zu unternehmen?

Machen Sie sich zum König Ihres Königreichs. Spielen Sie die Hauptrolle in Ihrem Leben. Schreiben Sie Ihr Drehbuch selbst!

Dann können Sie auch sagen, dass Sie richtig in *Ihren Beruf verliebt* sind. Dann sind Sie überrascht, dass es leider schon Feierabend ist und Sie jetzt die Tätigkeit unterbrechen müssen, die Sie fasziniert und gefesselt hat. Sie erwarten schon ganz ungeduldig den nächsten Tag, damit Sie Ihre Tätigkeit fortsetzen können.

Wahres Glück ist, das Leben zu genießen, unabhängig von den Umständen! Besonders wichtig dabei ist, nicht nur seinen Beruf zur Berufung zu machen, sondern seine Tätigkeit als Weg zur Selbstverwirklichung zu erkennen. *So wandelt sich der Arbeitsplatz von einer Einkommensquelle über den Ort der beruflichen Entwicklung zum Raum für persönliche Entfaltung, zum Ort der Entdeckung des Lebens und der eigenen Erfüllung.*

Dann brauchen Sie auch nie mehr zu *arbeiten,* Sie müssen nie mehr etwas Ungeliebtes tun, haben Urlaub für immer und gehen den Weg der Freude. Vertrauen Sie sich der Freude an und lassen Sie sich von ihr führen. So können Sie sich *selbst* nicht mehr verfehlen.

Gemütskrisen

Gib jedem Tag die Chance, der schönste deines Lebens zu werden!

Schon als Kind wurde uns immer wieder gesagt, dass wir uns nicht von unseren Gefühlen überwältigen lassen dürften. „Ein Junge weint nicht", oder: „Nimm Dich zusammen" und Ähnliches prägte sich uns so tief ein, dass es unbewusst unser Verhalten bestimmte und meist auch heute noch bestimmt. Sie brauchen nur einmal in einer Gesellschaft so richtig von Herzen laut zu lachen, wenn Ihnen danach zumute ist und Sie werden von allen Seiten erstaunte, oder oft sogar missbilligende Blicke ernten. Es gilt einfach als unfein, in der heutigen Zeit Gefühle zu haben, und wenn man sie schon hat, so sollte man sie zumindest verschämt verbergen. Als sei es ein Makel, noch lebendige Gefühle zu haben.

Es ist daher an der Zeit, dass wir lernen, wieder zu unseren Gefühlen zu stehen, sie nicht länger zu kontrollieren und zu unterdrücken, sondern ihnen zu gestatten, sich natürlich auszudrücken. Wer sich und seine Gefühle so kontrolliert, der schneidet sich selbst von der Quelle des Lebens in sich ab und verliert so die Verbindung zu seinem inneren Wesen und der „inneren Führung". Er lebt aus dem Kopf, mit all seinen Folgen.

Sobald wir unsere Gefühle nicht mehr kontrollieren oder unterdrücken, werden wir freier und lebendiger. Es kann durchaus sein, dass da gelegentlich auch weniger schöne Gefühle ans Licht kommen, doch solange es sie gibt, sind sie ein Teil von uns, den wir nicht länger verleugnen sollten, weil dieser Teil sich sonst unbewusst auslebt. Besser ist es, überhaupt nicht mehr zu urteilen, sondern jedes Gefühl liebevoll anzunehmen, als Teil unserer Wirklichkeit, es an der Hand zu nehmen und sinnvoll zu lenken.

Gefühle – ein wunderbares Frühwarnsystem

Wer seinen Gefühlen nicht erlaubt, sich auszudrücken, lebt wie ein Gefangener, der sich nicht bewegen kann. Diese emotionale Bewegungslosigkeit erzeugt ein Gefühl des Erstickens und der Ausweglosigkeit bis hin zur Depression. So zu leben ist sehr schmerzvoll und bedrückend. Gefühle sind nun mal von Natur aus laut, bunt, stark und ausdrucksvoll; jedes Gefühl hat seine Berechtigung, und wenn es nicht auf natürliche Weise ausgelebt wird, wird es körperliche und seelische Veränderungen bewirken.

Freude und Lust stärken, Angst und Stress schwächen, aber Sie bestimmen, für welches Gefühl Sie sich entscheiden. Wie wir auf Lebensumstände, auf privaten oder beruflichen Druck reagieren, hängt von unserer charakterlichen Grundstruktur ab. Doch auch die ist nichts anderes, als das Ergebnis der Summe unserer Entscheidungen und des Selbstbildes, das daraus entstanden ist. Spannungen und Belastungen sind im Leben unvermeidlich, sind eher eine Herausforderung, Teil des Unterrichts in der „Schule des Lebens“. Ob sie zu einer Krise führen, liegt allein daran, wie wir damit umgehen.

Dabei stellen unsere Gefühle ein wunderbares „Frühwarnsystem“ dar, das uns rechtzeitig auf unerledigte, ungelebte Energien in uns aufmerksam macht. Das Gegenteil von einem ungelebten Gefühl ist ein Gefühl, das spontan entsteht und voll zum Ausdruck gebracht wird. Wenn Sie ärgerlich sind, sollten Sie nicht lächeln, nur weil das die Höflichkeit oder Ihre Erziehung verlangt. Wenn Sie traurig sind, dann weinen Sie, anstatt „sich zusammenzunehmen“. Bringen Sie so Ihre Gefühle auf natürliche Weise wieder in Harmonie.

Die Kontrolle unserer Gefühle ist die stärkste Form von Selbstverleugnung, weil sie ständig geschieht, wenn wir es uns einmal zur Gewohnheit gemacht haben, bis wir letztlich unsere wahren Gefühle nicht mehr wahrnehmen können, sondern nur noch unser antrainiertes Verhalten. So stumpfen allmählich unsere natürlichen Gefühle ab. Es ist wie ein kleiner Tod, der mit jeder neuen Unterdrückung und Verleugnung zunimmt, bis die Vielfalt und Buntheit des Lebens einem grauen Alltag gewichen ist. Dann fragen wir uns sehnsuchtsvoll, wo denn die Freude geblieben ist, die wir in der Jugend doch so oft erlebt hatten und die erst das Leben wirklich lebenswert macht. Auch Freude ist nun mal ein Gefühl und kann nur empfunden werden, wenn wir unsere Gefühle zulassen.

Viele haben sich „Ersatzgefühle" zugelegt. Anstatt ihren Ärger zu leben, empfinden sie für den anderen Bedauern, dass er sich gehen lässt. Und wenn man sie fragt, wie es ihnen geht, dann antworten sie so lange „großartig", auch wenn es ihnen in Wirklichkeit schlecht geht, bis sie sich ganz von ihrer inneren Wirklichkeit entfernt haben. Es ist so, als seien ihre Gefühle irgendwo „stecken geblieben".

Natürlich spürt jeder, dass da etwas nicht stimmt, aber solange er bestimmte Gefühle auf keinen Fall zulassen will, werden die angenehmen und erwünschten Gefühle ebenfalls ungelebt bleiben. Menschen, die ihre Gefühle ständig verleugnen, fallen in eine Art Schlaf, sie gehen wie Schlafwandler durchs Leben, getrennt von der Wirklichkeit und Lebendigkeit ihres wahren Seins. Irgendwann wissen sie selbst nicht mehr, was da falsch ist, was sie eigentlich wollen, und so kann es ihnen auch kein anderer recht machen. Das ist ein sehr hoher Preis für den „emotionalen Schutzmantel", den sie sich umgehängt haben. Darunter aber liegen Schicht um Schicht ihre wahren Gefühle, bereit aufzutauchen und das Leben wieder bunt und lebenswert zu machen.

Warum aber fürchten wir uns vor der Lebendigkeit des Lebens mit seinen damit verbundenen Gefühlen und Erfahrungen? Weil wir vor der Stärke unserer Gefühle Angst haben, Angst, die Kontrolle zu verlieren. Dabei wäre das das Beste, was uns passieren könnte. Weil wir ahnen, dass das Bild, das wir uns von uns und unserer Bedeutung gemacht haben, nicht der Wirklichkeit entspricht und wir nicht bereit sind, unserer eigenen Kleinheit ins Gesicht zu schauen. Aber nur dann hätten wir eine Chance, unsere Großartigkeit und Einmaligkeit zu „ent-decken". Wir haben Angst vor der inneren Leere und dem ständigen Hunger nach uns selbst, nach einem Leben in Freiheit und Wirklichkeit. Und weil wir mit der Intensität der jahrelang unterdrückten Gefühle nicht mehr umgehen können, suchen wir einen anderen Weg, sie zu beherrschen. Wir begeben uns in Behandlung und nehmen Pillen, um die Gefühle besser „beherrschen" zu können. Der emotionale Schmerz im Inneren wird dadurch immer noch größer, und irgendwann müssen wir uns der Aufgabe stellen, zu sein, wer wir sind.

Der Dialog mit sich selbst

Vielleicht haben Sie jetzt den Mut, einmal in einen Dialog mit sich selbst einzutreten und über Ihre Gefühle zu sprechen. Machen Sie sich doch einmal bewusst, was geschehen würde, wenn Sie fühlten, was Sie fühlen? Die Antwort könnte lauten: Ich habe Angst, dass ich dann verletzend werde.

Was könnte passieren, wenn ich jemanden verletzen würde? Er könnte sich von mir abwenden und mich allein lassen.

Was wäre daran so schlimm? Ich wäre auf mich selbst angewiesen.

Und warum sollte das nicht gut sein? Weil ich mich dann mit mir befassen müsste.

Aber das könnte doch auch sehr interessant sein. Ich weiß nicht, ob ich das sehen will, was ich dann sehen würde.

Finde es doch einfach heraus!

Bei einem solchen inneren Zwiegespräch können wir erkennen, dass Teile von uns noch nicht erwachsen sind und ängstlich auf die Anforderungen des Lebens reagieren. Wir können in einem solchen Gespräch dieses „innere Kind" liebevoll an der Hand nehmen, ihm Mut machen und ihm helfen, sich der Vielfalt des Lebens auszusetzen. Sehr oft finden wir dort eine tiefe Trauer, ein lange unterdrücktes Weinen, aber wenn wir es einfach zulassen und weinen, solange Tränen kommen, erlösen wir die lange unterdrückten Energien und fühlen uns wieder leicht und frei.

Lassen wir uns auf unsere Gefühle ein, dann kommen sie anfangs nur zögernd zum Vorschein, so, als ob sie es noch nicht glauben könnten, dass sie einfach sein dürfen. Doch von Mal zu Mal werden die Gefühle stärker, bunter und lebendiger, bis sie sich wieder wie gesunde Kinder spontan austoben. Dabei werden Sie wahrscheinlich feststellen, dass es anscheinend nur vier grundlegende Emotionen gibt: Freude, Angst, Kummer und Wut. Andere Gefühle, wie Ekel oder Schuldgefühle sind eher die Folge davon. Kummer und Angst machen eng, Freude und Wut machen weit.

Psychohygiene – die Reinigung der Innenwelt

Wenn ich lebendige Gefühle nicht zulasse, blockiere ich damit einen Teil meiner Lebensenergie. Je mehr Gefühle ich nicht zulasse, desto größer wird der Teil der blockierten Lebensenergie und umso kleiner der Teil, der mir noch zum Leben übrig bleibt. Wenn ich wieder wirklich leben will, bleibt mir kein anderer Weg, als meine Gefühle, und damit mein lebendiges Sein wieder ungehindert geschehen zu lassen.

Der erste Schritt dazu ist, Gefühle ernst zu nehmen, zu erkennen, dass sie sind und dass sie damit ein Teil der Wirklichkeit sind – meiner Wirklichkeit. Ich sage also Ja zu meinen Gefühlen und kann sie erst dann bewusst erleben. In einem zweiten Schritt kann ich mich von den Gefühlen verabschieden, die mir nicht mehr entsprechen, die mit meinem wahren Sein nicht übereinstimmen. Das kann so geschehen, dass ich mir meine Gefühle als Personen vorstelle, die unerwünschten höflich zur Tür begleite und hinauslasse und es bewusst genieße, im Kreise der Gefühle zu sein, die mir entsprechen, mit denen ich mich identifizieren kann.

So kommt man allmählich zur regelmäßigen Psychohygiene, der Reinigung der Innenwelt. Die Erkenntnis, dass regelmäßige Psychohygiene zur Erhaltung der seelischen Gesundheit des Menschen unverzichtbar ist, ist nicht neu. Auch auf geistig-seelischem Gebiet gibt es Infektionskrankheiten, ja regelrechte Seuchen, die sich ungehindert ausbreiten, wenn sie nicht durch Psychohygiene verhindert werden. Dazu gehört das abendliche „mentale Umerleben", in dem alle infizierenden Energien aufgelöst oder gar ins Gegenteil verkehrt werden, sodass sie nicht nur keinen Schaden mehr anrichten können, sondern sogar hilfreich sind. Das Ergebnis ist seelische Harmonie und Gesundheit und als Folge davon unerschütterliche Gelassenheit.

Diese Gelassenheit kann nur entstehen, wenn wir einen Bereich unseres Lebens nach dem anderen „bereinigen". Das gilt für die seltenen „Verunreiniger" ebenso, wie für die häufigen oder gar regelmäßigen. Einer der häufigsten Verunreiniger unserer Innenwelt ist der Ärger, für viele ein ständiger Begleiter ihres Lebens und dabei so sinnlos, weil Ärger wirklich alles nur ärger macht. Selbst wenn man das einsieht, kann man denn einfach aufhören, sich zu ärgern? Nun, ganz so einfach ist es nicht, aber es geht.

Die häufige „Minikrise" Ärger

Ärger macht alles nur noch ärger!

Nur wenige Menschen ärgern sich nicht, aber es gibt sie, und das zeigt, dass es möglich ist, die Psychoseuche Ärger zu heilen. Ganz gleich, was der Anlass für den Ärger war, das Ergebnis ist immer das gleiche. Die Gesundheit wird durch den Ärger stark belastet, Krankheiten geradezu herausgefordert und das, worüber man sich geärgert hat, ist danach unverändert vorhanden, man könnte sich gleich wieder ärgern.

Das Herz schlägt unruhiger, der Blutdruck steigt, und ein Herzinfarkt kann ausgelöst werden.

Die Muskeln verspannen sich und die Verdauung ist beeinträchtigt. Ärger lässt auch die Nervosität steigen, sodass wir beim nächsten Mal noch schneller ärgerlich werden.

Kopfschmerz oder Migräne können plötzlich auftauchen, das Denken und Handeln wird unbeherrscht, und schlechte Laune ist die Folge – außerdem schlechter Schlaf und Müdigkeit. Magengeschwüre und Gallensteine sind möglich, die Abwehrkraft wird geschwächt, und wir werden schneller alt und krank.

Wir schwächen uns selbst, durch die negative Schwingung unseres Bewusstseins beim Ärgern und bestrafen uns durch den Ärger oft für die Fehler der anderen. Wir beeinträchtigen durch den falschen Umgang mit den Umständen unsere Leistungsfähigkeit gerade dann, wenn wir in Höchstform sein sollten, weil das Leben besondere Anforderungen an uns stellt. Niemand kann es sich eigentlich leisten, sich zu ärgern.

Es ist unverständlich, dass so viele Menschen etwas tun, das ihnen nur schadet, ohne auch nur die Spur eines Vorteils zu bieten. Ärger müsste eigentlich eine seltene schlechte Angewohnheit von einigen wenigen Unbeherrschten sein; statt dessen ist er der ständige Lebensbegleiter fast aller Menschen.

Machen wir uns doch einmal bewusst, worüber wir uns ärgern, wenn wir uns schon ärgern. Wir ärgern uns über Probleme, Umstände, Dinge oder Personen. Wir ärgern uns darüber, dass die Dinge so sind, wie sie nun einmal sind, das macht uns Schwierigkeiten. Die wiederum entstehen dadurch, dass die Umstände nicht den eigenen Vorstellungen entsprechen. Der einfachste Weg, Ärger zu vermeiden, wäre also, meine Vorstellungen zu ändern. Wenn ich das nicht möchte, kann ich immer noch versuchen, die Umstände zu ändern.

Die Schwierigkeiten sind entstanden, weil ich bestimmte Erwartungen hatte, die nicht erfüllt wurden. Die Chance, dass meine Erwartungen sich erfüllen, ist auch nicht sehr groß, denn das Leben bietet Millionen von Möglichkeiten, aber nur eine einzige würde meiner Erwartung entsprechen. Wenn dies trotzdem einmal passiert, bin ich auch nicht besonders glücklich, schließlich hatte ich das ja erwartet.

Sobald ich nichts mehr erwarte, entfällt der häufigste Grund, mich zu ärgern. Die Umstände haben nichts mehr, mit dem sie in mir kollidieren könnten. Außerdem machen mir Schwierigkeiten immer eigene Unzulänglichkeiten bewusst, zeigen eine Lektion an, die ich noch nicht gelernt habe, sonst hätte ich ja keine Schwierigkeiten. Das Leben konfrontiert mich ganz geduldig immer wieder mit der gleichen Schwierigkeit, bis ich meine Lektion endlich begriffen habe. Schwierigkeiten sind also der Zweck des Lebens, wie der Unterricht der Zweck der Schule ist. In dem Maße, wie ich meine Unzulänglichkeiten beseitige, verschwinden auch die Schwierigkeiten.

Ärger zeigt aber immer auch Aggressionen auf, die negative Energie des Dagegen-Seins. Dieses Dagegen-Sein erzeugt Disharmonie, weil ich nicht im Einklang mit mir und dem Leben stehe. Diese Disharmonie ist die Vorstufe von Krankheit. Mein Ärger zeigt nur, dass ich nicht einverstanden bin mit dem Leben, so wie es nun einmal ist, anstatt es so zu gestalten, dass ich es voller Freude erleben kann. Die Lebensumstände, über die wir uns ärgern, entstehen ebenso wenig zufällig wie unser Ärger. Die Ursache liegt immer in uns selbst. Es ist wie bei einem Hampelmann. Ganz gleich, wer an der Schnur zieht, ich springe. Die Schnur ist meine Erwartung und mein Dagegen-Sein. Sobald ich diese Schnur entferne, kann nichts und niemand mehr bei mir Ärger auslösen, ich bin endlich frei.

Doch ganz gleich, was der Anlass für den Ärger auch gewesen sein mag, der Preis dafür ist immer meine Gesundheit. Niemand kann sich wirklich Ärger leisten. Und falls mich noch Beschimpfungen oder herabsetzende Behauptungen anderer kränken können, zeige ich damit nur Mangel an Klugheit und Selbstvertrauen. Schließlich entsteht durch die Behauptung des anderen ja keine neue Wirklichkeit, ganz gleich, was der andere gesagt hat. Ich habe aber in jedem Augenblick die Chance, klüger als vorher zu sein, mich nicht mehr darüber zu ärgern, sondern besser dem anderen zu helfen, sich wieder zu fangen, anstatt ebenfalls disharmonisch zu reagieren. Wir sollten überhaupt anfangen zu agieren, das heißt die Umstände zu gestalten, bevor sie entstanden sind, anstatt dann nur immer wieder darauf zu reagieren.

Viele Menschen meinen, sie *müssten* sich unter bestimmten Umständen ärgern. In Wirklichkeit aber hat niemand auf der Welt die Macht, mich zu ärgern, das kann nur ich selbst und nur ich selbst kann es auch lassen – jederzeit, zum Beispiel *jetzt*!

Je häufiger und intensiver der Ärger erlebt wird, desto schlechter ist mein Gesundheitszustand. Dabei haben die großen Belastungen langfristige Folgen für die Gesundheit, während die kleinen Ärgernisse sich stärker auf das momentane Befinden und auf die Laune auswirken. Was aber ein großer Ärger oder ein kleiner Ärger ist, das entscheide ich selbst durch meine Einstellung zum Leben. Und natürlich entscheide ich auch selbst, ob es überhaupt in Zukunft noch einen Grund für mich gibt, mich zu ärgern. Denn der Anlass des Ärgers ist weniger wichtig als die Art, wie ich auf die Umstände reagiere, wie wichtig ich sie nehme und wie ich damit fertig werde. Es sind also nicht die Umstände, die meinen Ärger bestimmen, sondern es ist ausschließlich meine Einstellung zu den Umständen.

Erstaunlich ist, dass der Alltagsärger größere Auswirkungen auf Stimmung und Gesundheit des Menschen hat, als die großen „Schicksalsschläge des Lebens". Die moderne Stressforschung hat sich ganz auf die Auswirkung der dramatischen Lebensereignisse konzentriert und hat die kleinen, aber viel häufigeren Ärgernisse des täglichen Lebens weitgehend ignoriert, vom Verkehrsstau bis zum Verlegen des Autoschlüssels. In solchen Situationen können wir zeigen, ob wir wirklich ein „Homo sapiens" – ein weiser Mensch – sind.

Beim Ärgern verbrauchen wir Zeit und Energie und belasten unsere Gesundheit, um nichts, aber auch wirklich nichts Hilfreiches zu bewirken. Das gilt zwar als normal, doch wenn das normal ist, dann ist es nicht erstrebenswert, in diesem Punkt normal zu sein. Stellen Sie sich vor, Sie haben eine Firma und investieren, nur um Nachteile zu produzieren. Oder Sie würden jemanden einstellen, dessen einzige Aufgabe es ist, die anderen Mitarbeiter bei der Arbeit zu stören. Das ist sicher nicht sinnvoll, und in seiner Firma würde auch keiner so etwas tun. Warum sollten wir uns selbst nicht ebenso vernünftig managen wie eine Firma?

Oft ärgern wir uns auch über uns selbst, weil wir nicht so sind, wie wir gern wären, anstatt die Zeit und Kraft, die wir aufwenden, um uns zu ärgern, zu nutzen, uns zu ändern. Auch wenn ich im Leben einen Verlust hinnehmen muss, bringt mir der Ärger das Verlorene nicht wieder zurück. Dabei zeigt das Leben immer wieder, dass immer Besseres nachkommt – und wenn etwas wirklich zu mir gehört, dann kann ich es nicht verlieren. Wenn es aber nicht mehr zu mir gehört, dann kann ich es auch nicht halten.

Manche Menschen haben die nicht sehr hilfreiche Gabe, einen gehabten Ärger gleich mehrfach zu „genießen", indem sie ihn bei jeder Gelegenheit aufwärmen. Den Ärger, den sie gerade mit dem Chef gehabt haben, erzählen sie sofort den Kollegen, und abends zu Hause wärmen sie den Ärger wieder auf, indem sie ihn ihrem Partner erzählen.

Hilfreicher ist es, sich einmal bewusst zu machen, wie *Sie* üblicherweise mit ärgerlichen Situationen umgehen, wie *Sie* auf Enttäuschungen reagieren. Hier ist eine Liste von möglichen Fragen, die Sie einmal ganz spontan beantworten sollten (am besten schriftlich). Sie können diese Liste beliebig verlängern, wenn Ihnen weitere Fragen einfallen.

Arbeitsblatt: Mein Umgang mit Ärger

Am häufigsten ärgere ich mich darüber, dass ________________

____

Besonders ärgert mich daran, dass ________________________

____

Ärger löst bei mir folgende Gefühle und Reaktionen aus: _______

____

Ich gehe damit folgendermaßen um: ______________________

____

Ärger hat bei mir schon folgende Beschwerden ausgelöst: _____

____

Von meinem Partner wünsche ich mir, dass ________________

____

Ich selbst möchte gern in Zukunft ______________________

____

Das letzte Mal, als ich mich geärgert habe, _______________

____

Wenn jemand wütend wird, sollte er ____________________

____

Mich ärgert aber auch, dass __________________________

____

Wenn mein Vater ärgerlich war, dann ___________________

____

Wenn meine Mutter ärgerlich war, dann _________________

____

Als Kind empfand ich _______________________________

____

Im Augenblick empfinde ich ___________________________

____

Was Ärger betrifft, würde ich gern lernen _______________

Nehmen Sie sich die Zeit, noch einmal gründlich zu studieren, was Sie da gerade geschrieben haben und was Sie daraus lernen können. Denn was Sie durch Erkenntnis lernen, brauchen Sie nicht über die schmerzhafte Erfahrung zu erkennen.

Und wenn Sie wieder einmal etwas geärgert hat, dann nehmen Sie geistig etwas Abstand und stellen Sie sich vor, Sie und der andere, der Sie geärgert hat, stünden beide als Schauspieler auf der Bühne und spielten das gleiche Spiel noch einmal, aber jetzt säßen Sie im Zuschauerraum und sähen sich das Schauspiel in Ruhe an. Von diesem Standpunkt aus, sind Sie nicht mehr beteiligt, ist das Ganze wirklich ein Schauspiel. Ganz unbeteiligt kann ich so meine Konsequenzen ziehen. Ich kann aber auch erkennen, warum der Regisseur (das Leben) dieses Schauspiel arrangiert hat, kann den Sinn des Ganzen erkennen.

Stellen Sie sich doch einmal vor, die beiden Seelen hätten eine Verabredung getroffen, die Seele des Menschen, über den Sie sich gerade geärgert haben und Ihre Seele. Sie hätten diese Situation inszeniert, damit beide einen Lernschritt tun können. Und so wie Schauspieler, die sich in einer Rolle hart angreifen, aber in Wirklichkeit gute Freunde sind, so sind auch Sie beide in Wirklichkeit gute Freunde, die sich einen Dienst erweisen. Erkennen Sie einmal den Freund in dem, der Sie gerade geärgert hat, besser, über den Sie sich gerade geärgert haben. Mit dieser Sicht der Dinge sollte es kein Problem sein, das Ärgern ein für allemal zu verlernen.

Hier drei Schritte, wie man den Ärger für immer loslässt

Ich lasse den Ärger für immer los, indem ich:

1. Jeden Menschen so annehme, wie er nun einmal ist und es ihm überlasse, ob und wann er sich ändert. Ungefragt gebe ich ihm auch keinen Rat-Schlag, weil er dann nicht auf den Rat, sondern auf den Schlag achtet und entsprechend reagiert. Ich weiß, dass nicht jeder mein Freund sein kann, aber jeder ist von nun an mein Lehrer.

2. Ich lasse alle Erwartungen los und gestatte dem Leben, so zu sein, wie es eben ist, weil ich weiß, dass ich, solange ich noch Erwartungen habe, zwangsläufig immer wieder auch „Ent-Täuschungen" erlebe. Vor allem aber betrüge ich mich so um die vielen Geschenke, die mir das Leben machen will. Denn wenn das Leben meine Erwartung einmal erfüllt, bin ich ja nicht besonders glücklich darüber, schließlich habe ich das ja erwartet. Das Leben hat aber Millionen von Möglichkeiten, es anders zu machen, als ich es erwartet habe, und dann bin ich „ent-täuscht" und ärgere mich vielleicht. Habe ich keine Erwartungen mehr, dann passiert auch mit 50 Prozent Wahrscheinlichkeit etwas, was mir nicht passt und ich akzeptiere das. Schließlich kann man ja nicht immer bekommen, was man haben will. Die anderen 50 Prozent der Ereignisse, in denen etwas mir Angenehmes passiert, sind die Geschenke des Lebens, die mich unerwartet erreichen. Außerdem habe ich noch die Chance, irgendwann zu erkennen, dass die 50 Prozent der Ereignisse, die mir nicht passten, oft ein größeres Geschenk darstellen als der Teil, der mir gefällt.
3. Ich erkenne, dass nichts und niemand auf der Welt die Macht hat, mich zu ärgern. Nur ich kann mich ärgern, wann ich will, über alles und jeden, und nur ich kann es lassen – endgültig!

Um das Ganze zu verinnerlichen, hier einige hilfreiche Affirmationen. Im Gegensatz zu Suggestionen, bei denen man sich etwas einredet, was in Wirklichkeit nicht so ist, sind Affirmationen „Erinnerungen an die Wirklichkeit". Denn würden die Menschen öfter in sich gehen, dann wären sie nicht so oft außer sich!

Hilfreiche Affirmationen – Wie man sich das Ärgern abgewöhnt

- Ich erkenne, dass mich niemand ärgern kann, dass *immer ich es bin*, der sich ärgert, was auch immer ich zum Anlass für den Ärger nehme.
- Ich erkenne, dass ich mich *nicht ärgern* muss. Denn niemand kann mich zwingen, mich zu ärgern, nur ich selbst – und nur ich selbst kann es mir abgewöhnen.
- Ich erkenne, dass Ärger Kraft, Zeit und Gesundheit kostet, aber *nicht den geringsten Vorteil* bringt.
- Ich erkenne, dass das Problem, über das ich mich ärgere, nur *eines von unzähligen ist, die ich bereits gelöst habe* oder noch lösen werde. In ein paar Tagen, Wochen, spätestens in ein paar Jahren wird es vergessen sein, es wird unwichtig geworden – gelöst sein, warum also soll ich mich jetzt darüber aufregen.
- Ich weiß, dass es der *Zweck des Lebens* ist, mich ständig mit neuen Schwierigkeiten zu konfrontieren und dass es der Sinn des Lebens ist, diese Schwierigkeiten optimal zu meistern und daran *zu wachsen und zu reifen.*
- Also *suche und finde ich* in aller Ruhe und völliger Gelassenheit *die beste Lösung*, führe sie durch und bin bereit, die nächste Aufgabe zu lösen.

Ich löse den Ärger ein für allemal auf, indem ich:

- nichts mehr von anderen erwarte. Ich akzeptiere, dass jeder Mensch das Recht hat, so zu sein, wie er nun einmal ist und sich dann zu ändern, wenn er dazu bereit ist.
- ihm alles verzeihe, was immer er tut und zwar *bevor* ich mich darüber ärgern kann. Ich lasse Ärger gar nicht erst aufkommen.

Von heute an ärgere ich mich nicht mehr, bin aber auch nie mehr enttäuscht, beleidigt, gekränkt, verletzt oder aggressiv: *Ich bin endlich frei!*

Hier noch eine Meditation, die *Vulkan-Übung*, die Sie sich auch auf eine Toncassette sprechen können:

Ich mache es mir jetzt wieder ganz bequem.
Ich schließe meine Augen
und atme ganz tief und ruhig.
Ich bin jetzt ruhig und gelöst
und fühle mich wohl.

Ich lasse jetzt die Außenwelt los
und richte meine Aufmerksamkeit nach innen.
Ich beobachte meinen Atem,
ganz ruhig und tief ist mein Atem
und ich lasse ihn geschehen.
Ich atme jetzt ganz bewusst Licht und Klarheit ein,
mit jedem Atemzug atme ich Licht und Klarheit ein
und lasse sie beim Ausatmen in meinem Körper weit werden.
Ich werde so mit jedem Atemzug lichter –
und mein Bewusstsein wird klarer.
Ich fühle mich leicht und froh.

Vor mir sehe ich jetzt einen Berg,
es ist ein hoher Berg.
Ich richte meine ganze Aufmerksamkeit jetzt auf diesen hohen Berg.
Ich nehme ihn mit allen Sinnen wahr.

Ich sehe jetzt, wie dieser hohe Berg als Vulkan ausbricht.
Ich sehe ganz bewusst jetzt den Ausbruch dieses Vulkans
und ich sehe jetzt genauer hin,
was aus dem Vulkan herausgeschleudert wird.
Es werden jetzt die Dinge herausgeschleudert,
die bei *mir* noch zu bereinigen sind.

Ich kann jetzt ganz bewusst alles herausschleudern,
was *in mir* noch verborgen war – und mich belastet hat.
Zusammen mit dem Vulkanausbruch kann ich endlich
einmal alles herausschleudern und ich beobachte genau,
was da alles herausgeflogen kommt,
oft sind es noch Erlebnisse,
die man längst erledigt geglaubt hat,
dabei waren sie nur verschüttet – am Grunde meines Seins.

Ich lasse mir Zeit,
jetzt kann ich alles los-werden, was nicht mehr zu mir gehört,
und ich beobachte genau, was sich jetzt von mir ab-sondert.
Ich weiß – diese Dinge gehören jetzt nicht mehr zu mir.
Ich bin *frei* davon!

Jetzt bemerke ich, dass der Ausbruch vorübergeht,
es wird jetzt ganz still
und es fängt jetzt an zu regnen.
Es regnet immer mehr
und ich spüre, wie der Krater dabei abkühlen kann.

Alles ist jetzt ruhig und still,
die Bewegung hat sich beruhigt und abgekühlt
und auch der Regen hat fast aufgehört.
Ich gehe jetzt zu dem Berg hin
und gehe nach oben.
Ich bin am Krater angekommen – und schaue jetzt hinein.
Ich kann von hier aus jetzt bis auf den Grund sehen
und ich kann damit den Dingen auf den Grund sehen.

Was hat die Eruption verursacht?
Was war der wahre Grund?
Was verursacht bei mir Re-aktion – und Ausbrüche?
Mir wird jetzt alles ganz klar und bewusst.

Jetzt sehe ich genauer hin auf den Grund,
liegt dort noch etwas – vielleicht verschüttet?
ganz klar und deutlich erkenne ich jetzt den Grund des Berges.

Ich erkenne eindeutig, welche Dinge noch in der Tiefe
verborgen sind, und ich weiß, dass alles, was dort unten noch liegt,
irgendwann zum Vorschein kommen muss.

Ich mache mir bewusst, was zu tun ist,
um diesen Vorgang angenehm zu gestalten.
Ich kann unbearbeitete Dinge auch jetzt mir bewusst machen,
sie akzeptieren, wie sie sind und waren,
verzeihen – und sie segnen.

Wenn ich bereit bin,
segne ich jetzt diese Dinge von ganzem Herzen
und erkenne, dass sie sich auflösen,
die Kraft des Segens transformiert sie
und macht mich frei davon.

Ich bin aus tiefstem Herzen dankbar – für diese Erleichterung.

Wann immer ich den Dingen auf den Grund gehen will,
kann ich zu diesem hohen Berg zurückkehren
und kann auf den Grund sehen,
um verschüttete und verdrängte Dinge
aufzulösen und zu transformieren.
Ich habe damit die Chance, alles zu bereinigen,
was meiner Entwicklung noch entgegensteht
und mache dankbar Gebrauch davon,
wann immer mir danach zumute ist.

Jetzt aber kehre ich langsam wieder zurück ins Hier und Jetzt.
Ich spüre die Erleichterung, die mir dieser „Ausbruch" gebracht hat,
und mache mir noch einmal bewusst, wovon ich jetzt befreit bin.
Ich danke diesen Dingen, dass sie mir halfen
auf dem Weg zu mir *selbst*
und verabschiede sie – für *immer*.
Ich mache mir bewusst, dass ich jetzt frei bin von ihnen.
Ich habe nichts mehr mit ihnen zu tun
und dafür bin ich aus tiefstem Herzen dankbar.

Wann immer ich jetzt bereit bin,
öffne ich die Augen
und bin wieder ganz bewusst im Hier und Jetzt.
Dankbar bin ich jetzt, frei und froh – im Hier und Jetzt.

Aggression – ein Zeichen innerer Krisen

Was lange gärt wird endlich Wut.

Jeder Mensch wird in seinem Leben mit Aggression konfrontiert, mit der eigenen und der der anderen. Und jeder muss lernen, damit umzugehen. Wie aber entsteht Aggression? Ist sie angeboren oder wird sie erlernt, oder ist sie eine instinktgesteuerte Reaktion auf unerwünschte Umweltreize? Um das zu verstehen, müssen wir vier Arten von Aggression unterscheiden.

1. Die instinktive Aggression, die sich äußert, indem wir laut werden, mit der Faust auf den Tisch schlagen, oder die Tür zuknallen.

2. Aggression als Ausdruck von Ärger, Wut und Zorn oder abgekühlt, wenn wir Rache und Vergeltung üben, es jemandem „heimzahlen" wollen.

3. Aggression als Mittel, um etwas Bestimmtes zu erreichen. Sehr früh machen wir die Erfahrung, dass sich Situationen durch gezielten Einsatz von Aggression zum eigenen Vorteil verändern lassen. Sie lässt sich nutzen, um eigene Vorstellungen durchzusetzen, Wünsche zu verwirklichen und Ziele leichter zu erreichen, aber auch, um mir ein Gefühl von Überlegenheit und Macht zu vermitteln.

4. Aggression als Mittel, um „Dampf abzulassen". Um den inneren Druck zu mildern, suche ich Streit oder lasse meine Aggressionen in anderer Form an anderen aus.

Immer aber ist Aggression eine Kraft, die mich veranlasst, „auf den anderen zuzugehen", ihn zu „begreifen", und so führt sie richtig verstanden zur Lösung. Wenn ich sie hinterfrage, zeigt sich, dass die Ursache sehr oft ein mangelndes Selbstwertgefühl ist. Das wiederum ist ein Indikator für ein fehlendes Selbstbewusstsein, das Bewusstsein dessen, wer ich wirklich bin. Daraus kann auch Angst entstehen, die wiederum zu Aggression führen kann. Diese Aggression führt zur Gegenaggression, und so schließt sich der Teufelskreis und verstärkt die Aggression.

Es kann auch sein, dass das Streben nach Perfektion mein Leben bestimmt. So positiv Ordnung und Zuverlässigkeit auch sind, so belastend ist der Zwang zur Perfektion, der besonders bei innerlich unsicheren Menschen zu finden ist, die ihren Halt in der äußeren Ordnung suchen. Sie möchten alles immer noch besser und schöner machen und belasten natürlich damit besonders alle zwischenmenschlichen Beziehungen. Wer mit einem perfektionistisch veranlagten Menschen zusammenlebt, kann davon ein Lied singen. Das Problem wird noch dadurch vergrößert, dass das eigene Anspruchsniveau so hoch ist, dass es ohnehin nicht erreichbar ist und daher die Frustration vorhersehbar ist. Außerdem können diese Menschen Kritik überhaupt nicht vertragen, denn schließlich sind sie selbst ihre härtesten Kritiker und sehen ja selbst, dass sie ihren Anspruch nicht erfüllt haben. Wenn dann das auch noch von anderen bemerkt und kritisch geäußert wird, dann werden sie aggressiv und sparen selbst nicht mit Kritik. Sie erscheinen anderen als „aggressive Mimosen".

Kinder können frühzeitig lernen, ihre Aggressionen aufzulösen, wenn sie Gelegenheit bekommen, ihnen im Märchen zu begegnen. Die Zauberwelt der Märchen hat durch ihre Bildersprache eine heilende Wirkung auf die Seele, weil das Kind immer wieder andere Situationen erlebt, in denen der Held oder die Heldin in scheinbar aussichtslosen Lagen eine Lösung findet, oft eine märchenhafte Wendung, ohne dass es zur Aggression kommt. So bekommt das Kind, wenn es noch völlig offen ist, Vertrauen in das Leben und innere Sicherheit, weil es ja die Märchen miterlebt und so lernt, dass es immer einen Ausweg gibt. Denn Aggression geht ja sehr oft von Menschen aus, die mit dem Rücken zur Wand stehen und einfach keinen Ausweg mehr sehen.

Auch das richtige Streiten muss man erst lernen. In vielen Familien ist es üblich, einen Konflikt, wie er nun einmal unvermeidlich ist, nicht auszutragen, sondern „um der Harmonie willen" unter den Teppich zu kehren. So sammelt sich allmählich ein oft bedrohliches Aggressionspotenzial an, das sich in einer belanglosen Situation entzünden und entladen kann. Faires Streiten muss man also erst lernen, damit man in der Auseinandersetzung der Meinungen den anderen nicht verletzt, sonst bleibt ein Scherbenhaufen zurück. Ist man im Augenblick durch aufgestaute Emotionen nicht in der Lage, liebevoll gemeinsam nach einer Lösung zu suchen, sollte man den Streit lieber vertagen, aber nicht auf den „St. Nimmerleinstag" – man sollte ihn trotzdem so bald wie möglich austragen.

Natürlich kann auch die alte Regel, vor einer Antwort bis zehn zu zählen, sehr hilfreich sein, weil bis dahin der innere Druck schon etwas abgenommen hat. Auch die bewusste Beruhigung des Atems kann zur Gelassenheit beitragen und helfen, wieder zu einem liebevollen Miteinander zurückzufinden. Am hilfreichsten aber ist die Erkenntnis, dass Aggression in keinem Fall eine Lösung ist, sondern das Problem oft erst schafft. Wenn ich dem anderen die Stirn biete, anstatt die Faust, bin ich der Lösung schon einen Schritt näher. Wenn ich dabei in dem Bewusstsein bleibe, dass ich ja nur mit der Meinung des anderen nicht einverstanden bin und das nichts mit ihm zu tun hat, dann ist der Weg frei, im liebevollen Miteinander eine Lösung zu suchen. Wer wirklich sucht, der findet auch eine.

Im Alten Testament wurde am Versöhnungstag ein Schafbock mit den Sünden des Volkes beladen und in die Wüste getrieben. Das war nur ein äußerer Ausdruck des Bestrebens, immer einen „Sündenbock" zu finden, wenn uns etwas im Leben nicht passt. Die Krönung der Erkenntnis wäre es, wenn ich erkennen könnte, dass jede Form von Aggression nie etwas mit dem anderen zu tun hat, gegen den ich sie richte, sondern stets nur mit mir. *Ich* bin nicht einverstanden, *ich* bin dagegen und nur *ich* kann *in mir* den Grund für diese

Aggression finden und auflösen. Der andere ist nur der Auslöser, dem ich dankbar sein kann dafür, dass er mich durch sein So-Sein auf einen Mangel aufmerksam macht und mir so hilft, einen wesentlichen Schritt in meiner „Ent-Wicklung" zu tun, den Schritt näher zu mir selbst.

Angst

> Noch nie hatte die Menschheit so viel Angst
> wie heute – und noch nie hatte sie
> so viel Grund dazu.

Angst ist oft sehr eng mit dem Leben der Menschen verbunden, nimmt in einem fast erschreckenden Maße zu und droht zu einer allgemeinen psychischen Seuche zu werden. Das beginnt mit nervösen Angstzuständen und geht über Neurosen bis zu den Angsterkrankungen, wie Platz- oder Fahrstuhlangst, Tierangst, Angst vor Sexualität, Errötungsangst, Angst vor Krankheit, Angst vor dem Alter oder dem Sterben.

Die „Weisheit der Sprache" führt uns zur Ursache jeder Angst, denn das Wort Angst kommt aus dem Lateinischen „angustus" und bedeutet „eng". Der Wortstamm „ang" ist aber auch in bangen enthalten (be-engen). „Ang" und „eng" sind sehr nahe verwandt. Wenn wir also die Dinge zu eng sehen, zu begrenzt, dann bekommen wir Angst. Auch das lateinische Wort „angor" weist darauf hin, denn es bedeutet: „Einengung, Beklemmung", aber auch „Angst" und „Unruhe". Und in dem lateinischen Wort „angere" wird das noch deutlicher, kommt die Doppelbedeutung von Angst und Einengung noch mehr zum Ausdruck, denn es bedeutet sowohl: „würgen, drücken, zusammenschnüren, beengen, beklemmen", als auch: „ängstigen, quälen, beunruhigen". Sobald wir uns einengen, abtrennen, isolieren, sobald wir also nicht mehr ein natürlicher Teil des Ganzen sind, bekommen wir es mit der Angst zu tun.

Die Angst will uns also helfen, denn sie macht uns auf unser wesensfremdes Verhalten aufmerksam, lässt uns notfalls daran erkranken. Dann stellt der Arzt vielleicht eine Angina pectoris, Angina tonsillaris, oder eine Angina abdominalis fest. Der Unterschied der Erkrankung zeigt die verschiedenen Arten der Enge unseres Bewusstseins auf (siehe auch: Kurt Tepperwein „Die Botschaft Deines Körpers", Moderne Verlagsgesellschaft).

Die Angst liegt dem Menschen im Blut. So ziehen sich die Adern bei Angstzuständen einengend zusammen. Das zeigt sich als Blässe, oder als „leerer Kopf", weil sich bei Angst, Schreck und Furcht das Blut in der Mitte des Körpers konzentriert. Die Angst ruft den Menschen auf, sich „zusammenzunehmen" und aus der Mitte heraus zu leben. Die Angst ist wie ein kleiner Tod, wir werden blass, der Angstschweiß bricht aus und „das Herz bleibt uns stehen". In der Angst fühlen wir tatsächlich unsere Existenz bedroht.

Die Urangst des Menschen ist die Mitgift und unabwendbare Folge der Einengung des Bewusstseins auf die äußere, die materielle Welt. Unsere Wissenschaft befasst sich voll Stolz nur mit den Dingen, die man sehen, messen, vergleichen kann. Erfolg wird daran gemessen, was einer wert ist, was er verdient, wie viel er sich zu eigen gemacht hat. Die Armut an inneren Werten wird dabei völlig vernachlässigt, der Mangel an Liebe, an Freude und Verständnis. Das ist die „Armut der Reichen".

Das wird auch im biblischen Bild des Sündenfalls deutlich. Wir werden aus dem Paradies, der Fülle, dem Allumfassenden vertrieben und geraten auf die Erde, in die Enge, in die „Sünde". Auch hier zeigt uns wieder die Weisheit der Sprache, um was es wirklich geht, denn Sünde kommt aus dem althochdeutschen Wort „Sinte" und bedeutet nichts anderes als „Trennung". Wir sind getrennt vom Ganzen, zumindest in unserer Vorstellung, denn in Wirklichkeit sind wir ein „In-dividuum", ein untrennbarer Teil des Ganzen. Nur in unserem Bewusstsein können wir uns trennen, und dort empfinden wir dann auch die Angst als Folge der Trennung, der Einengung und Isolation. Das aber ist gleichzeitig die Rettung, denn erst durch sein Bewusstsein hat der Mensch die Möglichkeit, die Enge bewusst zu überschreiten, über sich hinauszuwachsen, die Sünde der scheinbaren Trennung zu beenden und wieder zurückzukehren in die bewusste Einheit mit dem Ganzen. In dem Maße, wie das geschieht, verschwindet die Angst wie Nebel in der Sonne. Das erwachte Selbst des Menschen erkennt die Enge der Materie als Chance, als Möglichkeit zur Sammlung, um aus der so gefundenen Mitte heraus das Ganze zu erfassen.

Solange dies aber nicht geschehen ist, ist die Angst für viele ein ständiger Begleiter und hat viele Gesichter. Wir haben Angst vor Schwierigkeiten, Katastrophen, einem Unfall, dem Zusammenbruch der Wirtschaft, der Arbeitslosigkeit oder dem Verlust unseres Partners und letztlich haben wir Angst vor dem Tod. Viele können sich ein Leben ohne Angst nicht vorstellen. Die am häufigsten genannten Ursachen für Angst (in Wirklichkeit sind es nur die Auslöser der Angst) sind: Versagen, Sinnlosigkeit, Ablehnung, Krieg und Einsamkeit. All dies zeigt nur die fehlende Rückbindung an den Urgrund des Seins, die fehlende Mitte.

Scheinbare Ursachen für Angst

Scheinbare Ursachen für die Angst können sein:

1. Die Angst ist das Ergebnis der Prägungen, die ich in Elternhaus, Schule und Beruf erfahren habe.
2. Die Angst ist typisch für die heutige Zeit.
3. Die Angst ist Teil meiner angeborenen Anlagen.
4. Die Angst ist die Folge einer Krankheit.
5. Die Angst ist das Ergebnis einer schmerzhaften Erfahrung in meinem Leben.
6. Die Angst ist Teil meiner Persönlichkeit.
7. Die Angst ist die Folge des Leistungsdruckes, dem ich ausgesetzt bin.

8. Die Angst ist die Folge des Konkurrenzdenkens der heutigen Zeit.
9. Die Angst bewahrt mich vor Schlimmerem.
10. Die Angst kommt aus der Befürchtung zu versagen.
11. Die Angst kommt aus der Befürchtung, ausgeschlossen und abgeschoben zu werden.
12. Die Angst kommt aus der inneren Leere und Einsamkeit.
13. Die Angst entsteht aus der Sinnlosigkeit des Lebens.
14. Meine größte Angst ist die Angst vor der Angst.

Vielleicht ist es ganz interessant, sich einmal bewusst zu machen, welche Überzeugungen hinter der Angst stehen. Das könnte wie folgt aussehen:

1. Es ist dumm, Angst zu haben.
2. Kinder dürfen Angst haben, Erwachsene nicht.
3. Ich will nicht, dass jemand merkt, dass ich Angst habe.
4. Ich habe Angst, aber weiß nicht, wovor ich Angst habe.
5. Angst zu haben ist ein wirksames Mittel, zu bekommen, was man haben will, Mitgefühl und Hilfe zu erfahren.
6. Niemand hat solche Angst wie ich.
7. Wenn ich Angst habe, dann nimmt ein anderer mir meine Aufgabe ab.

Angst ist ein spezifisches Problem des Menschen, der eine höhere Lebensordnung nicht sieht oder ablehnt, und kann nur dort entstehen, wo das Vertrauen in das Leben und seinen Sinn verloren gegangen ist. Sie ist gewissermaßen der Preis des Menschen für seinen Anspruch, auf sich gestellt zu sein. So gehört das Erleben von Furcht und Angst zu den Grunderfahrungen menschlichen Lebens, aber auch das Überschreiten der Angst durch das Erwachen zu sich selbst:

Das Fehlen von Angst ist daher eher ein Hinweis auf ein Defizit, einen Mangel. So erzählt auch das Märchen „Von einem der auszog, das Fürchten zu lernen“. Er wusste genau, dass ihm etwas fehlte, weil er sich nicht fürchten konnte, und so begab er sich auf eine lange Suche, um die bisher unbekannte Erfahrung zu machen und so der Ganzheit ein Stück näher zu kommen. Denn wir können nur über unsere Angst hinauswachsen, wenn wir sie erlebt haben.

Märchen als Angsttraining für Kinder

Märchen sind für Kinder ein gutes Angsttraining und eine Hilfe in der seelischen Entwicklung, deshalb sollten Eltern ihren Kindern häufiger Märchen vorlesen. So können sie lernen, mit der Angst umzugehen, ohne sie selbst erleben zu müssen. Die Märchenfigur erlebt gewissermaßen stellvertretend für sie die Angst, der sie noch nicht gewachsen wären. Gerade die oft so grausamen Märchen von Rotkäppchen und dem bösen Wolf, oder Hänsel und Gretel und der Hexe vermitteln den Kindern Verhaltensmuster für den Umgang mit der Angst. Daher ist es nicht sinnvoll, den Kindern diese Märchen vorzuenthalten. Kriminalfilme im Fernsehen dagegen erzeugen in der Regel Angst, weil sie dem Kind keinen Weg bieten, die erlebte Angst natürlich wieder abzubauen und so bei der Entwicklung des Gefühlslebens nicht helfend mitwirken.

Wenn Sie Ihren Kindern wieder öfter Märchen vorlesen, werden Sie die Erfahrung machen, dass Kinder immer wieder das gleiche Märchen hören möchten – und wehe Sie ändern auch nur ein Wort! Dann werden Sie sofort darauf aufmerksam gemacht, dass das Märchen so nicht stimmt, denn die immer gleichen Formulierungen vermitteln dem Kind Sicherheit und Geborgenheit. Irgendwann aber möchte es dieses Märchen nicht mehr hören, weil es tief innen „weiß“, dass diese Lektion gelernt worden ist, diese Erfahrung nicht mehr gebraucht wird.

Das Erleben der Angst hat aber auch den Sinn, Leben und Unversehrtheit von Körper und Seele zu bewahren. Dies ist ein erhebliches Kraftpotenzial, das der eigenen Entwicklung dient. Erst wenn die durch die Angst aktivierte Kraft verbraucht ist, fühlen wir uns hilflos und niedergeschlagen, ganz gleich, ob die Angst durch äußere Umstände oder nur durch Angst machende Vorstellungen ausgelöst wurde. Auch Tapferkeit schließt Furchtlosigkeit geradezu aus, die ja auf einer falschen Einschätzung der Wirklichkeit beruht, einem Nichterkennen der tatsächlichen Gefahr. Wahrhaft tapfer ist nicht der, der keine Angst hat, sondern der sie überwindet und tut, was zu tun ist.

Die vier Arten von Angst

Wir können vier Arten von Angst unterscheiden:

1. Angst aufgrund einer realen Gefahr, die ich erkenne und verstehe;
2. Angst aufgrund von Gefahrensignalen, die ich (noch) nicht verstehe;
3. Angst aufgrund von Signalen, die ich nicht bewusst wahrnehme;
4. Angst aufgrund von Vorstellungen, Fantasien und Erwartungen oder unrealistischen Annahmen.

In diesem Zusammenhang könnte es sehr interessant sein, sich einmal bewusst zu machen, welche Ängste Sie selbst haben. Dazu brauchen Sie nur beliebig oft den angefangenen Satz zu ergänzen:

Ich habe Angst ______________________________

Ich habe Angst ______________________________

Ich habe Angst ______________________________

Das Ergebnis könnten Sätze sein wie die folgenden: „Ich habe Angst zu versagen, gefoltert zu werden, nicht wirklich geliebt zu werden, nicht lieben zu können, ausgelacht zu werden, ausgeschlossen zu werden, nicht verstanden zu werden, keinen Erfolg zu haben, meinen Arbeitsplatz zu verlieren, krank zu werden… „

Wenn man so seinen Ängsten ins Gesicht sieht, entwickelt man allmählich wahre Tapferkeit, die nicht darin besteht, sich nicht zu fürchten, sondern in der Bereitschaft, sich jeder Situation zu stellen, sich durch Belastungen nicht die Heiterkeit und klare Sicht der Seele trüben zu lassen. Eine noch höhere Tapferkeit verleiht der Seele die Kraft, nicht mehr erschreckt zu werden. Das führt zu einer unerschütterlichen Sicherheit, die aber nur erlangt werden kann, indem viele Belastungen und Unsicherheiten durchschritten worden sind. Wenn Sie diesen Weg gehen wollen, dann finden Sie hier noch eine Aufstellung von möglichen Ängsten, die Sie einmal prüfen und ergänzen sollten, damit wirklich keine Angst übersehen wird. Denn es kann sein, dass Sie eine Angst vergessen, aber solange sie nicht aufgelöst ist, wird die Angst Sie nicht vergessen.

Wovor haben Sie Angst?

Prüfen Sie einmal Ihre Reaktion, wenn Sie folgende Ängste in Ihr Bewusstsein nehmen:

Ich habe Angst:	Meine Reaktion:
1. vor elterlicher Strafe.	____________
2. vor Misserfolg und Versagen.	____________
3. vor Bestrafung.	____________
4. vor Demütigungen.	____________
5. davor, dass andere besser sind.	____________
6. vor Krankheit.	____________
7. vor Gewalt oder Krieg.	____________
8. vor dem Kontakt mit anderen.	____________
9. vor Langeweile.	____________
10. vor dem Verlassenwerden.	____________
11. davor, nicht als normal zu gelten.	____________
12. davor, nicht normal zu sein.	____________
13. vor körperlicher Berührung.	____________
14. vor der Sinnlosigkeit.	____________
15. vor dem Verlust der Jugend.	____________
16. vor dem Altwerden.	____________
17. vor dem Abgeschobenwerden.	____________

Ich habe Angst:	Meine Reaktion:
18. vor der Einsamkeit.	________________
19. vor der Schlaflosigkeit.	________________
20. vor dem Verlust meines Vermögens.	________________
21. im Alter nicht genug Rente zu haben.	________________
22. vor dem Tod.	________________
23. vor dem Verlust geliebter Menschen.	________________
24. davor, vergessen zu werden.	________________
25. davor, wieder geboren zu werden.	________________
26. davor, nicht wieder geboren zu werden.	________________
27.	________________
28.	________________
29.	________________
30.	________________
31.	________________

Die sieben häufigsten Angsttypen

Der Schwarzseher

Er sieht in allem eine Gefahr und erwartet immer das Schlimmste und dadurch tritt es auch viel häufiger ein. Er redet sich ein, dass das befürchtete Ereignis unmittelbar bevorsteht („Das Flugzeug wird sicher gleich abstürzen!"), oder er konzentriert sein Bewusstsein auf ein wahrscheinliches oder zumindest mögliches Ereignis und übertreibt die Folgen. „Ich werde bestimmt meinen Arbeitsplatz verlieren und dann mein Leben lang von der Sozialhilfe leben müssen."

Der Fantast

In Angstsituationen geht mit ihm die Fantasie durch. „Das Essen war bestimmt verdorben und ich werde jetzt schwer krank." – „Mein Geschäftspartner will mich bestimmt betrügen, und das ist mein wirtschaftlicher Ruin." Sehr oft wird die Fantasie noch rationalisiert, um sie glaubhafter zu machen. „Neulich wollte mein Geschäftspartner die Unterredung unbedingt alleine führen." Oder: „Als der Ober das Essen brachte, sah er aus wie das personifizierte schlechte Gewissen."

Der Kopflose

Er geht zwar in die Angst machende Situation hinein und geht auch mit seiner Angst um, aber dann schlägt sie über ihm zusammen, sodass er nicht mehr vernünftig reagieren kann. Das kann eine Prüfung sein, vor der er Angst hat, weil er befürchtet, kein Wort herauszubringen und rot zu werden, sodass er dann in der Situation wirklich rot wird, kein vernünftiges Wort sagen kann und letztlich die Prüfung nicht besteht. Irgendwer in seinem Inneren triumphiert dann auch noch und sagt: „Ich hab's ja gewusst, es hat einfach keinen Zweck, das liegt mir eben nicht."

Der Hilflose

Er versichert sich ständig der Hilfe anderer, weil er selbst der Situation nicht gewachsen ist und die Angst machende Situation erst gar nicht entstehen lassen will. „Hol mich doch bitte am Bahnhof ab, sonst verirre ich mich doch in der Stadt." Oder: „Hol doch lieber gleich einen Arzt, das wird bestimmt ein Herzinfarkt (Magendurchbruch, Ohnmachtsanfall, Kreislaufzusammenbruch)." Oft wird diese Hilflosigkeit genutzt, um die Umwelt zu manipulieren, und der Hilflose genießt seine Hilflosigkeit und die Tatsache, dass sich alle um ihn kümmern „müssen".

Der Drückeberger

Er weicht Angstsituationen von vornherein aus. Kommt ihm ein Hund entgegen, geht er lange vorher auf die andere Straßenseite. Besteht eine Meinungsverschiedenheit, lässt er alles auf sich beruhen, anstatt zu klären, was zu klären ist, und findet dafür auch noch „vernünftige" Argumente: „Wir sind doch erwachsene Menschen, da wird man sich doch nicht mehr streiten." Oder: „Wir wollen doch in Harmonie miteinander leben." Selbst wenn er einen gut bezahlten Arbeitsplatz hat, aber einen Kollegen, mit dem es öfter Auseinandersetzungen gibt, kündigt er lieber, als sich der Situation zu stellen.

Der Ausreißer

Dieser Typ konfrontiert sich schon gelegentlich mit der beängstigenden Situation. Wenn er Brückenangst hat, dann geht er ein paar Schritte auf die Brücke, macht dann aber doch zur Vorsicht einen großen Umweg, um auch ohne die Brücke überqueren zu müssen ans Ziel zu kommen. Wenn er Angst vor der Angst hat, lässt er durchaus zu, dass die Angst entsteht, nimmt dann aber doch lieber zur Vorsicht ein Beruhigungsmittel.

Er tarnt seine Angst. Anstatt zuzugeben, dass er Menschenmassen fürchtet, schlägt er statt einer Einladung in ein beliebtes, aber meist überfülltes Lokal vor, lieber in die kleine Kneipe zu gehen, weil dort sicher noch ein Platz ist, auch wenn man dort nicht gut isst. Oder anstatt zuzugeben, dass er Angst vor Hunden hat, gibt er vor, zu viel zu tun zu haben, um die Einladung zu einem Freund, der einen Hund hat, nicht annehmen zu müssen. Lieber verzichtet er auf die schöne Begegnung.

Die Überwindung der Angst

Angst erzeugende Situationen wirken so lange weiter, wie der Einzelne keine Möglichkeit findet, sich seine Angst bewusst zu machen und sinnvoll damit umzugehen. Auch im Kindesalter unterdrückte Ängste leben im Erwachsenenalter in realen Lebenssituationen wieder auf, bis die ungelebte Energie ausgelebt und damit aufgelöst wird. Diese Angst kann sich auch als Aggression, als Minderwertigkeitskomplex, als Impotenz oder Frigidität zeigen. Aber auch als Migräne, Kreislaufstörung, Atembeschwerden, Schlafstörung, ja sogar als Lähmung. Angst geht immer einher mit einer Verspannung der Muskulatur. Es ist nicht möglich, Angst zu spüren, solange der Körper völlig entspannt ist.

Wer seinem inneren Angsthasen gut zuredet, kann seine Angst besiegen, auch wenn sie immer wieder auftaucht. Ob vor Prüfungen, beim Tauchen oder Bergsteigen, beim Fallschirmspringen oder dem ersten Rendezvous, immer sollten Sie sich sagen: „Nur Mut, das schaffe ich schon." Zwei Drittel Mut und ein Drittel Skepsis ist eine gesunde Mischung, die sowohl vor zu großer Angst als auch vor Selbstüberschätzung bewahrt.

Nun gibt es Menschen, die sich häufig in Angst erzeugenden Situationen befinden, zum Beispiel Schauspieler, Polizisten oder Akrobaten. Hier ist es hilfreich, rechtzeitig vor dem befürchteten Ereignis eine sinnvolle Gegenregulation vorzunehmen. Wenn eine solche Situation bevorsteht, stellen Sie sich die befürchtete Situation möglichst lebendig vor, bis Sie Angst empfinden, und erleben Sie dann in Ihrer Vorstellung, wie Sie mit der Angst umgehen, wie die Angst immer kleiner wird und schließlich verschwindet. Wenn dann die Aufgabe erfüllt werden soll, sind Sie gefasst und sicher, können schnell und präzise reagieren. In Ihrer „Vorausprogrammierung" sollten Sie der Situation immer ein erwünschtes Ende geben und die Vorstellung so lebendig gestalten, dass Sie die Freude über den gelungenen Ablauf spüren können. Sollten Sie plötzlich in eine solche Situation kommen, stellen Sie sich dabei eine ganz friedliche Situation vor, einen Sonnenuntergang oder eine Meditation, und „spüren" Sie die dazugehörige tiefe Entspannung – die Angst verschwindet.

Eine hartnäckigere Angst überwinden Sie in vier Schritten:

1. Schritt

Sie stellen sich vor, *ein anderer* befindet sich in der Angst erzeugenden Situation. Schauen Sie zu, wie der andere sinnvoll mit der gefürchteten Situation umgeht. Der vorgestellte andere sollte in Ihrem Alter sein und Ihnen vielleicht etwas ähnlich sehen, aber Sie sollten sich bewusst sein, dass es sich um einen anderen Menschen handelt. So können Sie eine gefürchtete Situation ganz lebendig werden lassen, ohne zu große Angst zu empfinden, schließlich ist ja ein anderer in der Situation und außerdem ist die Situation ja nur ein Fantasieprodukt.

Diesen ersten Schritt sollten Sie mehrmals täglich wiederholen, bis er Ihnen langweilig geworden ist. Das ist ein sicheres Zeichen dafür, dass Sie keine Ängste mehr bei dieser Vorstellung empfinden. Dieser Prozess kann eine oder mehrere Wochen dauern, und Sie sollten wirklich erst zum nächsten Schritt übergehen, wenn Ihnen diese Vorstellung gründlich langweilig geworden ist und Sie dabei alles andere als Angst empfinden.

2. Schritt

Nun stellen Sie sich vor, *Sie selbst* befänden sich in der befürchteten Situation. Erleben Sie, wie Sie mit der Situation umgehen, wie Sie die Situation souverän beherrschen. Aber übertreiben Sie dabei nicht zu sehr, denn Sie sollten an ihr Fantasiebild glauben können. Durchleben Sie in der Vorstellung wieder mehrmals täglich diese Situation, bis Sie dabei nur noch Langeweile empfinden, und bleiben Sie lieber ein paar Tage zu lange bei dieser Vorstellung, als zu früh zum nächsten Schritt überzugehen.

3. Schritt

Jetzt begeben Sie sich tatsächlich *in die Nähe* der gefürchteten Situation. Bei Fahrstuhlangst könnten Sie tatsächlich in ein Kaufhaus gehen und sich in der Nähe des Fahrstuhls aufhalten. Sie gehen natürlich nicht hinein, aber immer etwas näher, sodass Sie Ihre Angst völlig beherrschen und Sie in keinem Augenblick die Kontrolle über sie verlieren. Auch dieser Schritt sollte möglichst mehrmals täglich getan werden, bis Sie unmittelbar am Fahrstuhl stehen können, ohne dass dies auch nur die geringste Angst auslösen kann. Dann und erst dann sollten Sie zum vierten Schritt übergehen.

4. Schritt

Nachdem Sie bis hierher alle Schritte erfolgreich hinter sich gebracht haben, kommen Sie zum letzten Schritt. Sie begeben sich *in die* befürchtete Situation, aber nur so weit, dass keine unkontrollierbare Angst entstehen kann. Bei Fahrstuhlangst könnten Sie einen Zeitpunkt abwarten, zu dem der Fahrstuhl offen vor Ihnen steht und niemand einsteigen will. Sie könnten dann für einen Augenblick hineingehen und *sofort* wieder herauskommen. Sie denken nicht daran, wirklich damit zu fahren, Sie schließen nicht einmal die Tür. Sie bleiben nur so kurz im Fahrstuhl, dass Angst erst gar nicht entstehen kann. Dann können Sie beim nächsten Mal einen Augenblick länger im Fahrstuhl bleiben, bis Sie bereit sind, für einen

Augenblick die Tür zu schließen. Sie machen die Tür natürlich sofort wieder auf und gehen aus dem Fahrstuhl, bevor Angst einsetzen kann. Wenn auch dabei keinerlei Angst mehr auftritt, dann bleiben Sie so lange im Fahrstuhl, wie er benötigen würde, einige Stockwerke zu fahren. Macht Ihnen auch das nichts mehr aus, dann fahren Sie einfach einmal ein Stockwerk höher und steigen sofort wieder aus. Bei keinem Schritt darf Angst auftreten, und Sie gehen erst dann zum nächsten Schritt über, wenn Sie Ihre Angst vollkommen aufgelöst haben. Sie sind endlich frei!

Mit diesen vier Schritten konnte ich in meiner Praxis alle vorkommenden Ängste auflösen, ausgenommen die Angst vor dem Tod. Es ist schließlich nicht leicht, sich hierbei in die befürchtete Situation zu begeben. Auch die Angst vor dem Tod kann man auflösen, aber nur durch die Erkenntnis, dass der Tod nicht Sie betrifft, sondern Ihren Körper. Sie aber sind nicht der Körper. Sie sind Bewusstsein, und Bewusstsein wird nicht geboren, kann nicht alt und nicht krank werden und natürlich auch nicht sterben. Wie Epikur so schön sagte: „Was geht mich der Tod an. Solange ich da bin, ist der Tod nicht da und wenn der Tod da ist, bin ich ja nicht mehr da."

Solange wir noch im Haben leben, den Körper als unsere einzige Existenz ansehen, fürchten wir den Tod oder zumindest das Sterben. Aber auch die Art des Sterbens ist nur der letzte Teil des selbst geschaffenen Schicksals, das ich bis zum letzten Augenblick bestimmen kann. Jeder erlebt nur das, was *er* verursacht, nicht mehr, nicht weniger und nichts anderes. In dem Maße, wie wir zum Sein finden, verschwindet die Angst vor dem Tod, erkennen wir, dass wir nichts zu verlieren haben. Die Angst vor dem Tod ist in der Hauptsache die unbewusste Erkenntnis, dass wir unsere Aufgabe noch nicht erfüllt haben.

Noch ist es Zeit so zu leben, dass Sie eines Tages sagen können:

Ich möchte nicht mehr sagen müssen,
dass ich sterben muss.
Ich möchte sagen können,
dass ich jetzt erfüllt sterben darf!

Und jeden Abend haben Sie Gelegenheit, beim Schlaf den „kleinen Tod“ zu erleben, wie mühelos Sie eine Ebene des Bewusstseins loslassen, um in eine andere Ebene des Bewusstseins zu gehen. Aber hier wie dort *sind Sie*. In dieser Erkenntnis verschwindet auch die Angst vor dem Tod!

Stress

An den Steinen, die einem in den Weg gelegt werden, erkennt man, wo es langgeht!

Stresssituationen gibt es überall

Zu Stress kommt es, wenn ein Missverhältnis zwischen Wollen und Können vorliegt. Das führt dann fast zwangsläufig zu einer ständigen Alarmbereitschaft des Körpers, ausgelöst durch die Hormone Adrenalin und Noradrenalin. Die Folgen sind: nervöse Unruhe, erhöhter Blutdruck, unruhiger Herzschlag, aber auch Verdauungsstörungen, schlechte Laune und gestörter Schlaf, der wiederum schneller zu Stress führt. Wann immer Sie also in einer zur Verfügung stehenden Zeitspanne mehr tun wollen, als Sie in dieser Zeit tun können, gefährden Sie Ihre Gesundheit. Achten Sie daher auf die Alarmzeichen Ihres Körpers.

Nun geht es zwar im Leben nicht ganz ohne Stress, aber es gibt „guten Stress“ und „schlechten Stress“, also einen idealen Spannungszustand für Körper, Seele und Geist. Ein zu geringer Spannungszustand ist dabei ebenso schädlich wie ein zu hoher. Wissenschaftler haben Menschen gut dafür bezahlt, dass sie sich bewegungslos in einem schallisolierten Raum aufhielten. Der Erste hielt es nur 33 Minuten aus und keiner einen ganzen Tag… Die Spannungslosigkeit führt anfangs zu erhöhter Unruhe, die zwar zunächst zur Entspannung führt, aber danach unerträglich wird. Wir brauchen also Stress, um gesund zu bleiben, vermutlich sogar, um überhaupt leben zu können, das Ideal ist wie immer die goldene Mitte.

Wenn wir uns aufregen und uns das Herz bis zum Hals schlägt, wenn wir ständig unter Druck stehen, dann ist das nicht nur ein unangenehmes Gefühl, sondern hier läuft ein messbarer Mechanismus ab: Nervenschalter und Regelkreise treten in Aktion, chemische Stoffe werden vom Körper geschaffen, transportiert und wirksam. Ein Jahrtausende altes inneres Programm wird aktiviert, bereitet uns blitzschnell vor, auf Kampf oder Flucht. Dabei reagieren wir mit unserer ganzen Person: mit dem Verstand, mit dem Gefühl, mit unwillkürlichen Körperreaktionen und letztlich mit zielgerichtetem Verhalten. Auf diesen vier Ebenen läuft etwa folgendes ab:

Verstand

Sie überlegen sich, wie Sie sich in der vorliegenden Situation verhalten wollen. Wägen Gründe ab, die für oder gegen ein bestimmtes Verhalten sprechen. Ob Sie dem Chef jetzt endlich einmal die Meinung sagen wollen oder ob es „vernünftiger" ist, zu schweigen. Schließlich könnte das zu einer ernsten Auseinandersetzung und vielleicht zum Verlust des Arbeitsplatzes führen.

Gefühl

Ihre Gefühle sind vielleicht mit Ihrer Zurückhaltung überhaupt nicht einverstanden, möchten viel lieber ausgedrückt werden. Die Zurückhaltung macht Sie nicht nur ärgerlich und aggressiv, sondern Sie fühlen sich auch ausgeliefert und überlastet. Sie sind aufgeregt und nervös und könnten bei jeder Kleinigkeit „aus der Haut fahren".

Körper

Es kommt zu erhöhtem Blutdruck, Leere im Kopf, zu einem dumpfen Gefühl in der Magengegend, zu Schweißausbruch und geröteter Haut.

Ihre Bewegungen werden hastig, fahrig und unsicher. Vielleicht schreien Sie einen anderen aus einem ganz geringen Anlass an, machen sich unbeliebt in Ihrer Umgebung und können sich im Grunde selbst nicht leiden. Wir alle haben schon ähnliche Erfahrungen gemacht. Wichtig ist nur zu erkennen, dass der Körper immer mitreagiert, weil die aufgestaute Energie einen Ausweg sucht. Wenn wir ihr nicht erlauben, sich außen auszuleben, dann geht diese Energie mit allen schädlichen Folgen nach innen los. Das beeinträchtigt nicht nur unsere Widerstandskraft, weil es uns aus dem Gleichgewicht bringt, sondern führt früher oder später zu Störungen und Erkrankungen.

Stress ist ganz natürlich, lebensnotwendig und völlig harmlos, wenn die mobilisierte Energie ausgelebt wird. Schädlich wird sie erst, wenn sie aufgestaut wird. Ein typisches Beispiel ist das Autofahren, das die Körperkräfte fast überflüssig macht, uns aber immer wieder in Stresssituationen bringt, die wir nicht abreagieren können. Wer ist schon so vernünftig, bei jedem Stress anzuhalten, einen kleinen Waldlauf zu machen, um so die gestaute Energie auf natürlichem Weg auszuleben. Stress entwickelt sich zu einem beherrschenden Problem. Jeder ist täglich einem Trommelfeuer von Stressreizen ausgesetzt, auf die der Körper auf die Dauer keine andere Antwort kennt als Krankheit. Die Summe der Stressereignisse, die ein Mensch in seinem Leben körperlich und seelisch verkraften musste, oder besser gesagt nicht verkraftet hat, machen das Alter aus. Jede Situation, die zu einer Frustration führt, hinterlässt im Organismus eine Narbe, die nicht mehr beseitigt werden kann. Es besteht kein Zweifel, Stress ist eine ernst zu nehmende Fehlsteuerung, die den ganzen Menschen erfasst.

Stress ist eine Fehlleistung der Evolution, die es dem Menschen in der heutigen Welt schwer macht, mit den von ihm geschaffenen Bedingungen klar zu kommen. Ein vom Zwischenhirn ausgehendes Programm, das vor 100 Millionen Jahren seine Berechtigung hatte, mobilisiert auch heute noch ständig Energien, die dann aber nicht ausgelebt werden können. Ganz gleich, was der Auslöser für den Stress war, es läuft noch immer der in der Steinzeit lebensrettende Reaktionsmechanismus ab, der uns heute unter den veränderten Umständen schwer zu schaffen macht.

Stresssituationen gibt es überall, vor allem aber beim Autofahren. Technisch sind die Autos immer perfekter geworden. Nicht perfekt ist der Verkehr mit verstopften Straßen immer gerade dann, wenn man selbst unterwegs sein muss. Baustellen und überreizte andere Autofahrer, mit denen man nicht kommunizieren kann, weil sie in ihrer „Wagenburg" im Verkehr nicht erreichbar sind. Das alles erfordert ständige Konzentration und eine hohe Anspannung, die immer wieder zu Stress führen; aber nicht nur der Verkehr ist nicht perfekt, der Mensch ist es leider auch nicht, und so treten in der Anspannung auch charakterliche Schwächen vermehrt in Erscheinung und führen immer wieder einmal zu Fehlreaktionen. Auch das Sitzen, die einzig mögliche Körperhaltung beim Autofahren, ist physiologisch ungünstig, weil die Muskelspannung, das Spiel ständig wechselnder Kräfte fehlt, das speziell unser Rückgrat braucht, um keine Bandscheibenschäden zu erleiden. Beim Sitzen schlaffen wir ab, fallen in uns zusammen, so weit es der Bauch zulässt. Dazu kommen die ständigen Entscheidungen. Reicht die zur Verfügung stehende Strecke im Verhältnis zur Motorkraft meines Wagens, um gefahrlos überholen zu können oder nicht? Komme ich noch rechtzeitig zu dem vereinbarten Termin, oder muss ich schneller fahren, als ich eigentlich sollte?

Und wenn wir dann endlich stressfrei sein könnten, machen wir zur Entspannung vielleicht ein Videospiel, bei dem wir in Sekunden unseren Puls hochjagen und unseren Blutdruck auf den Wert eines Hochleistungsathleten bringen, ohne es auch nur zu bemerken. Wir spüren nur, dass wir hinterher nicht wirklich entspannt sind, sondern uns völlig unnötigem Stress ausgesetzt haben. Und abends sehen wir uns dann noch vor dem Schlafengehen zur Erholung einen spannenden Krimi an und können die halbe Nacht nicht schlafen, weil der Körper die angestaute Energie in wilden Träumen erst verarbeiten muss.

Ihr persönliches Stressprofil

	Ja	Nein
Ich bin leicht erregbar.	☐	☐
Ich bin sehr empfindlich.	☐	☐
Ich nehme alles sehr genau.	☐	☐
Ich nehme alles sehr persönlich.	☐	☐
Ich werde ärgerlich, wenn mich andere kritisieren.	☐	☐
Ich bin sehr ehrgeizig.	☐	☐
Ich bin mit meiner derzeitigen Situation nicht zufrieden.	☐	☐
Ich bin ein aggressiver Autofahrer.	☐	☐
Ich bin von Natur aus sehr misstrauisch.	☐	☐
Ich schlafe 7–8 Stunden täglich.	☐	☐
Ich bin mit mir zufrieden.	☐	☐
Ich habe mindestens einen wirklichen Freund.	☐	☐
Mit meinem derzeitigen Einkommen bin ich zufrieden.	☐	☐
Ich beziehe Kraft aus meinem Glauben.	☐	☐
Ich bin in einer guten gesundheitlichen Verfassung.	☐	☐
Ich lebe in einer erfüllenden Partnerschaft.	☐	☐
Ich treibe regelmäßig Sport.	☐	☐
Ich kann meine Zeit gut einteilen.	☐	☐
Ich trinke weniger als drei Tassen Kaffee pro Tag.	☐	☐
Ich gönne mir mehrmals täglich eine kurze Pause.	☐	☐
Ich kann mich sehr schnell erholen.	☐	☐
Ich verliere schnell die Geduld.	☐	☐
Ich mache mir viele Sorgen.	☐	☐
Ich leide unter Angst.	☐	☐
Ich bin eifersüchtig.	☐	☐

	Ja	Nein
Ich leide unter Schlafstörungen.	☐	☐
Ich habe Minderwertigkeitsgefühle.	☐	☐
Ich habe morgens Schwierigkeiten aufzustehen.	☐	☐
Ich kann mich schwer entscheiden.	☐	☐
In Gegenwart von Vorgesetzten fühle ich mich unsicher.	☐	☐
Ich habe oft feuchte Hände.	☐	☐
Ich bin wetterfühlig.	☐	☐
Mein Körpergewicht ist normal.	☐	☐
Mein Blutdruck ist normal.	☐	☐
Ich habe oft Kopfschmerzen.	☐	☐
Ich bin empfindlich gegenüber Geräuschen.	☐	☐
Meine Verdauung ist gut.	☐	☐
Ich habe Freude an Kleinigkeiten.	☐	☐
Wenn mich etwas bedrückt, dann spreche ich mich mit meinem Partner oder mit Freunden aus.	☐	☐

Was anfangen mit den Testergebnissen? Ihr persönliches Stressprofil zeigt Ihnen ganz eindeutig Ihre Schwachstellen. Sobald diese erkannt sind, gibt es zwei Möglichkeiten: Entweder Sie meiden in Zukunft Situationen, die Sie in Stress bringen, oder Sie finden einen Weg, Ihr Verhalten in solchen Situationen zu ändern und allmählich erwünschte Gewohnheiten anzunehmen. Das geschieht sehr wirkungsvoll durch das „mentale Umerleben", das in einem späteren Kapitel ausführlich beschrieben ist. Auf jeden Fall sind Sie nicht machtlos der Situation ausgeliefert. Schon die Erkenntnis kann viel ändern, dass es keine Stress erzeugende Situation gibt, sondern dass Sie selbst bestimmen, wie Sie mit einer Situation umgehen.

Der Körper reagiert in drei Stufen

Obwohl Stress krank machen kann, zu Bluthochdruck, zur Verengung der Herzkranzgefäße, zu Herzanfällen und Nervenzusammenbrüchen führen kann, ist Stress doch keine Krankheit. Der Reiz, der dem Stress zugrunde liegt, ist das Leben, und niemand kann ohne Stress leben. Wie immer entscheidet die Dosierung. Stress ist die unspezifische Antwort des Körpers auf eine Anforderung. Stress ist also der Zustand, in dem wir uns befinden, und nicht die Ursache, die ihn auslöst. Das können unerwünschte Umstände sein, wie Kälte, Hunger oder Überlastung, aber auch ein Lottogewinn oder eine Liebesnacht. Auf alle diese Auslöser reagiert der Körper gleich, nämlich in drei Stufen:

1. Der Körper mobilisiert in einer Alarmreaktion die Energiereserven, bereitet sich auf Kampf oder Flucht vor. Deshalb schütten die Nebennieren verstärkt das Stresshormon Adrenalin aus, der Blutfettspiegel erhöht sich. In der Steinzeit war das ein durchaus sinnvoller Vorgang, denn nur so war der Mensch in einer schwierigen Situation sofort bereit zu kämpfen oder zu flüchten, auf jeden Fall aber zu überleben. Und nach dieser körperlichen Anstrengung normalisierten sich Herzschlag, Blutdruck, Atmung, Blutfett und Adrenalinausstoß auch wieder.

2. Hält der Stress an, wird die Widerstandskraft enorm verstärkt und weitere Energiereserven werden mobilisiert, notfalls die letzte Reserve verbraucht.

3. Hält der Stress weiter an, verausgabt sich der Körper bis zur völligen Erschöpfung. Wird nicht spätestens jetzt etwas dagegen unternommen, wird der Mensch krank und kann sogar an Erschöpfung sterben.

Wenn wir uns diesen Ablauf bewusst machen, haben wir natürlich damit auch die Möglichkeit, dem Körper sinnvoll zu helfen. Zunächst einmal, indem wir es uns zur Gewohnheit machen, nach

Stress körperlich zu arbeiten, die angestaute Energie auszuleben, sodass sich die Körperwerte wieder normalisieren können. Das kann durch Joggen geschehen oder durch eine andere körperliche Tätigkeit, bei der der Puls für zehn Minuten auf 130 gehalten wird.

Das kann aber auch durch meditative Entspannung geschehen. Die Form der Meditation ist nicht entscheidend, sondern das Ergebnis. Es muss erreicht werden, dass der Körper sich in der Entspannung wieder normalisiert.

Entspannen kann man sich auch durch gleichmäßiges, ruhiges Atmen über einen Zeitraum von mindestens 10 Minuten oder durch eine Zeit des Schweigens, bei der das Auge einen ruhigen Punkt fixieren sollte, zum Beispiel eine Landschaft oder ein beruhigendes Bild oder eine Buddhastatue, wenn Sie dazu eine Beziehung haben.

Die Normalisierung kann auch durch entspannende Musik erreicht werden, der Sie lauschen, ohne etwas anderes dabei zu tun. Lassen Sie nur die Musik auf sich wirken, bis Sie spüren, dass Sie wieder bereit sind weiterzumachen. Natürlich kann man auch jede Stunde eine „stille Minute" einlegen und dem Aufkommen von Stress damit vorbeugen. Damit sind wir bei der Vorsorge und der Frage: „Kann man Stress nicht überhaupt vermeiden?" Nun, man kann durchaus.

Kann man Stress vermeiden?

1. Beruf als Berufung

Prüfen Sie einmal sorgfältig, welche Tätigkeit Sie so erfüllen könnte, dass Sie sie mit Freude ständig tun könnten. Wenn Ihnen nichts anderes einfallt, als ständig zu schlafen, werden Sie doch Testschläfer bei „Schlaraffia". Was ich damit sagen will, ist: Trauen Sie sich zu träumen, lassen Sie Ihrer Fantasie freien Raum. Finden Sie Ihre Berufung, und haben Sie den Mut zum Wechsel. Als Belohnung erwartet Sie ein erfülltes Leben, bei dem Sie sich auf jeden Arbeitstag freuen werden und am liebsten täglich Überstunden machen möchten.

Doch auch bei Ihrer Berufung sollten Sie Ihren eigenen Arbeitsstil finden und Ihren Rhythmus. Und wenn Ihr Chef mit Ihrem Rhythmus nicht einverstanden sein sollte, könnte dies der Anlass sein zu prüfen, ob es nicht Ihre Berufung wäre, selbstständig zu sein.

Tun Sie nie mehr als eine Sache gleichzeitig, und sollte es auch bei Ihrer Berufung unangenehme Tätigkeiten geben, dann wäre es gut, diese immer zuerst zu erledigen und erst dann die angenehmen Tätigkeiten zu tun. Diese Form der Selbstbelohnung lässt alle Belastungen viel leichter ertragen. Bleiben Sie sich auch bewusst, dass es keine belastende Tätigkeit gibt. Die Belastung entsteht durch Ihre Einstellung dazu und die können Sie ändern. Und machen Sie trotz aller Freude regelmäßig eine kleine Pause, vielleicht bevor Sie eine neue Arbeit beginnen.

2. Mehr Bewegung

Da Stress den Körper nun einmal auf Bewegung vorbereitet, ist sie auch die beste Medizin gegen Stress, und wie jede Medizin wirkt sie nur optimal, wenn sie regelmäßig genommen wird. Auch hierbei sollten Sie darauf achten, dass Sie eine Form der Bewegung finden, die Ihnen wirklich Freude macht, denn die Freude an der Bewegung ist ein wichtiger Teil der Therapie. Dauer und Anstrengung der Bewegung sollten so gewählt werden, dass dabei der Puls für etwa zehn Minuten auf 130 pro Minute gehalten wird. Andernfalls ist der Reiz zu schwach und der Effekt gleich Null.

Und sollte es doch einmal zu Stress kommen, dann nicht bis zum nächsten privaten Sportfest warten, sondern *sofort* ein paar Minuten den Körper bewegen. Das kann zur Not auch am Schreibtisch geschehen.

3. Richtig atmen

Bei Stress hilft ein ruhiger und gleichmäßiger Atem sofort, wie Sie bei nächster Gelegenheit bei sich selbst feststellen werden. Ganz tief Luft holen und ganz langsam ausatmen hört sich simpel an, aber diese Methode ist unerhört wirksam. Denn die meisten Menschen atmen so flach, dass sie gerade nicht ersticken. Eine besonders wirksame Atemtechnik ist es, durch die Nase ganz tief einzuatmen und durch den Mund auszuatmen, aber gegen den Widerstand der fast geschlossenen Lippen. Dehnen Sie die Phase des Ausatmens immer weiter aus, mindestens zehn Sekunden, es können aber auch dreißig Sekunden werden. Also: ausatmen, so lange die Luft reicht, und beim nächsten Mal noch tiefer einatmen. Worauf es hierbei ankommt, ist die Dauer des Ausatmens. Strengen Sie sich jedoch nicht zu sehr an.

4. Richtig essen

Das heißt konkret, leichte, möglichst natürliche Kost bevorzugen und keine großen Portionen essen. Notfalls die Gesamtmenge auf mehrere kleine Mahlzeiten verteilen. Bis mittags möglichst nur Obst essen und Wasser trinken, aber nicht gleichzeitig, sondern mit jeweils einer halben Stunde Abstand. Wenn Sie dann noch wenigstens zu einer Mahlzeit Gemüse oder Salat essen, brauchen Sie auf Vitamine und Mineralstoffe nicht mehr besonders zu achten.

5. Pausen machen

Eine Viertelstunde Mittagsschlaf macht Sie wieder fit für die zweite Halbzeit des Tages. Aber auch eine stille Minute, bevor Sie eine neue Arbeit beginnen, lässt Sie wieder zur Ruhe finden. Und wenn Sie in einen anderen Raum müssen, nehmen Sie grundsätzlich nicht den Fahrstuhl, sondern die Treppe, auch wenn es zehn Etagen sein sollten. Auch so entsteht eine kleine Pause, die sinnvoll mit Bewegung ausgefüllt ist. Gönnen Sie sich auch eine „Minipause" von drei Sekunden, bevor Sie den Telefonhörer abnehmen, gleich, ob Sie angerufen werden oder selbst anrufen wollen. Nutzen Sie die drei Sekunden, um sich auf sich selbst zu besinnen.

6. Richtig Urlaub machen

Am besten für immer. Sie glauben, das geht nicht? Sie können sich das leider nicht leisten? Wer bestimmt denn, was Urlaub ist und wo

Sie Urlaub machen? Sie und nur Sie! Warum sollte man nicht einmal Urlaub am Schreibtisch oder an der Werkbank machen? Im Urlaub sitzen Sie ja auch nicht untätig herum – hoffe ich zumindest. Also probieren Sie einmal einen „Urlaub am Arbeitsplatz". Urlaub ist keine Frage der Zeit oder des Ortes, sondern eine Frage der Einstellung, und die bestimmen Sie selbst.

Wenn Sie dann zusätzlich noch Ihren Jahresurlaub nehmen, sorgen Sie bitte dafür, dass es wirklich ein erholsamer Urlaub wird. Nicht selten stopfen die Menschen ihre Urlaubszeit so voll, dass sie danach ein paar ruhige Bürotage brauchen, um sich zu erholen. Also bedenken Sie, auch Urlaub machen will gelernt sein, wenn es ein wirklicher Urlaub werden soll.

7. Geben Sie Ihrem Leben einen Sinn!

Fragen Sie nicht länger, welchen Sinn wohl Ihr Leben hat, sondern geben Sie Ihrem Leben den gewünschten Sinn! Die Antwort kann für jeden unterschiedlich ausfallen. Wichtig ist nur, dass sie Sie befriedigt. Einen Sinn aber hat das Leben für alle, es soll Freude machen.

Wenn Ihnen Ihr Leben keine Freude macht, dann machen Sie etwas falsch und sollten das ändern, indem Sie loslassen, was keine Freude macht. Trennen Sie sich von belastenden Bekanntschaften und allem, was nicht mehr wirklich zu Ihnen gehört, und Sie sind endlich frei, frei für das wahre Leben.

Richtige Vorbereitung auf das Alter

Wenn Sie Ihr Leben gründlich „entrümpelt“ haben, prüfen Sie einmal, ob Sie auf das Alter vorbereitet sind. Was verbinden Sie mit dem Alter?

Positiv

Gelassenheit, Ruhe, Sicherheit, große Erfahrung, Weisheit, Souveränität, Abgeklärtheit, Freiheit von Pflichten, schöne Erinnerungen, Zeit für sich selbst, Reife und Anerkennung...

Negativ

Einsamkeit, Ausgeschlossensein, Isolation, Traurigkeit, Angst, Gebrechlichkeit, Krankheit, Frustration, Aussichtslosigkeit, freudloses Dasein, Interessenlosigkeit, fehlende Anerkennung, keine Sexualität mehr, Armut, Resignation...

Das Leben bietet uns im Wesentlichen das, was wir von ihm erwarten. Deshalb ist es sehr wichtig, dass Sie auch geistig entrümpeln, dass Sie dem Altersstress vorbeugen, solange Sie nicht alt sind, wenngleich es auch dann nicht zu spät ist. Denn sein Bewusstsein klären kann man in jedem Alter.

Werfen Sie raus, was nicht zu Ihnen gehört, und erfüllen Sie sich mit dem, was Ihnen Freude macht. Erwarten Sie vom Leben das Beste, und Sie brauchen sich nicht mehr mit weniger zufrieden zu geben.

Stress ist eine Sünde gegen das Leben selbst, gegen die Freude, das Lachen, die Liebe. Sie haben es in der Hand, sich „Inseln der Behaglichkeit“ zu schaffen, ganz gleich, auf welchen Platz Sie das Leben gestellt hat. Denn das Leben findet statt, ganz gleich, ob Sie teilhaben oder nicht. Aber überall wartet die Freude auf Sie!

Schuldgefühle

Man bewältigt Gebirge und dann
stolpert man über Steine.

Es ist hart, in einer auf Schuld aufgebauten Situation zu leben, und doch zwingen sich unzählige Menschen, so zu leben, falls man das noch Leben nennen kann. Unlösbar erscheint die Situation dann, wenn ich glaube, eine Schuld zu haben gegenüber jemandem, der bereits gestorben ist, denn scheinbar habe ich ja keine Chance, meine Schuld wieder „gut zu machen". Auch die Kirche hilft uns nicht, uns von der Illusion der Schuld zu erlösen, sondern konfrontiert uns mit der „Erbsünde", die wir hier büßen müssen.

Schuldgefühle gehören zu den sinnlosesten Emotionen, die es gibt, denn sie dienen nur dazu, sich permanent schlecht zu fühlen. Wenn man sich trotzdem einmal einen Moment lang gut fühlt, erzeugt das zusätzliche Schuldgefühle. Kranke mit Schuldgefühlen werden sehr viel langsamer gesund, müssen daher länger im Krankenhaus liegen und sind viel später wieder arbeitsfähig als Menschen, die kaum Schuldgefühle kennen.

Da wir mit einer ständigen Schuld nicht leben können, verdrängen wir das, was wir nicht wahrhaben wollen, ignorieren es einfach und nennen das Ergebnis dann stolz „Positives Denken". Und indem wir unsere Schuldgefühle verdrängen, reduzieren wir alle unsere Gefühle, erleben nicht mehr den wahren Reichtum unserer Gefühle. Das Leben vieler Menschen wird von Schuldgefühlen beherrscht. Wir sollten uns von unseren Gefühlen erfüllen und tragen, aber nicht beherrschen lassen.

Schuldgefühle in der Partnerschaft

Auch eine Partnerbeziehung kann von Schuldgefühlen vergiftet werden. Eine glückliche Beziehung ist die Folge einer körperlichen, seelischen und geistigen Harmonie mit dem Partner. Ist diese Harmonie aber durch die Vorstellung einer Schuld ständig gestört, kann sich das Glück, das wir ersehnen, nicht einstellen. Oft verhindern sogar Schuldgefühle gegenüber dem bisherigen Partner eine neue Beziehung, und wird sie doch eingegangen, dann erinnert einen jeder Augenblick des Glücks gleich wieder an die eigene Schuld und die Vorstellung, dass man sein Glück auf dem Unglück des anderen aufbaue.

Das beeinflusst natürlich wiederum das Verhalten des neuen Partners, und so erntet man auch hier bald die Vorwürfe, die man sich selbst ohnehin schon macht, was scheinbar wieder deren Berechtigung bestätigt – ein Teufelskreis. Mit der Zeit bleibt für andere Emotionen immer weniger seelische Energie übrig, bis einen die Schuldgefühle in eine Dauerkrise geführt haben. An diesem Punkt erlaubt einem die eigene Seele nicht mehr, glücklich zu sein, die Chance zum Glücklichsein wird von vornherein erfolgreich abgewehrt, wenngleich dies meist unbewusst geschieht, aber deswegen nicht weniger zuverlässig ist.

Wie man sich aus dem Teufelskreis der Schuld befreit

Ich kann mich aus diesem Teufelskreis nur durch die Erkenntnis befreien, dass es in Wirklichkeit keine Schuld gibt. Nur ein Vollkommener, ein Gott könnte Schuld auf sich laden, denn er hat es nicht nur besser gewusst, er hätte es auch besser gekonnt. Wenn ich also etwas getan habe, das meinem heutigen Maßstab nicht entspricht, dann sollte ich erkennen, dass ich es damals eben nicht besser gewusst oder zumindest nicht besser gekonnt habe, sonst hätte ich es ja anders gemacht. Die Erkenntnis, dass es falsch war und die daraus resultierende Erkenntnis, wie man es besser machen könnte, ist ein Fortschritt. Wenn ein Fehler zu dieser Erkenntnis geführt hat, dann kann der Fehler so falsch nicht gewesen sein, dann war er wohl „not-wendig“ – und damit auch kein Fehler. Wenn es aber nicht falsch war, dann muss ich deswegen keine Schuldgefühle haben.

Schuldgefühle sind meist unbewusste, hochgeladene Komplexe, die täglich mit neuer Energie versorgt werden müssen. Das verbraucht sehr viel Lebenskraft. Sobald sie aber mental umerlebt und dadurch aufgelöst werden, sind wir frei. Tritt also ein Ereignis der Vergangenheit in mein Bewusstsein, bei dem ich mich nicht meiner heutigen Erkenntnis entsprechend verhalten habe, kann ich es mental umerleben, sodass es dem Grad meiner heutigen Erkenntnis entspricht. In Zukunft kann ich mich dann entsprechend verhalten.

Aus dieser Erkenntnis heraus verzeihe ich mir auch mein früheres Verhalten und bin endlich frei! So löse ich allmählich alle alten Spurbilder mit allen daraus resultierenden Folgen auf, bis mein Gemüt völlig geklärt ist. Das ist konstruktive Vergangenheitsbewältigung und das Ende aller Schuldgefühle. In Zukunft stelle ich keine höheren Forderungen mehr an mich, als ich sie in dem Augenblick auch erfüllen kann, gebe einfach in jedem Augenblick mein Bestes.

Trauer

Trauer ist normal und gilt als edel, besonders, wenn wir einen geliebten Menschen „verloren" haben, aber ist sie das wirklich? Ist es nicht eher die Unfähigkeit oder Unwilligkeit loszulassen. Beweine ich nicht eigentlich mich, die Verminderung meines Wohlergehens, meines Ansehens oder meiner Freude? In so einem Fall ist Trauer Heuchelei und Egoismus, die Unfähigkeit oder Unwilligkeit, die veränderte Wirklichkeit sehen und akzeptieren zu wollen. Denn was hätte der geliebte Mensch denn tun sollen, nachdem seine Aufgabe hier offensichtlich erfüllt war. Mir zuliebe hier bleiben, weil mir das besser gefallen hätte?

Wenn ich den anderen wirklich liebe, dann lasse ich ihn *sein* Leben leben und erwarte nicht, dass er mein Leben lebt, lasse ihn seine Entscheidungen treffen und seinen Weg gehen. Wenn mein

Partner mich etwa wegen einem anderen verlässt, weil er hofft, so glücklicher zu werden oder sich besser entwickeln zu können, ist es dann nicht nur ein verletztes Ego, was da trauert, ist es nicht Selbstmitleid?

Wir alle erleben immer wieder Verluste – von geliebten Menschen, von Gesundheit, körperlicher Unversehrtheit und Schönheit. Wir können die Heimat verlieren, einen Prozess, den Sinn des Lebens, ja sogar unser Leben selbst. Besonders die unerwarteten Verluste treffen uns ungewöhnlich hart. Die Zeit wird aber immer schnelllebiger, und so müssen wir ständig Abschied nehmen von etwas, das uns lieb geworden ist. „Panta rhei" – alles fließt, und niemand kann den Fluss des Lebens aufhalten. Wenn man es könnte, sollte man es nicht tun, denn es ist gut, so wie es ist. Es ist wichtig, rechtzeitig loslassen zu lernen, bevor uns der Tod dazu zwingt, um wirklich frei durchs Leben zu gehen. Was jetzt geschieht, ist gleich schon Vergangenheit und kommt nie mehr wieder. Das ist eine Erfahrung, die jeder Mensch machen und mit der er fertig werden muss. Die Evolution hat uns so ausgestattet, dass auch jeder damit fertig werden kann.

Die Aufgabe hinter der Trauer

Die Aufgabe hinter der Trauer lautet, wirklich frei zu werden, um in der „Leichtigkeit des Seins" durchs Leben zu gehen. Habe ich alles losgelassen, kann mir das Leben nichts mehr nehmen. Und wenn alles nicht hilft, dann vielleicht die Erkenntnis: „Es kommt immer Besseres nach."

Empfindlichkeit

Nicht jeder kann dein Freund sein,
aber jeder ist dein Lehrer!

„Ich bin so sensibel", sagen Menschen gerne als Erklärung dafür, dass sie keine Kritik vertragen können, dass sie leicht eingeschnappt sind oder chronisch den anderen alles mögliche übel nehmen. Auch wenn einer keinen Mumm hat oder einfach nur zu faul ist, kann er immer noch zu seiner Entschuldigung angeben, er sei zu sensibel für diese harte Welt. Selbst wer bei jeder Gelegenheit gleich explodiert kann sein ungezügeltes Verhalten immer noch mit seiner großen Sensibilität entschuldigen, dabei sind diese Menschen genau das Gegenteil von sensibel, nämlich ungehobelt und rücksichtslos.

Wirkliche Sensibilität ist selten und sehr erstrebenswert. Sie bedeutet, eine feinfühlige Wahrnehmung zu haben, die Nuancen des Lebens wahrzunehmen, sich in den anderen einfühlen zu können. Es ist ein großer Unterschied, ob wir empfind*sam*, oder empfind*lich* sind. Der wirklich Sensible ist ein höchst angenehmer und interessanter Mensch, und bei aller Feinnervigkeit muss er keineswegs schwächlich sein. Wer wirklich sensibel ist, der redet nicht über seine Sensibilität, weiß es oft gar nicht, aber jeder merkt es an seiner inneren Sicherheit und Stärke, vor allem aber an seiner Behutsamkeit im Umgang mit anderen.

Empfindlichkeit wird besonders bei Kritik schnell sichtbar. Dabei gibt es ja in einem solchen Fall immer nur zwei Möglichkeiten: Entweder der andere hat recht mit seiner Kritik, dann kann ich ihm ja nicht böse sein, schließlich hat er nur die Wahrheit gesagt. Im Gegenteil zeigt er damit doch nur, dass er sich mit mir befasst hat und macht mich aufmerksam auf etwas, das ich vielleicht noch nicht bemerkt oder beachtet habe und gibt mir so Gelegenheit, mein Bewusstsein zu erweitern, mich zu verbessern, Falsches oder Unerwünschtes loszulassen.

Ist es falsch, was er sagt, habe ich erst recht keinen Grund, ihm böse zu sein, denn er hat sich einfach nur geirrt, und das ist sein gutes Recht.

Lobt er mich aber, so kann ich mich darüber freuen, dass er eine so gute Meinung von mir hat, weiß aber natürlich, dass auch dadurch keine neue Wirklichkeit entsteht. Denn auch das Lob ist nur die Meinung eines anderen, die ich gelassen hinnehme, die Konsequenzen daraus ziehe und wieder loslasse.

Selbstmitleid

> Ein Pessimist ist ein Mensch, dem es schlecht geht, wenn es ihm gut geht, aus Furcht, dass es ihm schlechter gehen könnte, wenn es ihm besser ginge!

Die Vergangenheit können wir nicht ändern. Da hilft kein Selbstmitleid, aber die Zukunft gehört uns. Hier ist noch alles möglich, deshalb sollten wir niemals unsere Kraft durch Selbstmitleid vergeuden. Schließlich haben wir unser Schicksal selbst verursacht, und wir sind die einzigen, die es ändern können. Wir brauchen unsere ganze Kraft für die bewusste Gestaltung unserer Zukunft.

Selbstmitleid ist auch überflüssig, da ich ja die beklagten Umstände jederzeit ändern kann. Nur dadurch werden sie anders, während Selbstmitleid nichts ändert – ich raube mir nur die Kraft, vertue meine Zeit und belaste meine Gesundheit. Sobald ich auch nur eine Spur von Selbstmitleid bei mir entdecke, erfasse ich es und löse es auf, bevor es mich erfassen kann.

Sich selbst zu bedauern, schwächt, man wird wertlos für die Gesellschaft und sich selbst eine Last, außerdem macht man sich unbeliebt mit seiner destruktiven Haltung. Das führt letztlich zur Depression, in der man sich selbst immerzu bedauert, sich und letztlich auch seine Umgebung erschöpft.

Ändern kann ich das alles durch rechtes Denken. Denken ist Bewegen geistiger Energie. Ich gebe ihr eine Form und lasse sie so sichtbar werden. Alles was ist, wurde erdacht, und dieses Gesetz wirkt im Kleinen wie im Großen.

Positiv zu denken ist der erste Schritt, um positiv zu werden. Der Duden erklärt positiv als: bejahend, vorteilhaft, günstig, ein Ergebnis bringend, gut, sicher, tatsächlich, wirksam. „To be positive about something" heißt, seiner Sache ganz sicher zu sein, und das ist Positives Denken wirklich. Die Kraft der Gedanken erkennen und diese Kraft einzusetzen, um seine Ziele sicher zu erreichen, heißt Positiv Denken. Positiv Denken heißt also, das Richtige denken und daran bewusst und beharrlich bis zum Erfolg festhalten.

Dazu gehört auch, *nein* sagen zu lernen. Gegenüber einer Autorität, einer unerwünschten Rolle, in die man uns zu drängen versucht, oder auch gegenüber den eigenen Wünschen, wenn sie uns von unserem Ziel abbringen. Nein zu sagen bedeutet in Wirklichkeit, *ja* zur eigenen Identität zu sagen. So wird das Nein auf der einen Ebene zum Ja auf der anderen.

Wenn wir erkannt haben, was wir eigentlich wollen, sollten wir auch den Mut haben, dafür ganz einzustehen. Wir sollten den Mut haben, die Wahrheit zu erkennen und sie auch zu bekennen, den Mut aufbringen, etwas zu beginnen und notfalls auch zu verlieren. Und wir sollten den Mut haben, uns zu binden und auch zu trennen. „Wer nicht wagt, der nicht gewinnt!"

Doch zum Mut sollte auch noch die Ausdauer kommen. Erst wenn wir uns nicht mehr beirren lassen und beharrlich dem Ziel zustreben, dabei mit beiden Beinen auf dem Boden bleiben, wird unser Positives Denken die entsprechenden Früchte tragen. Und wenn wir die entsprechenden Qualitäten noch nicht haben, können wir sie uns ebenfalls durch gezieltes Denken aneignen.

Sie erreichen, was Sie wollen, wenn Sie ohne Selbstmitleid, positiv, mutig und beharrlich ans Werk gehen. Doch es genügt nicht, einmal Mut zu haben, denn kaum ist ein Problem gelöst, zeigt sich ein neues. Positiv sein heißt vor allem durchhalten. Echtes Positives Denken kann durch nichts erschüttert werden. Nicht das Beginnen wird belohnt, sondern stets nur das Durchhalten. Jeder falsche Gedanke kann als Auslöser genutzt werden, um ganz bewusst die richtigen Gedanken ins Bewusstsein zu nehmen und sie dort zu behalten.

Durch Sucht in die Krise oder durch Krisen in die Sucht?

Du kannst dein Leben nicht verlängern,
noch verbreitern, nur vertiefen.

Wie es zur Sucht kommt

Auch mit unserer „Wohlstandsinsel" ist nicht alles zum Besten bestellt, und die meisten Menschen sind auf der Flucht vor sich selbst. Anstatt uns am Leben zu erfreuen und seine Chancen zu nutzen, suchen wir oberflächliche Vergnügen und „Zeitvertreib". Dabei ist Zeit, obwohl sie in Wirklichkeit nicht existiert, das Wertvollste, was wir haben, denn Zeit ist Leben, und ungenutzte Zeit ist vertanes Leben. Die alten Griechen sagten: „Da haben die Götter den Menschen ein glückliches Leben geschenkt, aber die Menschen wissen das nicht!"

Wir kranken an unserer Unbescheidenheit. Wir wollen das Beste, wollen stets der Erste sein, aber sind nicht bereit, uns auf den Weg zu machen, um es zu werden. In einer solchen Gesellschaft ist es fast aussichtslos, nicht süchtig zu sein, es ist nur noch die Frage, welche Gestalt die Sucht annimmt, ob es eine erlaubte oder eine verbotene Form der Sucht ist. Hinter jeder Sucht steckt eine Sehnsucht, wir wollen woanders hin, als wir sind, aber wir machen uns nicht auf den Weg, wir wollen gleich am Ziel sein.

Der Übergang vom Gebrauch und Genuss einer Sache zu Missbrauch, Gewöhnung, Abhängigkeit und Sucht ist gleitend, fast unmerklich. Das Erwachen kommt meist erst, wenn es schon längst zu spät ist. Sucht kommt nicht von Suche, sondern von Seuche und ist nichts anderes als eine andere Bezeichnung für Krankheit. Der Mensch krankt an sich selbst, daran, dass er nicht weiß, wer er ist, wo er herkommt, wo er hingeht und was er hier soll. Sobald er eine überzeugende Antwort auf diese Fragen gefunden hat, ist er nicht mehr anfällig für Sucht, müsste nicht mehr zu diesem Hilferuf des in Not geratenen Selbst flüchten.

Die Flucht vor dem Selbst führt zur Flucht in die Sucht. Durch den Mangel an wirklichem Selbst-Bewusstsein können wir vor uns nicht bestehen. So flüchten wir in die Sucht mit ihren vielen Gesichtern. Wir greifen keineswegs gleich zu Drogen, sondern geraten in viel subtilere Formen der Sucht. Wir sind genusssüchtig, konsumsüchtig, herrschsüchtig, wollen mehr Lohn, mehr Besitz, mehr haben, anstatt dafür zu sorgen, mehr zu sein. Hinter diesem Verhalten, das wir natürlich auch nicht als Sucht bezeichnen, weil wir es nicht als solche erkennen, steht meist ein tiefes, existenzielles Loch, das nach Überkompensation verlangt. Durch unsere Genusssucht werden wir nikotinsüchtig, esssüchtig oder alkoholsüchtig. Die Sucht lenkt uns für einen Augenblick ab von der unerträglichen inneren Leere, aber verlangt beim nächsten Mal eine höhere Dosis des Suchtmittels. Die Sucht entsteht durch unbewältigte Krisen und führt in eine neue Krise durch die nicht zu bewältigende Sucht.

Die Welt lebt in einer Dauerkrise, und so benutzen viele Menschen alles, um dieses Gefühl der Krise loszuwerden. Alkohol, Nikotin, Nahrungsmittel, Beruhigungs- und Aufputschmittel, Betäubungsmittel und letztlich Rauschgift. Wir sind weder Kettenraucher noch stehen wir ständig unter Alkohol und doch sind wir eindeutig süchtig, denn wir brauchen ständig Stimulanzien, um das Leben ertragen zu können, und diese Stimulanzien haben eine negative, herabziehende Wirkung auf unser Leben und unsere Beziehungen zu anderen Menschen.

Um wirklich zu verstehen, was Sucht ist, müssen wir zunächst einmal unsere bisherigen Gedanken und Ansichten zur Sucht und alles, was wir darüber zu wissen glauben, aufgeben. Wir müssen lernen, den Begriff Sucht viel umfassender als bisher zu sehen, müssen den Mut haben zu erkennen, welchen Raum die verschiedenen Formen der Sucht bereits in *unserem Leben* eingenommen haben.

Sucht ist jeder Prozess, gegen den wir machtlos sind. Was immer wir tun, ohne es wirklich zu wollen, was im Gegensatz zu unseren Vorstellungen steht, wo unser Verhalten einen immer zwanghafteren Charakter annimmt, dort hat die Sucht die Kontrolle über uns übernommen. Ein sicheres Anzeichen für Sucht ist das Bedürfnis, andere, aber auch uns selbst zu belügen, zu leugnen und zu vertuschen, ja Sucht ist bereits das, was mich in die Versuchung bringt zu lügen.

Sucht ist alles, was ich nicht bereit bin aufzugeben. Vielleicht müssten wir es nicht aufgeben, aber dass wir es nicht mehr können, lässt uns die Sucht erkennen. Die Sucht erspart uns den Umgang mit uns selbst, legt einen Schleier über unsere Gefühle und führt mit der Zeit zu einem immer stärker werdenden Mangel an innerem Empfindungsvermögen. Irgendwann müssen wir uns für uns selbst entscheiden, sonst gehen wir an der Sucht zugrunde. So kann alles zur Sucht werden, und keiner ist dagegen gefeit. Es ist auch keine Schande zu erkennen, süchtig zu sein, es ist nur eine Schande, sich selbst aufzugeben.

Jedes Mal, wenn wir „um des lieben Friedens willen“ nachgeben oder weil uns die Wünsche und Erwartungen eines anderen Menschen wichtiger sind als unsere eigenen, folgen wir einer Sucht. Jedes Mal, wenn wir glauben, dass irgendetwas von außen unser Leben bestimmt, dass wir keine Wahl haben, dass wir unheilbar sind, verhalten wir uns süchtig. In Wirklichkeit haben wir in jedem Augenblick die Wahl, und nichts und niemand kann sie uns nehmen oder auch nur schmälern. Jedes Mal, wenn wir etwas tun, was zur Unterdrückung und Selbstverleugnung führt, ja sogar wenn wir nur etwas tun, „um uns zu zerstreuen“, folgen wir der Sucht.

Wir verlieren so immer mehr den Kontakt zu uns selbst, und so verlieren wir schließlich die Fähigkeit, mit anderen vertraut zu werden. Es gelingt uns letztlich nicht einmal mehr mit den Menschen, die wir besonders lieben, die uns am nächsten stehen. Wie können wir auch zu einem anderen Kontakt haben, wenn wir den Kontakt zu uns selbst verloren haben. Natürlich merken wir sehr bald, dass da etwas falsch ist, aber unser verändertes Denken sagt uns, dass das nicht an uns liegt. Wir glauben, den anderen zu brauchen, damit er etwas für uns tut, und wenn es dann nicht klappt, dann liegt die Schuld dafür natürlich bei ihm. Die Sucht täuscht uns vor, dass wir keine Verantwortung haben für unser Unglück. Je länger wir so darauf warten, dass ein anderer endlich etwas für uns tut, uns rettet, desto schlimmer wird die Sucht. Ganz gleich, wovon wir abhängig sind, es kostet immer größere Mühe, die erwünschte Wirkung zu erzielen, uns für einen Augenblick gut zu fühlen. Wenn wir es aber geschafft haben, brauchen wir beim nächsten Mal mehr, um die Wirklichkeit nicht zu sehen.

Wir überlassen unsere Heilung dem Arzt, sind süchtig nach schneller Hilfe von außen. Wir verhalten uns wie unmündige Kinder, die blind den Anordnungen folgen, und unser eigenes inneres Wissen verkümmert. Wir folgen lieber einer äußeren Anweisung als der „inneren Führung", sind der Auffassung, dass jede Krankheit, jedes Symptom ohne eigene Anstrengung zum Verschwinden gebracht werden kann. Es genügt, einfach nur die richtige Pille zu finden, um unser Problem zu beseitigen, und wenn das dem einen Arzt nicht gleich gelingt, dann gehen wir eben zu einem anderen. Schließlich haben wir ja die freie Wahl. Haben wir das Pech und finden wirklich einen, der uns mit Hilfe eines Medikamentes von unseren Symptomen befreit, dann sind wir glücklich und empfehlen ihn weiter. Schließlich hat er uns „geheilt". Zu dumm nur, dass wir uns an unserer „Heilung" nicht lange erfreuen können, weil der Körper wieder ein neues Symptom schickt.

Unsere Sucht beschränkt sich nicht nur auf Medikamente und Ärzte, sondern auch auf die Vorstellung, uns selbst nicht helfen zu können, nichts zu unserer eigenen Heilung unternehmen zu können, selbst für unser gesundheitliches Wohl zu sorgen. Wir legen die eigene Verantwortung einfach ab und geben unsere Gesundheit auf Krankenschein beim Arzt in Pflege. Auch wenn das Ergebnis immer weniger überzeugend ist, lassen wir uns nicht beirren, machen wir immer weiter in unserer Sucht.

Süchte, die an eine Substanz gebunden sind

Es handelt sich meistens um eine Substanz, die künstlich hergestellt oder verändert wurde und dem Körper vorsätzlich und wiederholt, meist regelmäßig zugeführt wird. Diese Substanzen haben eine Wirkung, die unser Denken und Fühlen verändert und die Wirklichkeit nicht mehr erkennen lässt oder eine veränderte Sicht der Wirklichkeit vermittelt. Der wiederholte Gebrauch führt zu einer zunehmenden körperlichen Abhängigkeit, zu einem unerträglichen Zustand, wenn man ohne diese Substanz ist.

Alkohol

Der Alkoholismus, die Sucht nach Alkohol, ist vielleicht die bekannteste Form der Abhängigkeit von einer Substanz, wird von der Gesellschaft toleriert und nur im Endstadium überhaupt als Sucht erkannt. Doch wann beginnt eigentlich die Sucht? Bin ich schon süchtig, wenn ich regelmäßig zum Essen ein Gläschen Wein nehme? Oder am Abend beim Fernsehen (auch so eine Sucht) ein oder zwei Flaschen Bier trinke, weil mich das beruhigt, ich besser abschalten kann und leichter einschlafe? Alles, was ich regelmäßig tue, führt zur Gewohnheit, und irgendwann fällt es mir schwer oder ist mir gar unmöglich, es zu lassen. Nur zwölf Prozent der Menschen entwickeln keine Alkoholabhängigkeit, selbst wenn sie häufig trinken. Alle anderen sind latent süchtig, selbst wenn sie noch nie einen Schluck Alkohol getrunken haben. Der Missbrauch und damit die Gefahr beginnt dann, wenn ich gezielt Alkohol trinke, um meine Stimmungslage zu verändern, um nicht nachdenken zu müssen oder um vergessen zu können. Unmerklich wandelt sich ein gelegentlicher Gebrauch zu einem Missbrauch und irgendwann zur Sucht. Die Gesellschaft fördert dies in einem erstaunlichen Maße.

Durch dieses Beispiel sind auch immer mehr Kinder alkoholgefährdet. Zwei bis drei Millionen Kinder und Jugendliche leben in Familien mit Alkoholabhängigen. Das führt zu einer akuten Suchtgefährdung, denn wir lernen nun einmal den größten Teil unseres Verhaltens durch Nachahmung unserer Bezugspersonen. Fast 500 000 Kinder und Jugendliche sind bereits in Deutschland alkoholabhängig, und es werden ständig mehr. Das Einstiegsalter hat sich in den letzten Jahren von zwölf auf neun Jahre verlagert.

Bei den Anonymen Alkoholikern hören zwar manche auf zu trinken, legen sich dafür aber eine andere Sucht zu. Sie verlagern die Sucht nur auf Zigaretten, Kaffee oder das schon zwanghafte Verhalten, ständig bei den Gruppentreffen über ihre Sucht zu reden.

Natürlich werden die Ersatzhandlungen nur als Zwischenlösungen bezeichnet, aber das zeigt, dass das eigentliche Problem nicht beseitigt, ja nicht einmal erkannt worden ist. Das Suchtmittel wurde gewechselt, die Süchtigkeit aber bleibt unverändert. Die wahre Ursache ist in jedem mir bekannten Fall die Flucht vor der Wirklichkeit. Es ist die Unfähigkeit oder Unwilligkeit, die Aufgaben des Lebens zu meistern, und letztlich ist es die Flucht vor sich selbst. Sobald ich bereit bin, mich mit mir selbst zu konfrontieren und meine Aufgaben zu erkennen, anzunehmen und zu lösen, lebe ich wieder in der Wirklichkeit, bin ich wieder erfüllt vom Leben selbst, brauche ich die Sucht nicht mehr.

Nikotin und Koffein

Obwohl beide erwiesenermaßen gesundheitsschädlich und die Spätfolgen beträchtlich sind, nehmen viele Menschen diese Substanzen zu sich, mit vielerlei Begründungen. Ohne Kaffee werden manche gar nicht erst munter, und ohne Zigarette können sie nicht mehr zur Toilette. Oder sie brauchen eine Zigarette, sobald sie nervös sind – und Raucher werden immer schneller nervös. Nichtraucher leben laut Versicherungsstatistik acht Jahre länger als Raucher und sind deutlich gesünder. Wie stark muss daher die Sucht sein, wenn so viele trotzdem regelmäßig rauchen.

Auch wenn es sich hierbei um eine subtilere Art der Selbstzerstörung handelt, so ist auch diese Sucht letztlich tödlich. Es ist nur nicht so klar im Bewusstsein, weil die schädliche Wirkung erst nach Jahrzehnten auftritt. Außerdem kennen viele einen Menschen, der sein Leben lang geraucht hat, nie einen Arzt brauchte und 92 wurde. Die Tatsache, dass es einige wenige gibt, die eine so robuste Konstitution haben, dass sie die eindeutig schädigende Wirkung von Nikotin verkraften können, beweist natürlich nicht, dass Nikotin deswegen unschädlich wäre.

So ist das Rauchen eine gesellschaftlich anerkannte Sucht geworden, für die öffentlich Werbung gemacht wird, auch wenn inzwischen ganz unten auf den Plakaten eine kleine Zeile darauf hinweist, dass das Rauchen gesundheitsschädlich ist. Oft beginnen Menschen zu rauchen, weil sie zu einer bestimmten Gruppe dazugehören wollen. Dann werden Gefühle der Unruhe und Angst durch das Rauchen unterdrückt. Auch Kummer, Traurigkeit und Leid sind scheinbar leichter mit einer Zigarette in der Hand zu ertragen. Manche finden das Rauchen entspannend, andere anregend, aber immer ist es ein Weg, sich von seinen wahren Gefühlen zu entfernen, bis man sie nicht mehr wahrnehmen kann.

Es ist immer leichter und einfacher, sich eine Zigarette anzuzünden als sich einem aufkommenden Gefühl zu stellen. Das müssen nicht immer unangenehme Gefühle sein. Da wir unsere Gefühle unterdrücken, sind wir auch einem starken Glücksgefühl, so es uns noch erreicht, nicht mehr gewachsen und greifen zur Zigarette. Wir haben verlernt, unsere Gefühle zuzulassen, einfach frei fließen zu lassen.

Drogen

Viele Menschen glauben, nur die verbotenen Drogen seien schädlich und meiden Heroin, Marihuana, Kokain und ähnliche Drogen, nehmen ganz selbstverständlich Aufputsch- oder Beruhigungsmittel oder stimmungsverändernde Medikamente. Wir müssen uns einfach klar darüber sein, dass jede stimmungsverändernde Substanz zur

Sucht führen kann und dass eine Sucht vorliegt, lange bevor wir unser Verhalten als süchtig erkennen können. Sobald wir häufiger eine bestimmte Substanz einnehmen, weil wir damit Angst unterdrücken, Schmerzen oder Sorgen lindern oder besser mit dem Leben zurechtkommen, verhalten wir uns süchtig, haben wir es aufgegeben, unser Leben selbst in Ordnung zu halten. Wenn wir dann erst merken, dass diese Substanzen uns beherrschen, ist es schon zu spät.

Nahrungsmittel

Selbst Dinge, die wir zum Leben brauchen, können zum Problem werden und uns süchtig machen. Das Verlangen nach Essen kann zwanghaft werden und außer Kontrolle geraten. Man kann süchtig danach werden, zu essen oder nicht zu essen, oder man stopft Unmengen in sich hinein, nur um sie danach wieder zu erbrechen. Andere essen als Heilmittel gegen Ärger, Angst, Depressionen, Unruhe oder Unsicherheit, und wieder andere essen, weil sie sich gerade so gut fühlen.

Die Behandlung der Esssucht ist besonders schwierig, weil man die Nahrungsaufnahme ja nicht einfach einstellen kann, da sie ein notwendiger Bestandteil des Lebens ist, auf den wir nicht einfach verzichten können. Immer aber ist Esssucht ein Zeichen innerer Leere, die wir vergeblich mit Essen auszufüllen versuchen. Es steht also immer ein ganz anderer Mangel dahinter, der uns zum Essen oder Nichtessen verleitet. Solange dieser Mangel nicht erkannt und beseitigt ist, kann es keine wirkliche Heilung geben, mag ich mich noch so diszipliniert zum „vernünftigen" Essen zwingen.

Süchte, die an eine bestimmte Handlung gebunden sind

Spielen

Auch wenn Spielen für den Menschen unverzichtbar ist und wir lernen sollten, das Leben spielerischer zu nehmen, kann das Spiel doch zur Sucht werden. Spieler zerstören zwar nicht ihren Körper, aber die Spielsucht zerstört doch letztlich ihr Leben. Das Spielen gerät mehr und mehr außer Kontrolle, und am Ende kann man das Leben nur noch beim Spiel aushalten. Da Spielen Geld kostet, verbrauchen Spieler zuerst ihr Vermögen, soweit vorhanden, dann das der anderen, über das sie verfügen können und dann machen sie Schulden, solange sie noch etwas bekommen.

Geiz

Auch das Gegenteil von Geld verspielen kann eine Sucht werden, der krankhafte Geiz. So wie der Spieler immer größere Summen bewegen muss und erst glücklich ist, wenn er sie verloren hat, so braucht der Geizige immer größere Summen, die er ansammeln kann, die er dem vorhandenen Vermögen hinzufügt, um ein Glücksgefühl zu spüren. Es ist nichts falsch daran, reich zu werden, krankhaft wird es erst, wenn ich mein ganzes Glück aus dieser einseitigen Beschäftigung ziehe. Die „Armut der Reichen" ist der Mangel an Gefühl, die Unfähigkeit zu lieben, die Sucht nach Vergnügen und die immer größer werdende innere Leere. Oft geht es dem Geizigen überhaupt nicht um das Geld selbst, sondern nur darum, das Geld zu horten und den Vorrat zu mehren. Da er es ohnehin nicht ausgibt, ist es im Grunde sogar wertlos.

Arbeitssucht

Arbeit ist eine wichtige Ausdrucksform der Persönlichkeit und wie Nahrung für die eigene Entwicklung unverzichtbar. Und doch kann auch sie zur Sucht werden, krankhafte Züge annehmen. Wenn wir von der Arbeit besessen sind, entwickeln wir zwanghafte Verhaltensmuster, wollen immer besser, immer perfekter sein, wollen immer mehr leisten. Anstatt an uns selbst zu arbeiten, verlagern wir das Arbeiten ins Außen, sodass wir keine Zeit mehr haben, an uns selbst zu arbeiten, ja nicht einmal, um über uns nachzudenken. Wir haben einfach zu viel zu tun und den Kopf voller Pläne, was wir alles noch tun müssten. Sobald wir den wesentlichen Teil des Gefühls der

Erfüllung aus unserer Arbeit beziehen, sind wir arbeitssüchtig, denn dann wollen wir immer noch mehr Erfüllung auf diesem Wege erfahren.

Sexualität

Immer häufiger benutzen Menschen die Sexualität, um ein Hochgefühl zu erleben, zu dem sie sonst nicht mehr fähig sind. Weder Musik noch Hobbys, weder ihre Tätigkeit noch die Vertrautheit mit einem anderen Menschen kann ihnen dieses Gefühl vermitteln, ja sie scheinen sogar Vertrautheit und Nähe zu meiden, versuchen sie zu verhindern, bestenfalls als notwendige Begleiterscheinung zu dulden. Diese Menschen benutzen Sexualität, um sich selbst und ihren Problemen aus dem Weg zu gehen. Sie sehen die Sexualität als ihr gutes Recht an oder reden sich ein, dem anderen dieses Hochgefühl vermitteln zu wollen oder es ihm gar zu „schulden". Was der Alkohol für den Alkoholiker, die Droge für den Drogensüchtigen, ist für sie die Sexualität, ein Weg, sich selbst aus dem Weg zu gehen.

Sorgen

Sogar sich Sorgen zu machen kann zur Sucht werden. Es gibt Menschen, die sich um alles sorgen. Ob sie genug zu essen haben werden oder ob sie nicht zu viel oder möglicherweise das Falsche essen. Sie fragen sich, ob ihr Partner sie noch liebt, ob er eventuell sogar „fremdgeht" und wenn, warum wohl? Sie überlegen, was ihm fehle oder was er bei ihnen vermissen könnte? Sie machen sich Sorgen, ob ihr Arbeitsplatz wohl sicher sei und was sie machen würden, wenn sie plötzlich arbeitslos würden. Und dann gibt es natürlich die Gesundheit. Immer wieder stellen sie fest, dass es hier drückt, zwickt oder nicht mehr reibungslos funktioniert, und das muss man ja rechtzeitig beachten, schließlich könnte es ja etwas Ernstes sein. Und natürlich machen sie sich Sorgen, wie das wohl im Alter werden wird. Ob die Rente ausreicht, und ob man sie wohl abschieben würde in ein Altersheim, wenn sie nicht mehr für sich selbst sorgen könnten. Sie machen sich über alles und über jeden

Sorgen und kommen vor lauter Sorgen nicht dazu, wirklich zu leben. Es beeindruckt sie auch gar nicht, dass das meiste, was sie befürchten ohnehin nicht eintrifft, denn es fällt ihnen sofort wieder etwas Neues ein, was passieren könnte. Alles, was man übertrieben tut, ist eine Sucht, auch wenn die Sucht, sich Sorgen zu machen, wahrscheinlich noch nicht als Sucht erkannt und anerkannt ist.

Religion als Sucht

Der Religionssüchtige verliert mehr und mehr seine eigenen Wertvorstellungen und entwickelt fanatisch anmutende Verhaltensweisen, möchte alle Welt überzeugen, dass „sein Glaube" oder sein Guru der einzig wahre ist und alle anderen sich auf einem gefährlichen Irrweg befinden. Natürlich versucht er so viele wie möglich zu „retten", auch wenn er Verständnislosigkeit und Spott erntet. Er hat das einzig Wahre gefunden, und er versteht nicht, dass die anderen das nicht auch erkennen wollen. So geht er wenigstens regelmäßig in seine Glaubensgemeinschaft, vollzieht streng die dort üblichen Rituale und weiß sich „rechtgläubig". Er ist bereit, sich den Himmel „zu verdienen" und merkt nicht, dass er sich und den Seinen das Leben damit zur Hölle macht.

Nichts *muss* zur Sucht werden, aber alles *kann* zur Sucht werden, ganz gleich, ob es sich um Fernsehen, Joggen oder Meditation handelt. Wann immer sich mein Verhalten selbstständig macht, ich es nicht mehr lassen kann, auch wenn ich mir das einrede, bin ich süchtig.

Süchtige sind Egozentriker, ihr ganzes Denken und Fühlen dreht sich ständig um sie selbst, um ihre Bedürfnisse. Der Arbeitssüchtige denkt nur an den nächsten Termin, der Alkoholiker an den nächsten Schluck, der Beziehungssüchtige an die nächste Beziehung, der Drogensüchtige an den nächsten „Schuss", ohne dabei auf andere Rücksicht zu nehmen, es weder zu wollen noch zu können. Alles Geschehen um sie herum beziehen sie auf sich, alles wird als Bestärkung oder Ablehnung der eigenen Person empfunden.

Auch die Gesellschaft trägt zu diesem egozentrischen Verhalten einen guten Teil bei, denn wir werden durch sie ermutigt, nach immer mehr zu streben, immer mehr haben zu wollen, um „wer zu sein" und dafür immer länger zu arbeiten. Wir lernen, dass Erfolg darin besteht, sich ein größeres Auto, ein schöneres Haus, einen begehrten Partner leisten zu können, und das muss natürlich bezahlt werden, dafür muss man Opfer bringen. Diese Opfer werden als selbstverständlicher Preis für diesen Lebensstil angesehen.

Um diesen Lebensstil aufrechtzuerhalten, zerstören wir den Boden, das Wasser, den Regenwald, die Ozonschicht und stürzen die Dritte Welt ins Elend. Wir sind dabei, diesen Planeten zu zerstören, ohne darüber nachzudenken, wie wir dabei überleben wollen. Wir wollen immer besser leben, dabei geht es längst um unser Überleben. Dabei ist Leben ganz anders gedacht, wie wir in allen Weisheitsbüchern nachlesen können. In der Bibel heißt es:

„Wohlan so iß Dein Brot in Freude und trinke frohen Herzens Deinen Wein. Denn Gott gefällt seit je solch ein Tun von Dir. Allzeit seien Deine Kleider weiß, und Öl soll Deinem Haupt nicht fehlen! Genieße das Leben mit dem Weibe, das du lieb gewonnen, alle Tage Deines vergänglichen Lebens, die Gott Dir unter der Sonne gibt! Denn das ist Dein Anteil am Leben und Dein Lohn für die Mühe, mit der Du Dich plagst... „ (Koh 9,7–10)

Kaufsucht

Längst aber ist die Teilnahme am Konsum der ausschlaggebende Maßstab für gesellschaftliche Anerkennung geworden. Wer die Anerkennung will, muss mitmachen, muss eine bestimmte Automarke fahren, die je nach gesellschaftlicher Schicht wechselt, muss ein bestimmtes Äußeres pflegen, bestimmte Lokale aufsuchen und bestimmte Speisen essen, alles nur um „dazuzugehören". Ob es erstrebenswert ist, dazuzugehören, ist fraglich, sicher aber ist, dass dies alles Suchtmerkmale sind, denn dies sind Merkmale der Fremdbestimmung.

Konsumismus ist ein Verhalten mit nicht stillbaren Bedürfnissen, die nach einer ständigen Dosissteigerung verlangen. Anfangs wollten wir nur satt sein, dann gut gekleidet, dann ein schönes Heim haben, dann ein eigenes Haus, ein schönes Auto, schließlich ein Wochenendhaus, eine Jagd oder eine Jacht. Das eigene Unternehmen muss immer weiter wachsen und damit unser Einfluss und unsere Macht, und immer ist es noch zu wenig. Ständige Dosissteigerung, ohne je befriedigt zu sein, das ist eindeutig Sucht. Das, was wir Fortschritt nennen, führt uns immer weiter fort von uns selbst. Der psychische Tod durch Konsum führt zum sozialen Tod der anderen.

Weil wir das längst nicht mehr bezahlen können, machen wir immer mehr Schulden. Wir bekommen überall Kredit, aber nur so lange, wie wir nachweisen können, dass wir das Geld eigentlich nicht brauchen. Sobald wir es wirklich brauchen, sperrt uns die Bank den Kredit. Es ist, als ob jemand bei schönem Wetter Regenschirme verleiht und sie bei schlechtem Wetter zurückverlangt. Irgendwann kommt es zur Überschuldung und in Folge davon zu Mahnungen, Pfändungen, Zwangsräumung, Zwangsversteigerung und Offenbarungseid. Unter den Schuldnern sind immer mehr junge Leute, die mithalten wollen, die auch haben wollen, was sie bei den anderen sehen, ohne den Preis dafür gezahlt zu haben.

Aber nicht nur der Einzelne ist verschuldet, auch die Staaten sind so hoch verschuldet, dass an eine Rückzahlung nicht mehr zu denken ist. Wäre der Staat ein Wirtschaftsunternehmen, er müsste längst seinen Bankrott erklärt haben. Immer mehr Staaten sind zahlungsunfähig, müssen eine „Umschuldung“ vereinbaren, was den wirtschaftlichen Zusammenbruch nur ein Stück in die Zukunft verlegt. Denn da immer mehr Staaten verschuldet sind, gibt es immer weniger, die Geld verleihen können und wollen, bis wir alle in einem Meer von Schulden ertrinken. Natürlich gibt es genug kluge Leute, die das erkennen, und doch machen sie weiter – das ist Sucht.

Eine wachsende Zahl von Menschen ist kaufsüchtig. Sie versuchen so, einen Mangel auf einem anderen Gebiet zu kompensieren. So zum Beispiel den Mangel an Anerkennung, Zärtlichkeit, Sexualität. Sie versuchen so, den Partnerverlust zu vergessen oder die eigene körperliche Behinderung, den gesellschaftlichen Imageverlust oder den drohenden sozialen Abstieg. Sie versuchen Stress, Frust und Depressionen zu vergessen. Beim Kauf kommt es zu einem Hochgefühl, dem unweigerlich die Ernüchterung folgt. Um dieses Hochgefühl zu erleben, müssen die gekauften Dinge von Mal zu Mal teurer sein. Zur Kaufsucht gehört der Zwang, kaufen zu müssen, auch wenn man zu Hause schon unzählige Armbanduhren, Fotoapparate oder Kleider hat, mehr, als man in diesem Leben tragen kann.

Und wenn das alles nicht mehr zu bezahlen ist, dann wird es mit Diebstahl versucht. Pro Jahr werden etwa 400 000 Ladendiebstähle begangen, die zu einem großen Teil auf das Konto von Kleptomanie gehen, dem Zwang zum Stehlen. Hier geht es nicht um persönliche Bereicherung, das ist höchstens ein sekundärer Nebeneffekt, es ist eine Sucht, die immer mehr um sich greift. Unter Schülern ist die Frage, wer die teuersten oder größten Dinge unerwischt stehlen kann, fast schon zu einem Sport geworden. Wer erwischt wird, hat eben Pech gehabt, der Sport aber geht weiter, bis er irgendwann zur Sucht wird.

Weil sie nicht rauchen und kaum Alkohol trinken, befinden sich viele in dem irrtümlichen Glauben, nicht süchtig zu sein. Doch die Sucht hat viele Gesichter. Jedes gewohnheitsgemäße Verhalten, das nicht kontrolliert werden kann, muss als Sucht bezeichnet werden. Wir aber haben eine erstaunliche Fähigkeit entwickelt, uns selbst davon zu überzeugen, dass unsere kleinen Gewohnheiten liebenswert und völlig harmlos sind. Und natürlich brauchen wir keine Hilfe, denn die eine oder andere Gewohnheit ist ja nun wirklich ganz normal, oder? Es gibt kaum jemand, der zugibt, süchtig zu sein, dabei sind wir es fast alle.

Nicht nur der Drogen-, Alkohol- oder Medikamentenmissbrauch ist sichtbarer Ausdruck einer Sucht, auch ständiges Arbeiten, verbissener Leistungssport oder Joggen sind Zeichen einer Abhängigkeit. Alles kann zur Sucht werden.

Für immer mehr ungelebtes Leben brauchen wir immer mehr therapeutischen Ersatz. Auch die Sucht nach dem Doktor, der alles heilen kann, gehört hierher. Wir glauben einen Anspruch darauf zu haben, dass uns jemand von den Folgen unseres falschen Verhaltens befreit, damit wir danach genauso falsch weitermachen können. Wofür hat man denn einen Krankenschein? Wir nehmen immer bessere Pillen oder Tropfen, und deren unvermeidliche Nebenwirkungen können ebenfalls mit immer besseren Mitteln ausgeglichen werden, die allerdings auch wieder Nebenwirkungen haben.

Die vielen Gesichter der Sucht

Nikotinsucht	Esssucht
Konsumsucht	Fernsehsucht
Streitsucht	Arbeitssucht
Genusssucht	Vergnügungssucht
Unterhaltungssucht	Sexsucht
Magersucht	Tobsucht
Habsucht	Protzsucht
Spielsucht	Putzsucht
Machersucht	Rachsucht
Herrschsucht	Bekehrungssucht
Eifersucht	Rekordsucht
Profitsucht	Schlafsucht
Sehnsucht	Profilierungssucht
Sauberkeitssucht	Argumentiersucht
Bausucht	Leistungssucht
Trimm-dich-Sucht	Erlebnissucht
Erfolgssucht	Ich-bin-der-Größte-Sucht
Ich-Sucht	Schlankheitssucht
Ich-weiß-es-besser-Sucht	Ich-opfere-mich-Sucht
Verehrungssucht	Bewertungssucht
Leidenssucht	Ich-muss-jeden-überholen-Sucht
Gefahrsucht	Ohne-mich-geht's-nicht-Sucht
Ich-muss-alles-haben-Sucht	Ich-will-doch-nur-dein-Bestes-Sucht

Mich-liebt-keiner-Sucht	Diensucht
Beweissucht	Ich-bin-so-bescheiden-Sucht
Ich-kann-das-allein-Sucht	Lesesucht
Denksucht	Katastrophensucht

Die Sucht in Zahlen:

6,2 Millionen Nikotinsüchtige
2,3 Millionen Alkoholkranke
1,2 Millionen Medikamentenabhängige
400 000 Drogenkonsumenten
100 000 Drogenabhängige
150 000 Spielsüchtige
500 000 Esssüchtige
50 000 Magersüchtige
und etwa 1 Million Arbeits-, Beziehungs-, Sexualitäts-, Sport- oder sonst wie Süchtige.

Die Liste ist bei weitem nicht vollständig und wird von findigen Menschen ständig erweitert. Alles, was eigentlich unserer Freude dienen könnte, kann auch zur Sucht werden. Aber wie kommt es, dass erst in unserer Zeit die Sucht ein solches Ausmaß angenommen hat, dass fast alle Menschen in der einen oder anderen Form süchtig sind?

Der Ursprung der Sucht

Nach unserer Geburt sind unsere Wünsche noch einfach zu erfüllen. Wir sehnen uns nach Geborgenheit, Wärme und Liebe, haben einen starken Freiheitsdrang und eine unstillbare Neugier auf die Welt. Von unserer sicheren Umgebung aus wollen wir die Welt erforschen. Doch dieser natürliche Drang setzt eine unverzerrte Wahrnehmung der Wirklichkeit voraus, wenn er sich in eine gesunde Richtung entwickeln soll.

In der Mitte dieses Jahrhunderts setzte eine Tendenz ein, den Ablauf unserer Geburt künstlich zu verändern. Bis dahin bestimmte das werdende Leben selbst, wann es in die Welt eintreten wollte. Nun aber begannen Ärzte und Hebammen, die Geburt künstlich einzuleiten und sie auf die Werktage zu verlegen. So gibt es kaum noch „Sonntagskinder", Kinder, die einfach dann kommen dürfen, wenn ihre Zeit gekommen ist.

Eine andere scheinbar harmlose und hilfreiche Praxis aber hat unser Leben noch mehr verändert, nämlich die Gewohnheit, der werdenden Mutter zur Linderung der Schmerzen des Geburtsvorganges Schmerzmittel zu geben. Das wiederum kann rechtzeitig nur in einer Klinik oder einem Krankenhaus geschehen, und so kommen die meisten Kinder heute im Krankenhaus zur Welt, obwohl die Geburt eines Menschen der wohl natürlichste Vorgang der Welt ist und mit Krankheit nun wirklich nichts zu tun hat. Voller Angst suchen viele der werdenden Mütter die Klinik auf, bedacht, ja rechtzeitig zu kommen, bevor ein Schmerz einsetzt. Die Angst führt natürlich zu Verkrampfungen und die steigern den Schmerz. So werden die Wehen wirklich zur Qual, für deren Linderung man ein schmerzstillendes Mittel braucht. Die Angst vor dem nächsten Schmerz lässt uns dann rechtzeitig wieder etwas gegen den Schmerz verlangen, und so bekommt das Kind eine entscheidende Prägung, bevor es überhaupt geboren ist.

Es bekommt die Erfahrung, dass Leben anscheinend untrennbar mit Schmerz verbunden ist, dass man aber dem Schmerz entfliehen kann, indem man bestimmte Substanzen einnimmt. Ich brauche keine Angst mehr vor dem Leben zu haben, denn der Schmerz kann mich nicht erreichen, wenn ich nur rechtzeitig etwas einnehme. Und dieser Erkenntnis folgt die Praxis, denn jedes Mal, wenn die werdende Mutter etwas einnahm, bekam das Mittel über den gemeinsamen Blutkreislauf auch das werdende Kind zugeführt. Wir lernen so, das Leben zu fürchten, bevor wir überhaupt angefangen haben zu leben und eigene Erfahrungen zu machen. Dabei ist das Leben ein wunderbares Abenteuer, das darauf wartet, dass wir es „ent-decken".

Frühes Suchttraining

Wir nehmen aber nicht nur Medikamente ein gegen Schmerzen, sondern schon vorbeugend gegen Schnupfen, Husten, Allergien und viele andere Symptome, weil wir sie seit frühester Kindheit von unseren Müttern bekommen haben. Die meisten Kinder erleben, dass ihre Eltern ständig irgendwelche Medikamente mit sich herumtragen, um bei Bedarf gleich etwas gegen Kopfschmerzen, Müdigkeit, Nervosität und Ähnliches tun zu können. So ist es kein Wunder, dass immer mehr Menschen medikamentenabhängig werden, weil es ihnen von frühester Kindheit an vorgelebt wird, dass man das Leben ohne Medikamente anscheinend nicht ertragen kann. Es ist auch nicht leicht zu erkennen, dass wir süchtig sind, schließlich sind wir doch nicht anders als die anderen, tun nur, was die anderen auch tun. Was also sollte an unserem Verhalten falsch sein? Wir sind völlig normal.

So lernen wir schon vor unserer Geburt, dass das Leben schmerzhaft ist und dass man Angst davor haben muss. Schließlich hat ja unsere Mutter, die zu diesem Zeitpunkt unsere ganze Welt ist, auch Angst. Und so entwickeln auch wir eine ständige Angst vor dem Leben. Angst, dass nicht genug für uns da sei, dass wir nicht genug geliebt werden und später, dass wir nicht genug Geld verdienen, nicht genug Zeit haben. . . Nicht genug kann sich auf alles beziehen, aber es kann uns auch den Weg nach innen zeigen, dort, wo unsere ungestillte Sehnsucht ihre Ursache hat. Es ist vor allem der Mangel an Leben, der uns zu schaffen macht, die Fülle des ungelebten Lebens, das wir nicht mehr an uns heranlassen, aus Angst, ihm nicht gewachsen zu sein. Und so versuchen wir ständig, alles unter Kontrolle zu halten, damit wir nicht außer Kontrolle geraten. Nehmen abends etwas ein, um besser schlafen zu können, und morgens vorbeugend etwas gegen Leistungsabfall, ohne uns die Chance zu geben, zu erleben wie wir ohne diese Mittel zurechtkommen würden, wenn wir uns direkt mit dem Leben konfrontierten. Wir schaffen uns eine künstliche Welt, in der wir dann vergessen, wie das eigentliche Leben aussieht. Unzählige Menschen sterben, ohne je gelebt zu haben. Sie bemerken es nicht einmal, weil sie von Anfang an nichts anderes kennen gelernt haben.

Wir leben so nicht mehr in der Wirklichkeit, denn das hieße ja, sich der Vielfalt des Lebens zu stellen, die ständig eingehenden Informationen sofort zu verarbeiten und die entsprechenden Entscheidungen zu treffen. Das aber ist nur möglich, wenn man in der eigenen Mitte ruht, im Bewusstsein, niemals vom Leben überfordert werden zu können, bereit, jede Aufgabe des Lebens zu lösen.

Wir aber flüchten vor der Gegenwart, leben in der Vergangenheit oder in der Zukunft, nur nicht jetzt, wo das eigentliche Leben stattfindet. Leben aber kann man nicht gestern oder morgen, sondern nur jetzt, in diesem Augenblick. Wir sind überzeugt, dass wir nur das Beste für uns wollen, dabei tun wir ständig etwas, das uns schadet, indem wir rauchen, zu viel trinken und zu viel und dann auch noch das falsche essen. Wir hetzen uns durch den Verkehr und durch die Arbeitszeit, nur um danach „zur Erholung" durch das Vergnügen zu hetzen. Und sollte wirklich einmal einen Augenblick Ruhe eintreten, in der wir zur Besinnung kommen könnten, werden wir nervös, stecken uns eine Zigarette an und schalten den Fernseher ein, nur um zu vermeiden, uns selbst zu begegnen. Wir sind ständig auf der Flucht vor uns selbst. Kino und Fernsehen versetzen uns „in eine andere Welt" und damit aus der Wirklichkeit der Gegenwart unseres wahren Lebens. Wunschdenken und Projektionen helfen uns auch dazwischen nicht, mit der Wirklichkeit in Berührung zu kommen.

Manche Menschen sind Jahre miteinander verheiratet, ohne sich je begegnet zu sein. Sie haben natürlich eine Vorstellung vom anderen, aber haben die Realität nie wahrgenommen. Nicht umsonst heißt es: „Manche lernen sich kennen und heiraten, die meisten aber heiraten und lernen sich dann kennen." Das wäre schon schlimm genug, aber ich glaube, dass die meisten sich nie kennen lernen, selbst wenn sie ein Leben lang miteinander verheiratet sind, weil sie sich einfach nicht die Mühe machen, den anderen wahrzunehmen. Sie haben es nie gelernt, denn schließlich gehen sie ja auch sich selbst ein Leben lang aus dem Weg.

Und weil wir das tief im Innersten wissen, bestrafen wir uns unbewusst dafür, verhalten uns so, dass wir von unserer Umwelt abgelehnt werden. Jeder findet dafür seine individuelle Form. Manche Menschen sind redesüchtig, denn auch das ist ein Weg, sich der Wirklichkeit zu entziehen. Gleichzeitig ist es auch eine Form der Bestrafung, denn schließlich gehen ihnen alle aus dem Weg, weil ein Miteinander mit ihnen nicht möglich ist, sie könnten genauso gut Selbstgespräche führen. So aber machen sie ihre Mitmenschen zu Gefangenen ihres Redeschwalls und versuchen, sie so zu manipulieren. Dahinter steht oft die Angst, allein zu sein, deshalb nehmen sie jeden in Besitz, den sie erreichen können. Gleichzeitig ist es ein zuverlässiger Weg der Flucht vor sich selbst. Solange ich rede, kann ich die innere Stimme nicht hören, die mich zu mir selbst zurückführen möchte.

Die Zuhörer vermitteln dabei das Gefühl, dass die Ideen des Dauerredners und damit er selbst von Bedeutung seien. In Wirklichkeit hat er längst verlernt, etwas zu sagen, er redet nur noch. Auf dem Heimweg stellt er dann fest, dass sein leeres Herz noch leerer geworden ist.

Diese Leere versuchen viele zu füllen, indem sie sich glitzerndes Spielzeug zulegen, Häuser, Autos, Jachten, vielleicht sogar ein eigenes Flugzeug, ohne sich wirklich daran erfreuen zu können. Ihre einzige Freude ist oft der Neid der anderen. Sie verbringen so ihr ganzes Leben mit dem Erwerb von Dingen, die ihnen gar keine Freude machen. Die innere Leere lässt sich nun einmal nicht außen beseitigen. Irgendwann können wir uns nicht mehr ausweichen, müssen wir den Weg nach innen gehen, uns mit uns selbst konfrontieren. Wir müssen der eigenen Wirklichkeit ins Auge sehen, ob sie uns gefällt oder nicht, denn es ist der einzige Weg, wirklich zu leben. Bis dahin versuchen wir krampfhaft „normal" zu sein, aber diese Sucht nach Normalität verhindert jede „notwendige" Veränderung. Diese Sucht, normal zu sein, gehört vielleicht zu den gefährlichsten Süchten, auch wenn sie nicht als solche erkannt wird.

Normal zu sein, genügt uns natürlich nicht, und so wollen wir noch Sicherheit. Wir arbeiten hart, um wirtschaftlich gesichert zu sein, schließen eine Kranken-, Unfall- und Lebensversicherung ab und haben natürlich eine Altersversorgung. Das alles sollte zwar jeder vernünftige Mensch tun, aber bei vielen Menschen wird die Absicherung mehr und mehr zum Selbstzweck, zum eigentlichen Lebensinhalt, der verhindert, dass sie jetzt das Leben genießen. Für diese vielfältigen Anstrengungen belohnen wir uns mit der Überzeugung, „am Ziel zu sein“. Um das wirklich glauben zu können, machen wir regelmäßig „geistige Übungen“ wie Meditation, Yoga, Tai-chi, Aikido und Ähnliches.

Andere sind bereits über diese Übungen erhaben und glauben sich in einem Zustand, der bereits an Erleuchtung grenzt. Wer so glaubt, am Ziel zu sein, ist nur in eine andere Krise geraten, er ist unmerklich wieder eingeschlafen und träumt; sein Leben ist nur noch ein Traum. Es mag ein schöner Traum sein, aber er kann nur Wirklichkeit werden, wenn wir bereit sind, wieder aufzuwachen. Das kann recht ernüchternd sein, denn aufzuwachen kann uns ebenfalls in eine Krise stürzen, weil wir glaubten, es schon geschafft zu haben.

Bei all dem vergessen wir, dass wir in Wirklichkeit in jedem Augenblick am Ziel sind, denn das Ziel ist, ganz ich selbst zu sein, nicht irgendeine Vorstellung von Vollkommenheit zu verwirklichen. Zu allen eigenen Süchten sind viele Menschen auch noch süchtig nach den Süchten anderer, sind ständig in ein Liebesverhältnis oder eine eheliche Beziehung mit einem Süchtigen verwickelt. Das macht eine Behandlung noch schwieriger, weil so nicht nur der Süchtige, sondern gleichzeitig auch sein Partner oder seine Familie behandelt werden müssen, und hier fehlt oft die Bereitschaft, weil nicht erkannt oder anerkannt wird, dass es sich um eine Sucht handelt.

Außerdem wird diese Form der Abhangigkeit in unserer Gesellschaft oft auch noch durch Anerkennung gefördert. Schließlich opfert man sich ja einem armen Mitmenschen, der ohne uns nicht lebensfähig wäre. Das Leben will aber nicht, dass wir es opfern, sondern dass wir es freudig erleben. Wer sich opfert, hat statt der „Melodie seines Lebens“ immer nur einen Ton angeschlagen. Wer so von der Beziehung zu einem Süchtigen abhängig ist, ist meist gestörter, unglücklicher und hilfsbedürftiger, als der als Süchtig bezeichnete. Meist hat er einen sozialen Beruf, ist Krankenschwester, Sozialhelfer oder Psychologe. Er ist das, was man unter einem „guten Menschen" versteht. Oft hat er ein geringes Selbstwertgefühl, und so steigert sich seine Fürsorglichkeit nicht selten bis zur „Selbstaufgabe". Diese Menschen dienen den anderen, opfern ihre eigenen physischen, emotionalen und spirituellen Bedürfnisse dem Wohl der oder des anderen und stehen am Ende überlastet und erschöpft als Vorbild da. Da sie ihre Bedürfnisse ständig ignorieren, bekommen sie natürlich alle möglichen Krankheiten, sind anfällig für alles, aber auch das bringt sie nicht zur Vernunft. Es ist der Preis, den sie bewusst und gern für das Gefühl zahlen, dem Ganzen gedient zu haben. Ein Teil ihrer Belohnung besteht darin, dass der Süchtige seinerseits von ihnen abhängig wird und sie daher weitermachen müssen, einfach weil der andere sie braucht.

Wegen der Anerkennung, die dieses Verhalten in unserer Gesellschaft findet, ist eine Heilung besonders schwierig. Schließlich kann man dafür einen Orden bekommen, wie also kann falsch sein, was man tut? Und wer soll sich schließlich um den oder die anderen kümmern? Mit dieser Einstellung sitzt man in der selbst gegrabenen Falle. Befreien kann man sich daraus nur, indem man anfängt, sein eigenes Leben zu leben. Das aber stößt auf Ablehnung und gilt als Egoismus. Es ist ein schwieriger Weg, der wahre Größe erfordert.

Unehrlichkeit

Ein sicheres Zeichen für Sucht ist die Unehrlichkeit. Süchtige sind Meister im Lügen, werden es durch ständige Übung. Wobei es meistens um das „ob", „wie viel", „wann" und „wo" geht. Dabei kann man drei Stufen von Lügen unterscheiden.

Die erste Stufe ist, sich selbst zu belügen. Man will nicht wahrhaben, was offensichtlich ist, weil man sonst vor sich selbst nicht mehr bestehen kann, also macht man sich etwas vor. „Ich mache das nur, um es kennen zu lernen", und: „Natürlich kann ich es jederzeit lassen, ich mache es nur, solange es Freude macht." Mit der Zeit aber verliert man so das Gefühl der Ehrlichkeit – und Ehrlichkeit wird unmöglich. Wer in einem falschen Bild der Wirklichkeit lebt, kann irgendwann die Wahrheit nicht mehr erkennen.

Letztlich ist er selbst von dem überzeugt, was er sagt, und das macht die Lügen oft so überzeugend. Dies führt automatisch zur zweiten Stufe, zum Belügen der Mitmenschen und damit zu unehrlichen Beziehungen. Damit kommt es bald zur dritten Stufe, bei der die anderen uns belügen, um uns zu schonen. Sie lügen über unseren wahren Zustand, über das, was der Arzt gesagt hat und Ähnliches mehr.

So haben wir schließlich erreicht, dass mehr oder weniger alle in unserer Umgebung zur Unehrlichkeit veranlasst werden. Wenn einer nicht mitmachen will, wird ihm von den übrigen noch ein schlechtes Gewissen eingeredet. „Wie kannst Du nur so rücksichtslos sein. Du siehst doch, der kann das nicht verkraften. Hilf ihm doch auch, damit er wieder auf die Beine kommt." Bis endlich keiner mehr genau weiß, was eigentlich richtig und was falsch ist. Und so wird der ganzen übrigen Welt eine heile Familie vorgespielt, in der jeder mit jedem ganz liebevoll umgeht und jeder auf jeden Rücksicht nimmt. Dabei geht dann der letzte Rest von Ehrlichkeit verloren und damit die Fähigkeit, Wahrheit und Lüge voneinander zu unterscheiden.

Das Problem der Sucht wird durch unser Lügen noch unlösbarer, weil wir uns selbst ein ganz falsches Bild machen und ständig bestätigen. Wir fürchten uns vor unserem eigenen und dem Urteil der anderen so sehr, dass wir uns lieber weiter etwas vormachen, als uns unsere Sucht einzugestehen. Da wir die Sucht leugnen, ist auch keine Behandlung erforderlich. Für wen auch – und wozu? Aber solange wir in der Lüge leben, ist Entwicklung nicht mehr möglich, treten wir nicht nur auf der Stelle, sondern sacken immer weiter ab und leugnen natürlich auch das.

Schließlich beziehen wir in unser Lügen auch die Vergangenheit und die Zukunft mit ein. Die Lüge über die Vergangenheit beginnt meist mit: „Wenn damals nur…" – „Wenn der andere das damals nicht getan hätte, wäre ich nicht in diese Krise gekommen und damit auch nicht in die Sucht geraten." – „Von mir aus hätte ich doch das Zeug nie angefasst." – „Wenn mein Vater mich hätte studieren lassen, wäre etwas ganz anderes aus mir geworden." – „Wenn meine Lehrer sich die Mühe gemacht hätten, meine Begabung mehr zu fördern, dann könnte ich heute..." – „Wenn ich damals ein bisschen mehr Glück gehabt hätte, dann stünde ich heute ganz woanders." Das alles sind Versuche, die Verantwortung für die Vergangenheit und damit für die Gegenwart auf andere abzuschieben und sich selbst als unschuldiges Opfer zu sehen, das ja gewollt hätte, wenn die anderen nicht versagt hätten.

Die Lüge der Gegenwart heißt: „So tun als ob". So tun als ob alles in Ordnung wäre und als ob das Selbstbild des Süchtigen der Wirklichkeit entspräche. So tun als ob wir uns alle sehr gern hätten und besonders liebevoll miteinander umgingen. Wir machen uns so nicht nur ständig selbst etwas vor, sondern bekommen von der Umwelt auch noch die Bestätigung für unser falsches Bild, bis wir selbst davon überzeugt sind. Schließlich können sich doch nicht alle irren, sagen wir uns in Augenblicken des Zweifels.

Die Lüge über die Zukunft heißt: „Was mache ich, wenn..." oder: „Wie verhalte ich mich, falls..." – „Wie verhindere ich, dass..." Mit diesem Versuch, die Zukunft zu kontrollieren, verhindern wir eine Auseinandersetzung in der Gegenwart, dort wo unser Leben tatsächlich stattfindet. Die absolute Ehrlichkeit ist für den Süchtigen der erste, unverzichtbare Schritt, wieder zu sich selbst zu finden, zurückzukehren in die Wirklichkeit, denn erst dann, wenn ich sie wieder klar erkenne, kann ich sie ändern.

Die Lüge ist für den Süchtigen, was der Schluck Alkohol für den Alkoholiker ist. Es bleibt nicht bei einem Schluck; ich verliere meine Ehrlichkeit mit der ersten Lüge. Irgendwann muss nicht einmal mehr ein Grund bestehen zu lügen, ich erkenne selbst nicht mehr, dass es nicht wahr ist. Die Unehrlichkeit ist ein fester Bestandteil meines Lebens geworden. Ehrlich zu werden ist daher ein unverzichtbarer Schritt zur Heilung. Denn Ehrlichkeit heißt nicht nur, die Wirklichkeit wieder zu erkennen und in dieser Wirklichkeit zu leben, sie heißt auch, wieder Zugang zu seinen Gefühlen zu bekommen – ein Gefühl für Ehrlichkeit, aber auch für die Freude des Lebens.

Dieser Weg aber ist sehr schwierig, weil uns unser eigener Verstand laufend überzeugende Argumente für die Unehrlichkeit liefert. Wir sind angeblich nur nicht ganz ehrlich, um die Gefühle der anderen nicht zu verletzen. Schließlich möchte man niemanden vor den Kopf stoßen. Und dann wollen wir in den Augen der anderen ja „nett" sein, und das zwingt uns geradezu, immer wieder unehrlich zu sein, denn wer ist schon immer nett. Aber solange wir nur nett sind, können wir niemandem wirkliches Interesse entgegenbringen. So gehört zum Weg der Ehrlichkeit auch, damit aufzuhören, nett sein zu wollen und zu lernen, nein zu sagen. Denn das Nein zum anderen ist ein Ja zu mir selbst. Wenn wir es ernst meinen mit der Ehrlichkeit, müssen wir uns selbst davon überzeugen, dass:

- es keine „Not-Lügen" gibt, denn keine Not ist so groß, dass eine Lüge gerechtfertigt wäre. Meistens geht es nur um unsere Bequemlichkeit.
- Untertreibungen, ebenso wie Übertreibungen, Lügen sind und dass nur das wahr ist, was wirklich ist oder war.
- Rechtfertigung meist eine Form von Lüge ist.
- es auch eine Lüge ist, einen Teil der Wahrheit nur zu verschweigen, denn das ist „stummes Lügen". Ich lasse den anderen dabei in einem falschen Glauben.
- „kleine" Lügen genauso schädlich sind wie „große".
- das Vortäuschen von Informiertsein eine Lüge ist.
- Höflichkeit keine Entschuldigung dafür sein kann, nicht die Wahrheit zu sagen. Natürlich kann ich eine höfliche Form für die Wahrheit finden, ich muss sie dem anderen nicht wie einen nassen Lappen um die Ohren schlagen.

- das Verleugnen meiner Gefühle eine Unehrlichkeit ist.
- das Nachgeben „um des lieben Friedens willen" eine Unehrlichkeit darstellt.

Nur absolute Ehrlichkeit verhindert, dass wir uns vor der Wirklichkeit verstecken und den Zustand der verzerrten Wirklichkeit als wahres Leben betrachten. Lügen ziehen immer noch mehr Lügen nach sich, bis wir uns in unserem eigenen Lügengeflecht so verstrickt haben, dass wir selbst nicht mehr herausfinden. Absolute Ehrlichkeit ist wie ein Faden, an dem wir sicher den Weg aus dem Labyrinth unserer Täuschung finden.

So wie der erste Schritt aus der Sucht die absolute Ehrlichkeit ist, so ist der zweite Schritt das Erkennen und Auflösen von Abhängigkeit. Abhängigkeit ist der Glaube, dass ich den anderen unbedingt brauche, weil ich allein es nicht schaffen kann. Besonders schlimm ist es, dass ich damit oft den anderen von mir abhängig mache, denn wem sollte er helfen, wenn ich ihn nicht brauche? Süchtige sind fast immer abhängig, auch wenn sie gern versuchen, sich und andere davon zu überzeugen, dass sie niemanden brauchen, dass sie auf keinen angewiesen sind. Solange wir uns offen oder insgeheim die Befriedigung unserer physischen, emotionalen, intellektuellen und spirituellen Bedürfnisse von anderen erwarten, sind wir abhängig. Auch eine Liebesbeziehung ist oft nur eine schönere Form der Abhängigkeit.

Liebe oder Abhängigkeit?

Abhängigkeit	*Liebe*
verhindert individuelles Wachstum	hilft beiden, sich im Miteinander schneller und besser zu entwickeln
gibt, um etwas zu bekommen	gibt und nimmt aus Liebe
spielt Spielchen mit dem anderen	äußert frei die eigenen Wünsche und Bedürfnisse

kennt keine wahre Vertrautheit	lebt im Vertrauen und der Vertrautheit mit dem Partner
hat Angst vor der Trennung	lebt in der Gegenwart und ist offen für die Zukunft
kennt nicht die eigenen Grenzen	lebt in der Einheit mit dem Geliebten, aber auch in der Einheit mit sich selbst
ist alles verschlingend	achtet die Individualität des Partners
verhindert wahre Entwicklung	fördert die Entwicklung des Partners ebenso, wie die eigene
fürchtet jede Veränderung und will festhalten, was ist	ist offen für jede Veränderung
versucht den anderen zu verändern	ist für den Partner da, ohne ihn ändern zu wollen
ist gegen jede Form von Abhängigkeit	ist fähig und bereit, sich zu binden
sucht Lösungen von außen	akzeptiert die Möglichkeiten und Grenzen des Partners
fordert bedingungslose Liebe	ist frei von Forderungen und nimmt dankbar an, was ist
braucht ständig Bestätigung durch den Partner und macht sein Selbstwertgefühl vom anderen abhängig	hat ein in sich ruhendes Selbstbewusstsein
hat ständig Angst, bei einer auch nur kurzen Trennung, verlassen zu werden	vertraut dem Partner und genießt bewusst das „All-ein-Sein"
braucht den anderen, um sich ganz zu fühlen	ruht in sich und hilft dem Partner, zu sich selbst zu finden

wünscht Nähe, aber hat Angst, verletzt zu werden	ist offen für Nähe, macht sich vertrauensvoll verletzlich
will ständig die Kontrolle über den Partner	respektiert den anderen so, wie er ist und stärkt ihn in seiner Unabhängigkeit

Prüfen Sie einmal ganz ehrlich, welche Seite auf Ihre persönliche Liebesbeziehung mehr zutrifft. Ein Merkmal der abhängigen Liebesbeziehung ist es, dass Menschen, die wirklich leben, als Bedrohung empfunden werden.

Der Weg zur Heilung der Sucht

Erst wenn die Sucht und die eigene Abhängigkeit erkannt und ehrlich anerkannt sind, kann ein Ansatz zur wirklichen Heilung gefunden werden. Die zur Heilung erforderlichen Schritte kann Ihnen niemand abnehmen, weder dieses Buch noch ein Seminar oder ein Wunderheiler. Niemand auf der Welt hat ein so großes Interesse daran, Sie gesund zu sehen, wie Sie selbst. Wenn Sie wirklich ehrlich sind, sind Sie bei sich selbst in besten Händen. Ein Seminar, ein Therapeut, eine liebevolle Familie können auf dem Weg eine große Hilfe sein, aber die eigentliche Heilung kann nur durch Sie kommen.

Erkennen Sie Ihre Sucht als Hilfeschrei Ihres missachteten Selbst, und nehmen Sie sich seiner liebevoll an. Seien Sie wirklich gut zu sich selbst. Sie sind sich selbst vertraut, sorgen Sie dafür, dass Sie Ihre Wahl nicht bereuen. Und denken Sie daran, dass das Eingestehen der Sucht und der damit verbundenen Schuld- und Schamgefühle noch nicht die Sucht überwindet. Den Weg zu kennen, erspart Ihnen nicht, ihn auch zu gehen. Der Schlüssel zur Heilung liegt darin, die volle Verantwortung für sich und seine Heilung zu übernehmen und sich nicht mehr beirren und entmutigen zu lassen, bis Sie am Ziel sind. Das heißt auch, niemandem mehr die Schuld dafür zu geben, auch nicht sich selbst. Niemand hat Schuld! Es ist ein

Schritt auf Ihrem individuellen Lebensweg, der Sie sicher ans Ziel führt, wenn Sie jetzt verantwortungsbewusst damit umgehen.

Die Heilung von der Sucht beginnt in dem Augenblick, in dem ich aus tiefstem Herzen den Vorsatz fasse, wieder vollkommen gesund zu werden und das auch wirklich glauben kann. Im gleichen Augenblick kann ich beginnen, die Voraussetzungen für meine Heilung zu schaffen, indem ich mir die folgenden und ähnliche Fragen ehrlich selbst beantworte:

1. Bin ich wirklich aus tiefstem Herzen bereit für eine vollkommene Heilung, oder gibt es noch irgendwelche Hindernisse und Blockaden in mir?

2. Wenn es Hindernisse und Blockaden gibt, worin bestehen sie wirklich? Und wie kann ich sie bestmöglich beseitigen?

3. Bin ich überhaupt bereit, mein bisheriges Verhalten wirklich ehrlich und objektiv zu betrachten? Bin ich dazu überhaupt in der Lage?

4. Wer könnte mir helfen, meinen Zustand zunächst einmal klar zu erkennen?

5. Was würde sich denn in meinem Leben ändern, wenn ich die Sucht aufgäbe? Bin ich bereit, diese Veränderungen zu akzeptieren?

6. Habe ich ganz klar erkannt, dass der von mir eingeschlagene Weg in den Abgrund führt, und bin ich bereit, *jetzt* einen anderen Weg einzuschlagen?

7. Oder glaube ich insgeheim, dass der von mir eingeschlagene Weg zumindest für mich doch nicht so gefährlich ist und dass er zu meiner Entwicklung beiträgt, zumindest auch eine ganze Reihe von Vorteilen hat?

8. Bin ich bereit, alle eventuellen Schuldgefühle in der Erkenntnis aufzulösen, dass es keine Schuld geben kann, solange man nicht wirklich vollkommen ist. Aus der eigenen Unvollkommenheit

herauskommen immer wieder einmal Fehler vor, die aber wichtige Lernschritte sind, wenn ich nur richtig damit umgehe – so, wie ich jetzt meinen Fehler erkannt habe und bereit bin, daraus zu lernen. Diesen Lernschritt auf dem Weg zu mir selbst beende ich nun aber ganz bewusst, damit ich für den nächsten Schritt bereit bin.

Wenn ich auf diese Fragen meine ehrliche Antwort gefunden habe, dann brauche ich mich nur noch für den besten Weg zur Heilung zu entscheiden. Hier einige Fragen, die Ihnen helfen können, den für Sie besten Weg herauszufinden:

1. Der Weg der Erkenntnis

Ich erkenne, dass ich wirklich süchtig bin und dass meine Sucht jederzeit heilbar ist, wenn ich dazu ehrlichen Herzens bereit bin. Ich erkenne, dass es nicht genügt, das bloß zu wissen und den Weg zu kennen, ich muss ihn auch gehen. Ich erkenne auch, dass der Weg erst beendet ist, wenn ich meine Sucht besiegt habe und wirklich frei bin.

2. Der Weg des Loslassens

Ich lasse ganz bewusst alles los, was nicht mehr wirklich zu mir gehört. Ich lasse auch los, immer alles verstehen zu wollen, weil ich weiß, dass der Verstand begrenzt und daher nicht fähig ist, die Grenzenlosigkeit des Seins zu verstehen.

3. Der Weg der absoluten Ehrlichkeit

Ich lasse ab sofort nicht mehr die kleinste Lüge zu, ja nicht einmal eine Ungenauigkeit oder eine Unvollständigkeit der Wahrheit in dem, was ich denke, sage und tue. Ich bin bereit, dafür auch Unbequemlichkeiten und Nachteile in Kauf zu nehmen, weil der Preis der Unehrlichkeit ungleich höher und härter ist.

4. Der Weg des bedingungslosen Annehmens

Ich bin bereit, die Wahrheit, soweit ich sie erkennen kann, bedingungslos anzunehmen und die Wirklichkeit immer klarer zu erkennen, und zwar die Wirklichkeit, so wie sie ist und nicht eine Wirklichkeit, die ich mir selbst konstruiere. Ich bin bereit, alles wichtig zu nehmen, was mich dem Leben näher bringt.

5. Der Weg der Hingabe

Ich bin bereit, mich der inneren Führung anzuvertrauen und ihr zu folgen, um gerade dadurch wahre Freiheit kennen zu lernen. Das heißt auch, dass ich mich vor keinem Teil der Wirklichkeit verstecke, wo immer ich sie erkenne.

6. Der Weg neuer Gewohnheiten

Ich bin bereit, alle alten Gewohnheiten in Frage zu stellen und durch neue, hilfreichere zu ersetzen. Dazu gehört, dass ich achtsam durchs Leben gehe und immer klarer erkenne, was ist.

Ein Süchtiger, der bedingungslos ehrlich ist, fängt an, sich zu lieben. Wer sich selbst wirklich liebt, kann nicht länger süchtig bleiben. Er erkennt seine Sucht als Herausforderung und als Chance. Als Chance, die verlorene Würde wiederzufinden, sich wieder wirklich in sich selbst wohlzufühlen und Achtung vor sich selbst zu haben. Wer sich wirklich zu lieben beginnt, bekommt Augen für sich selbst, erkennt, was er sich bisher angetan hat, erkennt seine eigene verwundete Persönlichkeit und findet so Wege zur Selbstheilung.

Er beendet die Flucht vor sich selbst und kommt sich wieder näher, spürt dabei, wie er immer mehr der wird, als der er gemeint ist. Er erkennt auch, dass es eine größere Kraft gibt, die ihm hilft, den Weg zur Heilung zu finden und ihn zu gehen, wenn er es nur zulässt. Indem er es zulässt, wird er gerade dadurch immer freier, erlebt die Wirklichkeit auf eine ganz neue und vitale Weise. Er erkennt allerdings auch, dass der Weg nicht unbedingt leicht ist, aber er spürt die Kraft in sich, den Weg bis ans Ziel zu gehen. Denn der Entzug wird schmerzlich und damit schwierig, aber das Leben überfordert keinen. Wenn eine Aufgabe vor mir liegt, dann kann ich sie auch lösen, mag sie mir noch so schwierig erscheinen.

Hinter jeder Sucht steckt eine Sehnsucht, aber hinter der Sehnsucht steckt immer auch eine Hoffnung, eine Ahnung der grenzenlosen Möglichkeiten, die das Leben bietet.

Hinter der Sehnsucht verbirgt sich die Hoffnung auf ein Leben in Freiheit und Fülle.

Eindringen in die Tiefe des Seins

Um diese innere Hoffnung zu erfüllen, muss ich den Weg nach innen gehen, bereit sein, mich mit meinem innersten Wesenskern zu konfrontieren. Ich muss bereit sein, dem weinenden Kind in meinem Inneren zu begegnen und es liebevoll zu trösten. Billige Worte reichen dazu nicht aus, sondern es gehört auch vor allem liebevolles, hilfreiches Handeln dazu.

Dazu gehört auch, dass ich ab sofort alle meine Gefühle zulasse. Jedes Gefühl, das aufkommt, hat seine Berechtigung. Ich bin bereit, es anzuschauen, ohne es zu bewerten und zu verurteilen. Ich lasse es zu und schaue einmal, was es mir sagen will, wohin es mich führen möchte. Vielleicht ist es ein Gefühl einer großen inneren Leere, ein Gefühl, dass nichts mehr in mir ist. Aber sobald ich mutig in die Leere hineingehe, finde ich mich selbst. Ich habe mich nur in der Leere verkrochen, aus Angst und Schmerz und aus mangelnder Achtung vor mir selbst, vor meinem Verhalten.

Die Heilung des „inneren Kindes“

Wenn ich mein inneres Kind gefunden habe, kann ich mit ihm sprechen und so erfahren, was mir wirklich fehlt. Wenn Sie es nicht gleich erkennen können, dann gehen Sie in die innere Leere und laden Sie das innere Kind ein, in Erscheinung zu treten. Seien Sie geduldig, denn sicher ist es ängstlich, und wenn Sie es gefunden haben, tun Sie, was zu tun ist. Lassen Sie es weinen, oder einen Wutausbruch bekommen. Lassen Sie sich erzählen, was ihm weh tut und wie Sie ihm helfen können, seinen Schmerz zu lindern. Seien Sie ihm Vater und Mutter, Bruder und Freund, und sobald es Vertrauen zu Ihnen gefasst hat, wird es Ihnen den Grund seiner Probleme und Schwierigkeiten sagen, aber Ihnen auch Wege verraten, wie Sie wirklich helfen können.

Meistens wird ein Kontakt nicht ausreichen, den Schmerz und das Leid eines ganzen Lebens zu schildern, also verabreden Sie sich wieder und wieder mit ihm. Geben Sie ihm Gelegenheit, sich ganz auszusprechen. Mitunter wir Ihr inneres Kind dann nicht nur zu den Verabredungen erscheinen, sondern zu ganz ungewöhnlichen Zeiten in Ihr Bewusstsein treten. In einer wichtigen Konferenz, bei einer Auseinandersetzung mit Ihrem Partner oder beim Umgang mit Ihren äußeren Kindern. Es kann sein, dass es nur Ihre Aufmerksamkeit erregen will, aber es kann ebenso gut sein, dass es Ihnen etwas wirklich Wichtiges zu sagen hat.

Wenn Sie sich so auf eine längere, liebevolle und geduldige Auseinandersetzung mit Ihrem inneren Kind einlassen, werden Sie bemerken, dass es allmählich älter und immer erwachsener wird und so alles nachholt, was es bisher versäumt hat. Es wird Ihnen immer ähnlicher, Sie erkennen sich immer mehr in ihm, bis Sie sich ganz mit ihm identifizieren können, denn es handelt sich um Sie selbst. Doch auch wenn das innere Kind erwachsen geworden ist, sollten Sie ihm weiterhin sagen und zeigen, dass Sie es lieben, dass Sie sich selbst lieben. Seien Sie sich weiter Ihr bester Freund, seien Sie wirklich gut zu sich selbst. Tun Sie etwas für den wichtigsten Menschen auf der Welt, für sich selbst, denn Sie sind Ihre Hauptaufgabe.

Innere Erfolgserlebnisse sind der beste Weg, diese Erfolge auch im Außen sichtbar werden zu lassen. Dabei werden Sie spüren, dass Sie immer wieder Hilfe aus einer höheren Quelle bekommen, und es kann eine Wende in Ihrem Leben sein, wenn Sie sich mehr und mehr dieser Quelle zuwenden, sie bewusst bitten, in Ihr Leben zu treten und Ihnen bei Ihrer Heilung zu helfen. Bitten Sie sie, Ihnen zu helfen, wirklich durchzuhalten, mag die vor Ihnen liegende Wegstrecke noch so dunkel erscheinen.

Sie haben den süchtigen Lebensstil selbst gewählt, und Sie haben in jedem Augenblick die freie Wahl, ihm wieder zu entsagen und einen anderen Weg zu wählen. Das Recht zu wählen ist ein unverzichtbarer Teil Ihrer wahren Natur, den Ihnen niemand nehmen kann. Ihr Wille hat Sie in die Sucht geführt, nun können Sie ihm eine neue Richtung geben, und er wird Sie ebenso bereitwillig aus der Sucht herausführen. Das Leben ist ein Abenteuer, und sich selbst zu helfen und zu heilen gehört zu den wunderbarsten Erfahrungen, die es zu bieten hat.

Indem Sie sich selbst heilen, tragen Sie einen wesentlichen Teil zur Heilung der Welt bei, denn auch dazu tragen Sie das Potenzial in sich. Ent-decken Sie immer neue Möglichkeiten und Wege, sich selbst und damit dem Ganzen zu helfen. Schon indem Sie selbst die Verantwortung für sich übernehmen und anderen nicht mehr zur Last fallen, haben Sie einen wesentlichen Beitrag geleistet, auch das Leben der anderen schöner zu machen.

Alles, was Ihnen widerfährt, haben Sie bewusst oder unbewusst selbst gewählt. Sie haben die Sucht gewählt und wählen nun die Heilung. Wählen zu können ist der Ausdruck Ihrer Freiheit. Sie haben in jedem Augenblick die Wahl, Ihre Wahl zu treffen. Auch wenn Sie davon keinen Gebrauch machen, haben Sie gewählt. Sie haben aber in jedem Augenblick auch die Wahl, sich für sich selbst zu entscheiden. Vielleicht denken Sie, bis dahin sei noch ein langer Weg. Irrtum, Sie befinden sich bereits auf diesem Weg! Sie brauchen jetzt nur noch weiterzugehen. Die Richtung stimmt, und wenn Sie sich nicht mehr beirren lassen und immer weitergehen, können Sie das Ziel nicht verfehlen. Denken Sie daran, dass Heilung nicht zu einem bestimmten Zeitpunkt geschieht, sondern ein lebenslanger Prozess ist. Versuchen Sie daher nicht, so schnell wie möglich das Ziel zu erreichen, sondern genießen Sie den Weg.

Verlustkrisen

> Der Mensch hat nie, was er will, weil er nicht will, was er hat. Wollte er, was er hat, hätte er, was er will.

Wir können unseren Besitz verlieren oder unser ganzes Vermögen. Wir können unsere Gesundheit, unseren Arbeitsplatz oder die Heimat verlieren. Wir können einen geliebten Menschen, den Partner, einen Freund oder ein Tier verlieren, ja wir können sogar unsere Identität verlieren. Wir verändern uns laufend, und so verlieren wir irgendwann auch unsere Jugend und letztlich sogar das Leben.

Aber all dies kann nie zur Krise werden, wenn ich die Illusion loslasse, irgendetwas zu besitzen. Denn jeder Verlust wird umso schwerer getragen, je weniger ich mit ihm gerechnet habe. Wenn ich erkenne, dass ich nichts wirklich besitze, dass ich nackt gekommen bin und nackt gehen werde, dann gibt es auch keine Verlustkrise mehr. Dann weiß ich, dass alles, was ich habe, nur eine Leihgabe des Lebens an mich ist, die früher oder später zurückgefordert wird, Spielsachen, die hier zurückbleiben, wenn das Spiel des Lebens gespielt ist. An diesem Punkt kann ich einen scheinbaren Verlust sogar genießen, denn er schafft Platz für etwas Neues und immer folgt Besseres nach. In dem Maße, wie ich an Jugend verliere, gewinne ich an Erfahrung, und wer möchte die schon wirklich missen?

Auch Freunde verliert man, wenn sich die Freundschaft erschöpft hat. Wer das nicht begreift und an einer Freundschaft dann noch festhalten will, gerät in eine Krise. Also sollten wir einmal ernsthaft prüfen, ob es etwas gibt, an dem wir derzeit noch festhalten oder gar „hängen". Wir sollten uns davon frei machen, bevor das Leben uns dazu zwingt. Denn auch der letzte Verlust, der Verlust des Lebens wird nur dadurch schwierig, dass wir versuchen, an etwas festzuhalten, bei dem Loslassen gefordert ist, wozu uns der Tod notfalls zwingt.

So ist auch jede Verlustkrise ein Geschenk, nämlich die Chance zur Freiheit von allem, was nicht wirklich zu uns gehört. Wenn wir nicht aus der Erkenntnis lernen wollen, dann müssen wir durch das Leid lernen. Verlustkrisen haben also vor allem den Sinn, uns vom *Haben* zum *Sein* zu führen.

Die Chance der Arbeitslosigkeit

Wer glaubt, er kann, der kann.

Obwohl der Verlust des Arbeitsplatzes oft vorhersehbar ist, trifft er die meisten Menschen unvorbereitet. Bis zum letzten Augenblick klammert man sich an den Gedanken, dass es wohl andere treffen werde, aber nicht einen selbst. Um so härter ist es, wenn es dann doch einen selbst getroffen hat. Selbstzweifel kommen auf. Sehr oft hat die Arbeitslosigkeit einen Selbstwerteinbruch zur Folge, und je länger sie dauert, desto tiefer kann sie uns hinabziehen.

Dabei ist die Botschaft eindeutig. Entweder war meine Leistung zu niedrig oder meine Ansprüche waren zu hoch, meistens trifft beides zu. Daraus ergibt sich als vordringliche Aufgabe, die Leistung wesentlich zu erhöhen, ein wirklicher Könner auf seinem Gebiet zu werden, auf den keine Firma freiwillig verzichtet, nicht verzichten kann, einfach weil man unentbehrlich ist. Fast so, wie in dem Witz, wo der Mann in ein Taxi steigt und der Taxifahrer fragt ihn: „Wo soll's denn hingehen?" und der Mann antwortet: „Ganz gleich, ich werde überall gebraucht." Das ist nur ein Scherz, aber mit einem ernsten Hintergrund. Nutzen Sie die Arbeitslosigkeit, und sorgen Sie dafür, dass Sie wirklich überall gebraucht werden. Überprüfen Sie gleichzeitig Ihre Ansprüche, und werfen Sie auch hier unnützen Ballast ab.

Vor allem aber erkennen Sie, dass Ihr Wert nicht an Ihrer Leistung gemessen wird, sondern an Ihrem So-Sein. Sie sind einmalig und haben eine einmalige Aufgabe auf Ihre einmalige Art zu erfüllen. Niemand kann Ihren Platz besser ausfüllen als Sie. Sie sind wertvoll, weil es Sie gibt. Daraus ergibt sich die Aufgabe, seinen Platz im Leben, seine Aufgabe, seinen einmaligen Weg und den nächsten Schritt zu erkennen. Vielleicht will das Leben Sie mit dem Verlust des Arbeitsplatzes auffordern, sich endlich selbstständig zu machen, nicht mehr zu erwarten, dass andere Ihnen einen Arbeitsplatz schaffen, sich endlich auf Ihren Weg zu machen. Vielleicht ist die Arbeitslosigkeit Aufforderung und Chance zugleich, zu „sich selbst" durchzubrechen, endlich zu erkennen, wer Sie wirklich sind, was in Ihnen steckt und gelebt werden möchte und als der zu leben, der Sie wirklich sind. Wenn Sie diese Chance erkennen und nutzen, können Sie eines Tages sagen: „Die Arbeitslosigkeit war das Beste, was mir passieren konnte, denn sie hat mich an mich selbst erinnert, mich gezwungen, endlich aufzuwachen, mein Leben selbst in die Hand zu nehmen."

Sinnkrisen

Wer meint, dass er nie irrt, der irrt!

Solange ich den Sinn meines Lebens außen suche, im Erfolg, im Geld, im Besitz, im Aussehen und Ansehen oder in der Macht, muss ich immer wieder über Verluste in eine Krise geführt werden. So lange werde ich vom Leben gezwungen weiterzusuchen, bis ich mich wirklich gefunden habe, bis ich den Weg nach innen gehe und in mir selbst *mich selbst* finde. Jede Suche im Außen und auch jede Maßlosigkeit müssen früher oder später zu einer Ent-Täuschung führen und damit in eine Krise.

Eine Sinnkrise geht tiefer als andere Krisen und ist nur durch eine neue Glaubensentscheidung zu lösen, was wir besonders in der Krise der Lebensmitte, der Midlife Crisis erkennen können. Ich muss meinem Leben eine neue Richtung geben. Alles, was mir bisher so wichtig erschien, verliert dann zunehmend an Bedeutung, wie

Erfolg, Geld, Macht, Besitz oder ähnliches. Alles, was bisher eher nebensächlich oder gar ohne Bedeutung war, wird plötzlich Mittelpunkt meines Strebens, wie Erkenntnis, Weisheit, Selbstverwirklichung. Das Interesse verlagert sich von den zeitlichen zu den ewigen Werten des Lebens. Damit entscheide ich mich für das Leben selbst.

Es ist eine regelrechte Neugeburt vom personalen, egoistischen Ich, zum transpersonalen, ewigen Selbst, mit dem Ziel, sein wahres Selbst wiederzuerkennen als „Ebenbild Gottes", als das wir geschaffen wurden. Die spirituelle Ent-Wicklung rückt in den Mittelpunkt des Interesses, wird zum Inhalt des Lebens. Von nun an geht es vor allem darum, das Entwicklungsziel des Menschen, die Vollkommenheit, möglichst ohne Umwege zu erreichen.

Durch diese Wiedergeburt erkennt der Mensch sich selbst als Hauptaufgabe, erkennt, dass er dem Ganzen nur in dem Maße dienen kann, wie er selbst, sein wahres Selbst ent-wickelt ist.

Diese geistige Geburt verlangt nach sorgfältiger Vorbereitung und gründlicher Durchführung, denn sie ist der Anfang eines ganz neuen Lebens der Selbstfindung und Selbstverwirklichung. Da das Selbst ja längst verwirklicht ist, brauche ich es also nur noch wirken zu lassen und lebe aus der inneren Führung des wahren Seins.

Spirituelle Krisen

> Ein bescheidenes Selbst zu werden, ist unendlich
> mehr als ein bedeutendes Ich.

In dieser Zeit wenden sich viele Menschen der Meditation oder anderen geistigen Übungswegen zu. Das führt dazu, dass die Vorstellung von Spiritualität sich von etwas, worüber man gelesen hat, zu einer persönlichen Erfahrung wandelt, dem Erlebnis einer Wirklichkeit, von der man bisher nicht einmal wusste, dass es sie gibt. Damit aber wächst auch die Zahl derer, die mystische Zustände erleben, ohne auch nur annähernd darauf vorbereitet zu sein. Es kann zu transformativen Notfällen, zu spirituellen Krisen kommen, die von der klassischen Psychiatrie als Geisteskrankheiten diagnostiziert und auch entsprechend „behandelt“ werden. In allen Überlieferungen wird immer wieder über derartige Vorkommnisse berichtet, und in früheren Zeiten waren Menschen mit diesen Erlebnissen hoch geachtet, waren es doch Zeichen dafür, dass diese Menschen auf dem geistigen Weg ein gutes Stück vorangeschritten waren.

Jeder dieser Zustände hat, ebenso wie jedes Leid oder eine Krankheit, ein innewohnendes Potenzial zur Selbstheilung und Transformation, aber das Wissen darum ist in unserer heutigen Zeit verloren gegangen. Das Erkennen der wahren Zusammenhänge kann dazu beitragen, solche Krisen zu Gelegenheiten für persönliches Wachstum werden zu lassen. Immer mehr Menschen erkennen, dass es sich bei der Spiritualität um eine wichtige und unverzichtbare Dimension des Lebens handelt, eine Dimension, die Neuland für jeden ist, der sie zum ersten Mal beschreitet und die deshalb einen Führer und Wegweiser braucht. Notwendig ist außerdem die gründliche Vorbereitung und ausreichende geistige Ausrüstung. Niemand würde sich auf eine Bergbesteigung machen ohne entsprechende Ausrüstung und Erfahrung, aber diese viel gefährlichere Dimension unseres Seins betreten wir meist unvorbereitet. Wohl dem, der einen kundigen Bergführer kennt, der ihn vor den vielfältigen Gefahren bewahren, zumindest aber warnen kann.

Auf diesem geistigen Weg erkennt das Wesen sein wahres Selbst und wird sich wieder bewusst, ein individualisierter Teil des einen Bewusstseins zu sein, das wir Gott nennen. Er erkennt sich als vollkommenes und unsterbliches Bewusstsein, das diesen Körper nur als Werkzeug für seine Mission benutzt. Er weiß wieder, dass er immer war und immer sein wird. Auf diesem Weg findet er mehr und mehr vom personalen, egoistischen Ich zum transpersonalen, ewigen Selbst, erkennt sich wieder als „Ebenbild Gottes“. Was ihm bisher wichtig war, wie Erfolg, Besitz, Macht und Anerkennung, wird immer unwesentlicher, und alles Geistige, das bisher eher nebensächlich war, wird nun zum Inhalt und Mittelpunkt seines Interesses. Von nun an geht es darum, das Ent-Wicklungs-Ziel des Menschen, die Vollkommenheit, möglichst ohne Umweg zu erreichen. Auf diesem Weg weiß er, dass es seine Hauptaufgabe ist, denn er betritt eine ganz neue Welt, in der er erst lernen muss, sich zurechtzufinden. Er hat auf der spirituellen Ebene die gleichen Schwierigkeiten wie ein Neugeborener auf der materiellen, körperlichen Ebene. Alles ist neu, und so muss er alles erst lernen.

Er weiß um seine Bestimmung, seine wahre Vollkommenheit immer vollkommener zum Ausdruck zu bringen, zu werden, was er ist, immer war und immer sein wird. Die Seele durchläuft immer neue Erfahrungen, bis das Ziel erreicht ist. Dabei geht es nicht darum, mehr Wissen zu erwerben, sondern es geht um geistige Reife, das Erkennen der eigenen wahren Natur.

Viele Menschen glauben, dass es in der heutigen Zeit mit ihrem Stress und den vielen Terminen nicht mehr möglich sei, den geistigen Weg zu gehen. Andere meinen wieder, dazu müsse man seine Familie verlassen, um in einem Kloster in Tibet ein Leben in Einsamkeit und Meditation zu führen, weil sie glauben, dass das tägliche Leben, unser heutiger Alltag die geistige Entfaltung behindere. Geistige Reife kann aber nicht in der Isolation erreicht werden, denn das trennt nur die spirituelle Seite des Lebens von der materiellen und verfehlt die angestrebte Ganzheit. Die Einsamkeit kann bestenfalls ein hilfreicher, erster Schritt sein, um stark genug zu werden, sich in der materiellen Welt zu bewähren. Mein richtiger Platz ist immer dort, wo ich gerade stehe, denn nur von dort aus kann ich meinen nächsten Schritt tun. Ob dieser Schritt mir schwer fällt, entscheide ich ebenfalls selbst, denn Leben ist weder schwer noch leicht, Leben ist. Alles ist so schwer, wie ich es nehme.

Befinde ich mich auf dem geistigen Weg, brauche ich auch nicht mehr dafür zu sorgen, dass ich „weiterkomme“, sondern nur dankbar die Chancen erkennen und nutzen, die das Leben mir im richtigen Augenblick bietet. Dabei ist es wichtig, achtsam zu sein, denn worauf ich mein Bewusstsein richte, das verwirklicht das Leben. Denke ich: „Gott ist mit mir“, trenne ich mich in Wirklichkeit von ihm, denn in Wirklichkeit sind Schöpfer und Geschöpf identisch, sind eins. Indem ich aber in dieser Einheit lebe, „ent-wickelt" sich das innere Licht, und ich habe einen verlässlichen Führer auf dem schwierigen Weg, der vor mir liegt.

An diesem Punkt versuche ich auch nicht mehr, gut zu sein oder edel, denn solange ich versuche, ein Ideal zu leben, trenne ich mich von ihm. Worauf es auf diesem Weg ankommt, ist vielmehr, echt und authentisch zu sein und mich so anzunehmen, wie ich bin, mir selbst mein bester Freund zu sein auf dem Weg. So komme ich immer mehr zur „Ein-Sicht" und lebe im „Ein- Klang" mit mir, dem Leben und Gott.

Ich muss also lernen, mich selbst erst wirklich in Besitz zu nehmen und zu führen, damit ich sicher ans Ziel komme. Zeit spielt dabei keine Rolle, denn ich habe die Ewigkeit vor mir. Trotzdem hat jeder Augenblick seine ganz besondere Qualität, und was jetzt zu tun ist, kann ich nur jetzt tun. So nutze ich, eingebettet in die Ewigkeit, jeden Augenblick ganz bewusst. Ich warte nicht mehr auf einen Erlöser, denn ich weiß, der Erlöser wartet in mir.

Dabei ruhe ich in mir, erkenne mich in jedem anderen und weiß, ich bin auf dem Weg. Ich habe meinem wahren Wesen die Herrschaft über Leben und Sein übergeben und lebe meine Überzeugung, aber ich bin noch nicht am Ziel. So wie ich als Kind in die materielle Welt eingetreten bin, so bin ich nun in die geistige Welt eingetreten. Das *ich bin* ist erwacht, die Illusion des Ichs ist aufgelöst. Wollen und Tun wird immer mehr identisch, und mein ganzes Leben ein Ausdruck des Willens der „Einen Kraft". Alles Wissen ist in mir und die Antwort auf alle Fragen, nun beginnt das eigentliche Leben.

Mystische Erfahrungen und außergewöhnliche Erlebnisse

Auf dem Weg dahin aber sind mystische Erfahrungen und außergewöhnliche Erlebnisse und Bewusstseinszustände meine Begleiter. Dabei sind spirituelle Krisen nicht zu vermeiden. Sie treten meist ganz plötzlich auf und werden als überwältigend und verwirrend empfunden. Sie haben aber ein überwältigendes positives Potenzial und bereiten immer einen Durchbruch vor zur Ganzheit, zu wirklicher „Heilung". Wer eine natürliche Begabung für den Weg mitbringt, oder dem Rat eines erfahrenen Meisters folgt, der taucht ein und stellt fest, dass es trägt. Der Unbegabte, Unvorbereitete und Führerlose aber, der ahnungslos in diese neue Welt geraten, absichtlich hineingesprungen ist, geht unter. Guter Wille allein oder eine edle Absicht reichen nicht aus, um den zu erwartenden Schwierigkeiten gewachsen zu sein. Menschen, die in spirituelle Krisen geraten, brauchen in dieser Situation kompetente Hilfe und fachliche Führung. Voraussetzung für wirkliche Hilfe ist jedoch, dass der „Führer" selbst persönliche Erfahrungen mit außergewöhnlichen Bewusstseinszuständen hat, sonst sucht der Halbblinde Führung beim Blinden.

Gern zitiere ich aus einem Bericht, den Karl Jaspers in der „Allgemeinen Psychopathologie" 1965 veröffentlicht hat:

„Ich glaube, dass ich die Krankheit selbst hervorgerufen habe. Bei dem Versuch, in eine jenseitige Welt einzudringen, stieß ich auf deren natürliche Wächter, die Verkörperungen meiner eigenen Schwächen und Fehler. Ich hielt diese Dämonen anfangs für niedere Bewohner einer jenseitigen Welt, die mich zum Spielball benützen konnten, weil ich mich unvorbereitet in diese Regionen begab und dort verirrte. Später hielt ich sie für abgespaltene Teile meines Geistes (Leidenschaftsformen), die im freien Raum in meiner Nähe existierten, sich von meinen Gefühlen ernährten. Ich glaubte, dass sie jeder andere Mensch auch besitze, sie aber durch den Schutz und glücklichen Betrug des persönlichen Existenzgefühls nicht wahrnimmt. Letzteres fasse ich auf als ein Kunstprodukt aus Erinnerungen, Gedankenkomplexen usw., eine nach außen schön vergoldete Puppe, in der nichts Wesentliches lebt.

Bei mir war dieses persönliche Ich porös gemacht durch meine Bewusstseinsherabdämmerungen. Ich wollte mich dadurch einer höheren Lebensquelle näher bringen. Ich hätte zur Vorbereitung vorher lange Zeit hindurch ein höheres unpersönliches Selbst in mir zur Erweckung bringen müssen, denn Götterspeise war nichts für sterbliche Lippen, sie wirkte zerstörend auf das tiermenschliche Selbst, zerspaltete es in seine Teile; diese bröckelten allmählich auseinander, die Puppe wurde geradezu mazeriert, der Körper geschädigt. Ich hatte zu früh den Zugang zu den Lebensquellen erzwungen, der Fluch der Götter kam auf mich herab. Spät erst erkannte ich, dass trübe Elemente sich mitbeteiligt hatten, ich lernte sie kennen, nachdem sie zu große Macht schon hatten. Es gab keine Rettung mehr; jetzt hatte ich die Geisterwelt, die ich zu sehen wünschte. Die Dämonen stiegen aus dem Abgrund auf als die Hüter, als die Zerberusse, die keinen Unbefugten hereinlassen. Ich entschloss mich, den Kampf um Leben und Tod aufzunehmen. Für mich bedeutete es zuletzt einen Entschluss zu sterben, denn nach meiner Meinung musste ich alles hinwegtun, was den Feind erhält, aber dies war zugleich auch das, was das Leben erhält. Ich wollte in den Tod, ohne wahnsinnig zu werden, stand nun sozusagen der Sphinx gegenüber: Entweder du in den Abgrund oder ich!

In diesem Moment kam die Erleuchtung, ich durchschaute die wahre Natur meiner Verführer durch die Enthaltung von Nahrung. Sie waren Zuhälter und zugleich Betrüger meines lieben persönlichen Ich, das mir jetzt ebenso nichtig wie sie vorkam. Und indem dann ein größeres und umfassenderes Ich auftauchte, war ich im Stande, die bisherige Persönlichkeit mit ihrem gesamten Anhang aufzugeben. Ich sah, dass nicht diese bisherige Persönlichkeit die übersinnlichen Reiche betreten kann. Ein furchtbarer Schmerz gleich dem eines Vernichtungsschlages war die Folge, aber ich war gerettet, die Dämonen schrumpften ein, vergingen, starben. Für mich begann ein völlig neues Leben, ich fühlte mich von da ab anders als andere Menschen. Ein Ich wie sie es haben, bestehend aus konventionellen Lügen, Schein, Selbstbetrug, Erinnerungsbildern, hat sich bei mir auch wieder gebildet, aber dahinter und darüber stand stets ein größeres umfassenderes Ich, das mir den Eindruck des Ewigen, Unveränderlichen, Unsterblichen, Unbefleckbaren macht, das seitdem stets mein Schutz und meine Zuflucht gewesen ist. Ich glaube, dass es für viele Menschen von Vorteil wäre, wenn sie ein solches höheres Ich kennen würden, dass es Menschen gibt, die auf günstigeren Wegen zu einem solchen tatsächlich gekommen sind."*

Ausgelöst werden kann eine transformatorische Krise durch jedes außergewöhnliche Erlebnis, zum Beispiel durch eine Krankheit, einen Unfall oder eine Operation, durch extreme Erschöpfung oder langen Schlafmangel. Bei Frauen kann eine Geburt oder eine Abtreibung der Auslöser für eine solche Krise sein. Es kann sogar eine außergewöhnliche sexuelle Erfahrung sein. Mitunter wird die spirituelle Krise auch ausgelöst durch den Verlust des Partners oder eines nahe stehenden Menschen, das Ende einer Liebe oder eine Scheidung. Und natürlich kann die Krise durch Drogen oder eine „Selbsterfahrungsgruppe" ausgelöst werden. Voraussetzung aber ist immer die intensive Beschäftigung mit Meditation und anderen spirituellen Praktiken. Das kann ZEN sein, Sufi-Übungen, intensives Gebet oder Kontemplation oder aber Kundalini-Yoga.

Das Erwachen der Kundalini

Das Erwachen der Schlangenkraft oder der Kundalini-Energie trifft uns meist unvorbereitet, obwohl diese Kraft auch bewusst unter Anleitung eines erfahrenen Führers geweckt werden kann. Es ist eine kreative kosmische Energie, die nach der Überlieferung am unteren Ende der Wirbelsäule ruht, bei Aktivierung über Leitungsbahnen im feinstofflichen Körper aufsteigt und dabei den physischen Körper außen wie innen einhüllt. Wenn sie aufsteigt, öffnet und aktiviert sie dabei die inneren Energiezentren, die Chakren. Das ist zwar wichtig und wünschenswert, aber nicht ungefährlich und bedarf der kundigen Anleitung durch einen Führer oder Lehrer, dessen Kundalini nicht nur erwacht, sondern auch stabil ist. Er muss wirklich in sich ruhen, um die ausgelösten Erschütterungen mittragen zu können. Man kann dabei nicht nur starke Gefühle von Hitze und Energiebewegungen bekommen, sondern es treten auch

* Karl Jaspers, *Allgemeine Psychopathologie*, 9. Aufl., Springer, Berlin 1973

Zuckungen, Spasmen und ungewöhnliche Bewegungen auf. Damit können Gefühle wie Angst, Trauer, Zorn oder eine erfüllende Glückseligkeit einhergehen. Visionen werden sichtbar und können sich mit der äußeren Wirklichkeit vermischen. Erinnerungen an frühere Leben sind möglich, oder es treten überirdische Wesen in Erscheinung. Das Ganze wird begleitet von unfreiwilligem und unkontrollierbarem Verhalten. Da ist es kein Wunder, dass die klassische Medizin zu einer ganz eindeutigen Diagnose kommt, die allerdings in diesem besonderen Fall nicht sehr hilfreich ist.

Intuition

Andere erleben das Erwachen der Intuition oder werden von Hellsehen, Telepathie oder Präkognition überrascht und überwältigt. Das Ganze ist so verwirrend, weil die Fülle der eingehenden Informationen nicht sinnvoll verarbeitet werden kann. Zudem scheint sich das Bewusstsein dabei vom Körper zu lösen, man kann sich selbst aus einiger Entfernung beobachten oder Astralreisen unternehmen. Man erlebt dabei ganz unvorbereitet eine neue Art von „Fernsehen" ohne technisches Gerät. Es kommt zu überwältigenden Erkenntnissen und „Ein-Sichten" in beeindruckender Anzahl. Dies befremdet die Menschen der Umgebung oft derart, dass sie uns nur zu leicht für „ver-rückt" halten, was im eigentlichen Sinn des Wortes ja auch der Fall ist, wenngleich nicht im pathologischen Sinn. Man fühlt sich wie ein Medium und hat dabei oft auch noch das Gefühl, die eigene Identität zu verlieren, was ebenfalls richtig ist, denn das, was wir Identität nennen, ist ohnehin eine Illusion. Doch diese Identität ist eben auch unser Halt, bis wir durch unsere fortgeschrittene spirituelle Reife auf diese Art Halt verzichten können. Trifft uns das unvorbereitet, kann die Erfahrung sehr erschreckend sein. Oft kommt es zu alledem noch zu einer „Synchronizität der Ereignisse", sodass sich Visionen und Alltagsereignisse miteinander verbinden. Jung hat dieses Phänomen als erster entdeckt und beschrieben.

Erfahrungen aus früheren Leben

In diesem Zusammenhang können dann auch Erfahrungen aus früheren Leben ins Bewusstsein treten, und wir scheinen gleichzeitig in längst vergangenen Zeiten und in der Gegenwart zu leben. Karmische Erfahrungen treten ins Bewusstsein und lassen uns plötzlich die Umstände dieses Lebens in einem ganz anderen Licht erscheinen, bieten eine „Erklärung“ für unverständliche Umstände der Gegenwart. Scheinbar unbegründete Ängste oder die Beziehung zu bestimmten Menschen unserer Umgebung, Eigenarten und Vorlieben können plötzlich im Zusammenhang erkannt werden. Schwierig wird es, wenn sich diese „Erinnerungen“ so lebendig mit den Alltagsereignissen vermischen, dass wir sie nicht mehr klar voneinander trennen können und wir uns im Alltag dann so verhalten, als lebten wir in einer ganz anderen Situation. Denn diese Erfahrungen können so überzeugend, so lebendig sein, dass wir ihnen einfach folgen müssen.

Die Einheit mit allem Sein

Schöner ist da schon das Erleben der Einheit mit allem Sein. Die persönlichen Grenzen lösen sich auf, wir sind mit den anderen, der Natur und dem ganzen Universum verschmolzen, sind eins. Dieser Vorgang enthält eine fast heilige Qualität, man spürt ein Gefühl von Ewigkeit und Unendlichkeit und kann dabei scheinbar Raum und Zeit als Ganzes überblicken und in der „Akasha-Chronik“ lesen. Dabei sind wir erfüllt von Freude und tiefem Frieden. Wird dieses Erleben nicht gestört, führt es zu wahrem „Selbst-bewusst-Sein“ sowie zu der Fähigkeit, das eigene Potential immer vollkommener zum Ausdruck zu bringen.

In Kontakt mit „geistigen Führern"

Der Kontakt zu einer geistigen Quelle kann für einen Menschen, der bisher eine konventionelle, wissenschaftliche Sicht der Dinge hatte, zu einer ernsthaften Krise führen. Insbesondere dadurch, dass diese Quelle Informationen einer hohen Qualität und Genauigkeit liefern kann und das zu einem Thema, zu dem der Betreffende bisher keinen oder einen ganz anderen Bezug hatte. Dabei verbietet die Qualität der Aussagen, diese einfach zu ignorieren, zumal diese Quelle oft die Form einer Person annimmt, eines Wesens einer höheren Ebene der Bewusstseinsentwicklung, mit einer überragenden Intelligenz und einer zukunftsweisenden Moral. So fühlt sich der Betreffende für eine bestimmte Aufgabe „auserwählt", und seine Bereitschaft, diese Aufgabe zu erfüllen, kann zur Auflösung der „Ich-Grenzen" führen, wenn er ganz in dieser Aufgabe aufgeht.

Die Übertragung der Botschaft kann durch automatisches Schreiben erfolgen, durch Reden in Trance oder durch telepathische Übertragung und hat in der Geschichte der Menschheit eine bedeutende Rolle gespielt. Sind doch große spirituelle Lehren auf diesem Wege übermittelt worden, wie die Veden, der Koran und das Buch Mormon, Schriften, die über Jahrhunderte hinweg einen bedeutenden kulturellen Einfluss auf die Menschheit hatten. Nur zu leicht fühlt man sich da in bester Gesellschaft und ebenfalls aufgerufen, dem Ganzen als Prophet und Heilslehrer zu dienen, unter Aufgabe seiner eigentlichen Aufgabe.

Erlebnisse in der Nähe des Todes

Menschen, die eine Nah-Todeserfahrung haben, sehen ihr Leben oft wie in einem ungeheuer verdichteten „Lebensfilm", der nur wenige Sekunden dauert und bei dem man mit unglaublicher Eindringlichkeit seine Aufgabe, seine Chancen, aber auch sein Versagen erkennt. Das alles geschieht in einer unfassbaren Leichtigkeit und Heiterkeit, ohne jeden Hauch von Be- oder gar Verurteilung. Die göttliche

Gelassenheit, mit der diese Erfahrung oft einhergeht, lässt das Leben danach in einem ganz neuen Licht erscheinen. Oft löst sich dabei das Bewusstsein vom Körper, man scheint frei über der erlebten Situation zu schweben, zum Beispiel seiner eigenen Operation oder seinem Unfall. Man „sieht", wie der eigene Körper bewusstlos daliegt, „hört", was die Helfer sagen, und ist trotzdem fast unbeteiligt.

Oft hat man das Gefühl, durch einen Tunnel oder eine dunkle Röhre zu „gehen" und kommt dann zu einem übernatürlichen Lichtwesen, das unendliche, allumfassende Liebe ausstrahlt. Man fühlt sich angenommen und geborgen und erhält Unterweisungen in das Sein, seine universellen Gesetzmäßigkeiten. Man hat die Chance, sein „nächstes Leben" aus dieser neuen Sicht viel bewusster und erfüllender zu erleben. Dann kommt ein Punkt, an dem die innere Gewissheit entsteht, dass der Zeitpunkt zu bleiben noch nicht gekommen ist, dass man noch einmal in seinen Körper, den man am liebsten nicht mehr in Besitz nehmen möchte, zurückkehren muss, weil die Aufgabe noch nicht erfüllt, die Zeit noch nicht reif ist. Meist ändert sich das Leben nach dieser Erfahrung in dramatischer Weise, es wird wie ein „neues Leben" erfahren.

Trotzdem lässt die Erinnerung an diese Erfahrung den Tod fast als „Krönung des Lebens" erscheinen, er wird mit freudiger Gelassenheit erwartet. Es gibt „Heilige Bücher", die sich speziell mit diesem Thema befassen, etwa das Tibetanische Totenbuch, das Ägyptische Totenbuch und das europäische Ars Moriendi („Von der Kunst des heilsamen Lebens und Sterbens"), sowie die lesenswerten Bücher von Moody.

Da solche Erfahrungen meist ohne Vorwarnung auftreten und das ganze bisherige Weltbild mit seiner scheinbaren Sicherheit in nichts auflösen, wäre es gut, vorbereitet zu sein. Selbst wenn wir eine solche Erfahrung nicht machen, verleiht uns diese Vorbereitung ein umfassendes Weltbild und eine tiefer gegründete Sicherheit und Souveränität und damit unserem Leben eine höhere, fast heilige Qualität.

Besessenheit

Jede Form von Besessenheit führt zu einer persönlichen Krise. Man hat das Gefühl, die Kontrolle über sich zu verlieren, weil etwas in den Körper und den Geist eingedrungen ist, das zeitweise, oder für einen längeren Zeitraum, die Kontrolle übernimmt und uns zu Handlungen veranlasst, die wir zwar bewusst miterleben, aber nicht verhindern können, auch wenn sie unserem Empfinden und innerem Maßstab nicht entsprechen. Man hat den Eindruck, es handle sich um einen Dämon, ein körperloses Wesen, das als böse und aggressiv empfunden wird, mit dem man zwar sprechen, aber dessen Handlungen man nicht beeinflussen kann. Oft scheint dieses Wesen verwirrt, mit asozialem oder kriminellem Verhalten.

Der Besessene verwendet oft viel Kraft und Mühe darauf, sich gegen seine Besessenheit zu wehren und die Kontrolle über sich zurückzugewinnen. Selbst wenn das vorübergehend gelingt, fühlt man sich verzweifelt und allein. Die Angehörigen ziehen sich zurück, weil sie selbst unsicher sind, wie sie mit dem so erschreckend veränderten Menschen umgehen sollen. Manche lehnen den Kontakt gänzlich ab. Vor allem, weil sich der Gesichtsausdruck des Besessenen in eine „Fratze des Bösen" verwandeln kann, mit einem wilden Ausdruck in den Augen, Krämpfen und Zuckungen in den Händen oder am ganzen Körper, oft gefolgt von Würgen und Erbrechen. Dabei können solche Anfälle heilsam und transformativ zu einer Bewusstseinserweiterung und einer tiefen, spirituellen Bekehrung führen.

Der dämonische Archetyp, der hier in Erscheinung tritt, ist das negative Spiegelbild des Göttlichen in uns, der auf dem Weg zur Vollkommenheit jedem irgendwann einmal begegnet. Er ist wie das Göttliche transpersonal, ein Phänomen, das wir auf dem Weg zur Ganzheit durchschreiten müssen, wenngleich nur selten in dieser plötzlich auftretenden Form der Besessenheit, die eher zu den spirituellen Notfällen zu zählen ist und einen erfahrenen Helfer braucht, der keine Angst vor der Unheimlichkeit dieser Energie hat.

Das spirituelle Erwachen

Spirituelle Krisen können in sehr unterschiedlichen Formen auftreten, von denen ich hier aus Platzgründen nur einige ansprechen möchte. Immer aber handelt es sich um einen transformatorischen Prozess, der als solcher erkannt und unterstützt zu einem Sprung in der Bewusstseinsentwicklung führt. Nur wenige sind bisher in der Lage, solche Krisen zu verstehen und richtig einzuordnen, zumal bisher nur als vorläufig anzusehende Erfahrungen vorliegen. Und noch schwieriger ist es, hier wirklich kompetente Hilfe zu finden.

Wird diese Krise auch vom Betroffenen als transformatorischer Prozess verstanden und bewusst angenommen und durchlebt, braucht er meist keine Hilfe und erlebt bewusst seine Heilung und danach einen höheren Grad von Bewusstsein und eine umfassende Sicht der Welt in einem ganz neuen Licht. Er erkennt, dass es sich bei dem Phänomen um die Geburtswehen des spirituellen Erwachens handelt, die bei dem einen mit fast vernichtenden Erschütterungen einhergehen, bei den meisten aber, wie bei einer natürlichen Geburt, erträglich sind und zwischendurch immer wieder Zeiten der Erholung, ja des Wohlgefühls bringen.

Dem spirituellen Erwachen geht meist eine, oft radikale, Verschiebung der geistigen Werte voraus. War bisher sein Trachten auf Unterhaltung eingestellt, auf Befriedigung seiner persönlichen Bedürfnisse und seines persönlichen Ehrgeizes gerichtet, so erlebt ein solcher Mensch allmählich oder plötzlich einen Wandel in seinen Ansichten.

Auslöser dafür ist oft ein Schock, der Verlust eines nahe stehenden Menschen, eine große Ent-Täuschung oder eine plötzliche Krankheit. Mitunter tritt dieser Wandel auch ohne erkennbaren Anlass auf, fast unmerklich. Das bisherige Leben, das gerade noch erfüllend und sinnvoll erschien, wird leer und schal. Gleichzeitig taucht eine tiefe Unzufriedenheit auf, ein Gefühl, dass es einem an irgendetwas nicht Materiellem, Unfassbaren mangelt. Die bisherigen Interessen verlieren ihre Bedeutung, es entsteht Raum für etwas ganz Neues, von dem man aber nicht erkennen kann, worin es bestehen sollte.

Dann kommen wieder Phasen, in denen man sich in sein bisheriges Leben stürzt, als habe man etwas nachzuholen, um sich danach nur um so leerer abzuwenden. Es ist, als bekämpften sich die verschiedenen Lebensweisen, wobei das Unbekannte, Neue allmählich die Oberhand gewinnt. Es gärt in der Tiefe, man gerät aus dem geistigen und emotionalen Gleichgewicht und spürt trotzdem, dass etwas Gutes, Wichtiges geschieht, etwas, dem man sich vertrauensvoll hingeben kann. Was bisher den Lebensinhalt ausmachte, hat sich verflüchtigt. Man ist auf der Suche, oft fieberhaft, ohne jedoch zu wissen, wonach man eigentlich sucht. Und doch spürt man, eine tiefe innere Gewissheit zu finden.

Das Gewissen wird sensibler, ein neues Verantwortungsbewusstsein erwacht. Bestimmte Bücher „fallen" einem in die Hände, man begegnet anderen Menschen als bisher und beginnt sich für Bereiche des Lebens zu interessieren, die außerhalb des bisherigen Interesses lagen. Immer wieder aber plagen einen intellektuelle Zweifel und emotionale Dunkelzonen. Alte innere Konflikte, die nicht durchgestanden wurden, leben wieder auf. Es ist wie ein umfassendes inneres Reinemachen, dem man nicht ausweichen kann und irgendwie auch gar nicht will, obwohl das Geschehen durchaus unangenehm ist. Es treten einfach Elemente der Persönlichkeit ins Bewusstsein, die vor dem neuen Schritt angeschaut und verändert oder aufgelöst werden müssen.

Sobald der Kontakt zwischen kleinem Ich und dem wahren Selbst, zwischen den Bewussten und den überbewussten Bereichen ständig hergestellt ist, verschwinden die körperlichen und seelischen Symptome meist ganz plötzlich. Es folgt dann eine Fülle von Energie und Lebensfreude, eine wunderbare Entspannung, göttliche Gelassenheit und Heiterkeit erfüllen nun das Leben. Alle Beschwerden der Transformation sind vergessen, und mit dem spirituellen Erwachen geschieht vollkommene Heilung.

Mitunter jedoch ist das Gemüt nicht ausgeglichen, der Verstand nicht weit genug und die Nerven nicht ausreichend belastbar, um das Erlebnis des spirituellen Erwachens zu verkraften. So wie Kraftstrom eine stärkere Leitung und eine andere Absicherung braucht, so muss auch der Mensch auf die Erleuchtung angemessen vorbereitet sein, sonst kann es durch das Erleuchtungserlebnis zu einer neuen Krise kommen. Vor allem auch, wenn noch eine unkontrollierte „Gewichtsverlagerung" zwischen Ich und Selbst stattfindet, sodass sich die Grenzen zwischen absoluter und relativer Wahrheit verwischen.

Dann ist es möglich, dass der Mensch aus dieser Erfahrung zunächst mit einem aufgeblähten Ego hervorgeht. Man spürt, dass man eins ist mit der einen Kraft, teilhaftig am vollkommenen Wesen des Seins, erinnert sich wieder an das lange verschüttete universelle Wissen, aber ist nicht im ständigen Kontakt damit und neigt so dazu, sich und sein Tun zu überschätzen.

So ist es ein oft noch mühevoller Weg, nach dem Erleuchtungserlebnis die klare Unterscheidung zu entwickeln, wann man aus der einen Quelle schöpft und wann aus dem begrenzten Ich. Meisterschaft ist kein Ziel, das man, einmal erreicht, wie einen Besitz für immer hat, sondern muss *in jedem Augenblick* neu errungen werden. Auch ein Erleuchteter kann im nächsten Augenblick Unsinn reden. Wohl dem, der es merkt und der sein Bewusstsein wieder erhebt. Anfangs mag es noch anstrengend sein, ständig „auf Zehenspitzen" zu stehen, aber mit zunehmender Übung wird es allmählich selbstverständlich und einfach.

Ist der Kontakt zu diesen neuen, machtvollen Wahrheiten jedoch zu beeindruckend oder verwirrend, kann es zu Konfusionen kommen, weil das Erkannte nicht aufgenommen und begriffen werden kann. Man kann es aber auch nicht ignorieren, dazu wird es zu eindeutig als Wahrheit erkannt. Hier kann nur ein Erleuchteter wirklich hilfreich sein, der den Kontakt zu der einen Wirklichkeit bereits in sein Wesen integriert hat und dem Neuling behutsam auf seinem Weg der Unterscheidung hilft.

Bei anderen ist die Psyche der Schwachpunkt und kann die emotionalen Umwälzungen beim Einfließen der einen Kraft nicht aushalten. Dies äußert sich unkontrolliert in Weinen und Lachen, in Singen und Schreien. Die einfallenden Visionen werden von dem Gemüt, das darauf nicht vorbereitet ist, durch den Filter der bisherigen Wahrnehmung verzerrt wiedergegeben und führen so zu falschen, nicht angemessenen Konsequenzen.

Der eine verlässt Haus und Hof, folgt dem Ruf und geht in die Einsamkeit, der andere glaubt, der Erlöser der Welt zu sein und gründet eine Sekte. Oft hören diese Menschen Stimmen, denen sie kritiklos folgen, die sie vielleicht sogar eine Zeit lang von Erfolg zu Erfolg führen, wie bei Jeanne d'Arc. Es kann, wie dort, auf dem Scheiterhaufen enden, verbrannt vom inneren, unbewältigten Feuer der Wahrheit. Hier ist ganz wichtig zu beachten, dass man keiner Stimme folgen sollte, die irgendwelche Befehle gibt und Gehorsam fordert, denn die eine Kraft achtet die freie Willensentscheidung eines jeden Aspektes und bietet nur Möglichkeiten und Chancen, aber gibt keine Befehle.

Ein harmonisches inneres Erwachen, das sich Schritt für Schritt vollzieht, kennt solche Schwierigkeiten nicht. Die geistige Erleuchtung lässt den tiefen Sinn des Lebens in all seinen vielfältigen Aspekten in jedem Augenblick klar erkennen, wobei es jedem frei steht, seiner Erkenntnis zu folgen oder auch nicht. Das wird jedoch meist der Fall sein, denn man überschaut ebenso klar die Folgen einer Nichtbeachtung der Wahrheit und Wirklichkeit.

Ich habe immer die Wahl, trage jedoch auch die Verantwortung für mein Tun. Die bisherige Persönlichkeit mit ihren charakterlichen Eigenheiten löst sich nicht auf in der neuen Erkenntnis, aber sie tritt in den Hintergrund. Denken, Fühlen, Reden und Handeln geschieht jetzt aus dem erwachten lichtvollen Wesen des *ich bin*. Das ist sehr liebevoll und liebenswert, behutsam und hilfreich, muss aber nicht immer auch angenehm sein.

Besonders unangenehm ist, dass Erleuchtung einen wie eine Flut ergreift und auf einen Gipfel der Erkenntnis trägt, dem aber unweigerlich die Ebbe folgt, weil die Erleuchtung selten von Dauer und vollständig ist. Der erhobene Zustand wird geringer oder hört ganz auf, und man landet wieder in den Grenzen der überwunden geglaubten alten Persönlichkeit. Das kann durchaus ein schmerzhaftes Erwachen sein, denn die Persönlichkeit, in der man sich bisher doch meist recht wohl gefühlt hat, erscheint nun auf einmal unerträglich eng und klein, und man möchte so schnell wie möglich wieder raus. Das aber kann mit dem Willen nicht erreicht werden. So bleibt oft nur, sich vorzubereiten und auf die nächste Flut zu warten, die gewiss kommt.

Der Rückfall in die alte Persönlichkeit

Dieser Rückfall in die alte Persönlichkeit kommt daher, dass die Öffnung für die erhebende Energie des Selbst nicht groß genug war, um auf eine stabile neue Umlaufbahn des Geistes zu tragen. Sobald die eingeflossene Energie verbraucht ist, fällt man wieder in die bisherige Umlaufbahn zurück, um auf einen neuen Zustrom der Kraft zu warten. Diese Energiemenge reichte aber auch nur aus, einen Teil der Persönlichkeit zu transformieren, und so sind Teile des Ichs zum Selbst erwacht, andere aber sind unverändert begrenzt. Das kann zu ungeheueren Spannungen innerhalb der Persönlichkeit führen, die durchaus als unerträgliche Schmerzen empfunden werden können. Was aber bleibt, ist die Erinnerung an die Erfahrung und eine große Sehnsucht, die nun ein konkretes Ziel hat. Das Ziel lautet, sich während der Ebbe so vollständig wie möglich zu öffnen, um sich mit der nächsten Flut in die vollständige und vollkommene Erleuchtung tragen zu lassen.

Es kann jedoch sein, dass die Öffnung beim ersten Mal ausgereicht hat, um die Transformation zu vollenden, die alten Muster aufzulösen und sich dauerhaft auf der neuen Ebene des Seins zu stabilisieren. Das ist zwar die Ausnahme, aber es gibt genügend Beispiele dafür, dass es vorkommt. Der Saulus hat sich zum Paulus gewandelt – und das in einem Augenblick.

Viel häufiger ist jedoch der Fall, dass die Öffnung so gering war, dass sie von den Mustern und Strukturen des Ichs aufgezehrt wird. Die zugeführte Energie führt dazu, dass diese hinderlichen Blockaden und Verhaltensmuster schmerzhaft sichtbar und spürbar werden. Der transformatorische Ursprung bleibt aber auch für den Betroffenen meist unerkannt. Trotzdem ist ein solcher Vorgang sehr hilfreich, zeigt er doch die notwendigen Schritte auf, die zur Vorbereitung der möglichen Erleuchtung getan werden müssen. Die Erleuchtung wirft gewissermaßen ihren Schein voraus, um den Weg zu beleuchten, damit die Schritte um so sicherer werden.

Das Abflauen der überbewussten Energien der einen Kraft ist ein recht schmerzhafter Prozess und kann mitunter sogar bisher verdeckte Neigungen zum Vorschein bringen. Scheinbar entsteht dadurch ein Rückschritt, und doch wirkt auch hier eine innewohnende Zielgerichtetheit, die in Richtung endgültiger Erleuchtung geht und den Drang nach Vollkommenheit immer stärker werden lässt.

Doch kann es auch sein, dass Zweifel aufkommen, die den Sinn und Wert der gemachten Erfahrung verleugnen. Es kann vorkommen, dass man vorübergehend sogar seinen höheren Idealen den Rücken kehrt. Doch es gibt keinen Weg zurück. Niemand kann nach einer solchen Erfahrung einfach weiterleben, als sei sie nicht gewesen. Das Heimweh nach der Erleuchtung, die einen zwar nur gestreift hat, bleibt doch wach und drängt dazu, einen Weg zu finden. Und damit wird unweigerlich ein geistiges Gesetz aktiviert: „Wer suchet, der findet." Früher oder später findet die suchende Seele einen Weg zurück „nach Hause". Bis dahin aber kann man vorübergehend durchaus den Eindruck haben, „durch die Hölle" zu gehen.

Das eine bin ich nicht mehr, das andere noch nicht, und bei all dem habe ich keine Gewissheit, den Weg doch noch zu finden. Es ist, als sei man für einen glücklichen Augenblick auf den Gipfel eines Berges erhoben worden, habe die herrliche Aussicht genossen, um sich dann unversehens wieder am Fuß des Berges im Schatten wiederzufinden, um nun Schritt für Schritt den Aufstieg mit all seinen Unwägbarkeiten und Gefahren zu wagen. Die daraus entstandene Krise kann in der Erkenntnis aufgelöst werden, dass allein die Kenntnis des Ziels ein Geschenk ist, das nur wenigen zuteil wird und die wie ein innerer Wegweiser wirkt, das Erschaute zu erreichen. Der Weg dahin wechselt zwischen Licht und Dunkelheit. Mal kommt man zügig vorwärts, um danach wieder ein Stück zurückzufallen, oder man ist gezwungen einen Umweg zu machen, weil der direkte Weg versperrt oder mit der vorhandenen Kraft nicht gangbar ist.

Bei allem aber ist ein beständiger Fortschritt nicht zu übersehen. Die täglichen Aufgaben werden mit einem wachsenden Bewusstsein und größerer Achtsamkeit gelöst. Glückliche Zufälle und interessante Begegnungen häufen sich, das Leben bietet immer wieder hilfreiche Chancen. Eine immer klarere Erkenntnis über die Natur der Dinge stellt sich unmerklich ein und führt zu wachsender Sicherheit und einer scheinbar unerschütterlichen Ruhe und Gelassenheit. Die Persönlichkeit wächst zu einer harmonischen Einheit zusammen. Es zeigt sich eine daraus resultierende größere Meisterschaft in der Lösung der Aufgaben des Lebens. Und das alles mit zunehmender Freude. Dabei verschmelzen die beiden Aufgaben, die Lösung der täglichen Aufgaben und das spirituelle Wachstum, unmerklich zu einer einzigen, deren Lösung immer mehr Erfüllung bringt. Bei allem Fortschritt aber bleibt man einige Zeit empfindlich gegen die kritische Betrachtung des Erreichten, besonders wenn man sich mehr dem Prozess der Transformation widmet und die täglichen Aufgaben darüber zeitweise vernachlässigt.

Zu einer Krise kann es jedoch führen, wenn man sich mit seinen verbliebenen negativen Aspekten nicht auseinander setzt, sondern sich auf die Sonnenseite des Erreichten begibt, sich in der erreichten Verwandlung gefällt und die noch anstehenden Aufgaben ignoriert. Mit einem solchen Verhalten zwinge ich das Leben nur, mir „Nachhilfeunterricht" zu geben und die unbeachtete Lektion mit allem Nachdruck zu wiederholen. Das kann natürlich sehr schmerzhaft sein und auch zu einer ganzen Reihe von körperlichen Beschwerden führen wie Schlaflosigkeit, Nervosität, Depressionen, Erschöpfung und innere Unruhe. Alle diese Beschwerden könnten beseitigt oder doch ganz erheblich reduziert werden, wenn man sich der anstehenden Lektion spätestens dann ernsthaft widmet, ohne sich dabei mit den aufzulösenden Aspekten zu identifizieren. Vor allem sollte man im Prozess der Transformation seinen Humor nicht verlieren und so man ihn nie hatte, spätestens jetzt ent-wickeln und sich selbst mit heiterer Gelassenheit zuschauen. Wenn ich dabei auf die Wahrheit des Lebens vertraue, werde ich dadurch auch kompetente Hilfe durch professionelle Berater oder wirkliche Freunde anziehen.

Die Schwierigkeiten werden verstärkt, sobald ich Anstrengungen unternehme, die Transformation durch Unterdrückung der negativen Aspekte zu beschleunigen, etwa indem ich die vorhandene Aggression nicht angemessen zum Ausdruck bringe, sondern als nicht mehr zu mir gehörig ablehne und unterdrücke. Da die Energie jedoch vorhanden ist, geht sie nur nach innen los und kann dort verheerenden Schaden anrichten. Dazu kommt oft noch die eigene Verurteilung für das Vorhandensein dieser Aggression, die zu einer zusätzlichen Belastung führt. Bei all dem riskiere ich damit nicht, dass die angestaute Aggression irgendwann einmal völlig unkontrolliert zum Ausdruck kommt und meine Umgebung und mich selbst möglicherweise ziemlich erschreckt. Die Lösung liegt in der Annahme aller Impulse und Energien, einer harmonischen Integration in die eigene Persönlichkeit und in der allmählichen Transformation. So können die freiwerdenden Energien für die weitere Entwicklung genutzt werden, anstatt dass ein Teil der zur Verfügung stehenden Energie zusätzlich zur Unterdrückung der Impulse gebunden wird, ohne sie damit aufzulösen. Das kann durch bewusste Identifikation mit den bereits transformierten Teilen der Persönlichkeit, oder dem transpersonalen Selbst, der einen Kraft sehr erleichtert werden. Durch die damit verbundene Erhöhung der eigenen Schwingung ziehe ich nach dem Gesetz der Resonanz die entsprechenden hilfreichen Energien an und kann so die anstehende Aufgabe leichter und endgültig lösen.

Während der Zeit, in der die überbewußte Energie wie von selbst hilfreich fließt, kann man zu der Überzeugung gelangen, dass dieser Zustand anhält und nutzt diese Energie vielleicht zum Erreichen von persönlichen Zielen, anstatt zur anstehenden Transformation. Oder man traut sich nicht, diese Energie wirken zu lassen, sodass sie sich anstaut, bis durch den entstehenden Druck eine Entladung erzwungen wird. Das kann durchaus eine innere Sicherung „durchbrennen" lassen und zu unkontrollierbaren Handlungen führen. Richtiger ist es schon, die fließende Energie in der ihr innewohnenden Richtung wirken zu lassen und damit zu tun, was zu tun ist.

Beistand in spirituellen Krisen

Da in dieser Zeit immer mehr Menschen ihr spirituelles Erwachen erleben, werden auch immer häufiger Therapeuten mit diesem Prozess konfrontiert. Wirklich hilfreich aber können sie nur sein, wenn sie über eigene Erfahrungen auf dem Gebiet verfügen und selbst transformatorische Prozesse durchlaufen haben. Nur so können sie erkennen, worum es sich wirklich handelt, denn die äußeren Zeichen sind ähnlich oder identisch mit den alltäglich auftauchenden Problemen eines Menschen. Die Ursache und ihre Behandlung ist jedoch eine ganz andere, und eine übliche Behandlung würde nur eine zusätzliche Belastung bringen oder gar Schaden anrichten.

Die hier wirkenden Kräfte haben einen ganz spezifischen, progressiven Charakter und sind durch das Wecken überbewusster Fähigkeiten ausgelöst. Der „innere Ruf" ist so laut, dass man ihm einfach folgen muss, auch wenn alle davon abraten oder das Verhalten gar verurteilen. Da kann es leicht passieren, dass man für nicht mehr normal gehalten wird und liegt damit auch völlig richtig. Man ist in gewisser Weise tatsächlich „ver-rückt", die bisher verzerrte Sicht, bedingt durch den persönlichen Filter, ist aufgehoben und zurechtgerückt worden, und das ist tatsächlich in unserer heutigen Zeit noch nicht normal. Aber ist es sinnvoll, normal zu sein, wenn man gerade dabei ist, das Normale zu überschreiten? Nach dieser Erfahrung kann und sollte man nicht mehr „normal" sein. Man hat eine neue Dimension des Seins zumindest gestreift, hat eine Ahnung von der eigentlichen Wirklichkeit bekommen und kann nicht mehr zurück in die Normalität.

Identifiziere ich mich aber mit den negativen Aspekten, die gerade zur Transformation in mein Bewusstsein treten, und habe ich das Gefühl, krank zu sein oder den Verstand zu verlieren, dann ziehe ich mit dieser Einstellung auch einen Therapeuten an, der meine „Krankheit" behandelt, mit allen entsprechenden Folgen. Jeder bekommt so nach dem Gesetz der Resonanz den Therapeuten, der ihm entspricht. Meine Entsprechung aber kann ich selbst durch entsprechende Identifikation bestimmen. Damit bestimme ich, ob ich durch das Anziehen kompetenter Hilfe den Prozess begünstige und beschleunige oder ob ich durch Nichterkennen der wahren Vorgänge meine eigene Entwicklung schmerzhaft verzögere.

Finde ich durch Identifikation mit dem wahren Selbst, oder zumindest mit den höher entwickelten Teilen der Persönlichkeit, den richtigen Therapeuten, werde ich damit auch für ihn zur Chance, nicht nur das eigene Wissen und den Umgang mit transformatorischen Prozessen zu erweitern, sondern auch den eigenen Prozess zu begünstigen. Nicht allzu selten, wird bei beiden ein Sprung in der eigenen „Ent-wicklung" getan.

Vor allem kann der richtige Helfer dem Betreffenden aus eigener lebendiger Erfahrung sagen, dass es sich um einen vorübergehenden Zustand handelt, dass er nicht krank ist und im eigentlichen Sinne auch keine Hilfe braucht, sondern dass er gerade dabei ist, sich selbst zu überschreiten und eine höhere Ebene des Seins zu erreichen. Das verleiht nicht nur Zuversicht, sondern hilft auch, die richtige Haltung gegenüber dem Geschehen einzunehmen, es als Gnade oder Auszeichnung zu erkennen, die einem nur zuteil wird, wenn man sie sich verdient hat, indem man selbst die entsprechenden Voraussetzungen dafür geschaffen hat.

Der Therapeut kann beim Erkennen und Lenken der einströmenden Energien sehr hilfreich sein, sie sinnvoll auszudrücken und zu gebrauchen. Da die eigene Persönlichkeit in der Phase der Transformation nicht sehr stabil ist, kann es leicht zur extrem unterschiedlichen eigenen Beurteilung der Situation kommen und damit zu Fehlhandlungen. Besonders hilfreich kann ein erfahrener Therapeut dabei sein, die verschiedenen Stadien der Neubildung der Persönlichkeit zu erkennen und bei der spirituellen Psychosynthese zur Seite zu stehen.

Doch möchte ich noch einmal betonen, dass die hier aufgezeigten möglichen Schwierigkeiten keineswegs zwangsläufig auftreten müssen. In der Mehrzahl der Fälle geht es eher unmerklich Schritt für Schritt und man braucht keinen Helfer. Es kann sogar sein, dass sich der Prozess auch für den Betroffenen unbemerkt abspielt. Dass er nur registriert, wie sich sein Bewusstsein immer mehr erweitert, immer lichter wird, wie die Leichtigkeit des Seins spürbarer im Alltag in Erscheinung tritt und wie sich die eigene Entwicklung langsam, aber harmonisch vollzieht. Gleichzeitig wird die eigene Vision immer klarer und deutlichen und eine fast unbändige Freude kommt auf, die Freude, sich selbst wirklich näher zu kommen.

„Immer strahlender wurde das Leuchten, immer lauter das Tosen. Ich hatte das Gefühl eines Erdbebens, dann spürte ich, wie ich aus meinem Körper schlüpfte, in eine Aura aus Licht gehüllt... Ich fühlte, wie der Punkt meines Bewusstseins, der ich selber war, immer größer und weiter wurde und von Wellen des Lichts umgeben war... Ich war jetzt reines Bewusstsein, ohne Grenze, ohne Körperlichkeit, ohne irgendeine Empfindung oder ein Gefühl, das von Sinneswahrnehmungen herrührte, in ein Meer von Licht getaucht... Ich war nicht mehr ich selbst, oder genauer: nicht mehr, wie ich mich selber kannte, ein kleiner Punkt der Wahrnehmung, in einen Körper eingeschlossen. Es war vielmehr ein unermesslich großer Bewusstseinskreis vorhanden, in dem der Körper nur einen Punkt bildete, in Licht gebadet und in einem Zustand der Verzückung und Glückseligkeit, der unmöglich zu beschreiben ist."*

Interessant ist, dass alle Symptome, die der Einzelne auf seinem Weg der Transformation erleben kann, auch bei der Gesellschaft im Ganzen auftreten und die Transformation der Menschheit begleiten. Betrachten wir die Situation der menschlichen Gesellschaft einmal aus dieser Sicht, werden manche Vorgänge plötzlich verständlich. Erkennen wir die unübersehbare Krise der Gesellschaft als ein erstes Zeichen des beginnenden Erwachens und der Transformation aller.

Die Menschen haben im letzten Jahrhundert eine immer größere Meisterschaft im Beherrschen der äußeren Welt erworben. Aber

---

* aus: Gopi Krishna, *Kundalini: Erweckung der geistigen Kraft im Menschen*, O.W. Barth-Verlag, München/Bern 1983

unbemerkt ging damit ein fast vollständiges Vergessen der inneren Welt einher, der Wirklichkeit hinter dem Schein. Wenn man die Evolution nur nach den äußeren Erfolgen beurteilt, könnte man zu dem Schluss kommen, dass beeindruckende Fortschritte erzielt worden sind. Betrachtet man aber die Kenntnis der inneren Welt, sind Fortschritte nicht erkennbar, sondern eher ein scheinbarer Rückschritt. Und doch will es mir nicht wie ein wirklicher Rückschritt erscheinen, sondern eher wie ein Zurücktreten, um Anlauf zu nehmen für einen Sprung. Die Bereitschaft für eine Begegnung mit der höchsten Wirklichkeit, dem Ursprung allen Seins, der einen Kraft, die der Gläubige Gott nennt, nimmt ständig zu und ist längst keine Frage des Glaubens oder der Konfession mehr, sondern vielmehr ein Erkennen der Realität. Ohne Erleuchtung von innen aber ist es nicht möglich, die Wahrheit zu schauen. Die Trennung von der inneren Quelle wird einer immer größeren Zahl von Menschen schmerzhaft bewusst und lässt den Begriff der Sünde in einem ganz neuen Licht erscheinen. Denn das Wort Sünde kommt aus dem Altdeutschen „Sinte" und bedeutet nichts anderes als Trennung; Trennung von dem was war, ist und immer sein wird; Trennung von der Wirklichkeit des Seins.

Was den Menschen trennt, ist das „Ich", das Ego, die Illusion der Trennung, denn in Wirklichkeit hat es nie eine Trennung gegeben, ist es nicht möglich, sich vom Ganzen zu trennen. Schließlich nennen wir uns ja „In-dividuum" und das heißt „un-geteilt", und genau das ist die Wahrheit. Wir sind ungeteilte Teile des Einen. Und sobald das „Ich" zum Selbst wird, die Illusion der Trennung beseitigt ist, erkennen wir die Wirklichkeit hinter dem Schein, die Ursache hinter dem Auslöser. Dann lebe ich wieder als der, der ich wirklich bin, als ich selbst.

Daraus ergibt sich natürlich die Frage, was das eigentlich ist „das Selbst"? Was heißt es, auf dem geistigen Weg zu sein, oder sich spirituell zu entwickeln?

Das Wort „spirituell" hat seine Wurzeln im Lateinischen „spiritus", im Englischen „spirit" und meint eine beseelte geistige Kraft. Im Hebräischen heißt es „ruach", in Indien „prana", in China „chi".

Alle Bezeichnungen weisen auf eine unsichtbare Dynamik hin, eine starke und bewegende Energie mit einer innewohnenden Zielgerichtetheit, einer Absicht. Das Ergebnis nennen wir Evolution.

Der spirituelle Weg steckt voller Schwierigkeiten und versteckter Prüfungen. Man kann ihn nur gehen, wenn man bestimmte Voraussetzungen geschaffen hat, die für jede Wegstrecke neue Anforderungen stellen. Die visionäre Begegnung Buddhas mit dem Meister der Illusion und den Dämonen, die seine Erleuchtung verhindern wollten, die Versuchung Jesu in der Wüste sind Beispiele solcher Prüfungen, und ohne sie bestanden zu haben, kann man den Weg nicht vollenden. Er ist weder leicht noch angenehm, aber es gibt keine Möglichkeit auszuweichen. Ich habe nur die Wahl, auf der Stelle stehen zu bleiben, doch irgendwann muss ich mich der nächsten Prüfungen stellen. Hat man sich aber auf den Weg gemacht, gibt es kein Zurück mehr, nur noch ein Hindurch.

Wie man seine Stärken entwickelt

Ich muss auch lernen, meine Stärken im rechten Maß zu entwickeln. Jede Übertreibung der Stärke führt in die Schwäche. Aus der:

Gelassenheit	wird	Gleichgültigkeit
Empfindsamkeit	wird	Empfindlichkeit
Denken	wird	Grübeln
Überzeugung	wird	Überreden
Begeisterung	wird	Fanatismus
Sachlichkeit	wird	Nüchternheit
Genauigkeit	wird	Pingeligkeit
Mitgefühl	wird	Mitleid
Autorität	wird	Diktatur
Offenheit	wird	Unterwürfigkeit
Spontaneität	wird	Hektik
Kreativität	wird	Sich-Verzehren
Menschlichkeit	wird	Kumpanei

Eine der schwierigsten Prüfungen auf dem Weg ist der Umgang mit dem Denken. Wir wollen wissen; und wir wollen wissen, dass wir wissen. Dazu brauchen wir Beweise und finden Zweifel. Wir müssen uns entscheiden, ob wir Wissen besitzen oder weise sein wollen, denn Weisheit kann man nicht besitzen.

Der Verstand als Prüfung

Der Verstand ist ein wunderbarer Diener, aber ein miserabler Herr, ein Instrument, das die meisten Menschen zur höchsten Instanz gemacht haben, die ihr Leben bestimmt. Das Tor zur Einheit aber ist die intuitive Weisheit, die aus einem liebevollen Herzen kommt und der der Verstand ein guter Diener ist.

Spirituelle Entwicklung ist ein langer, mühevoller Weg durch ein unbekanntes Land voller Freude und Schönheit, aber auch voller Überraschungen und Gefahren. Sie ist ein Abenteuer, das uns zwingt, die in uns schlummernden Kräfte und Fähigkeiten zu wecken, bisher nicht aktive Bereiche unseres Bewusstseins zu entdecken und unsere Persönlichkeit zu überschreiten. Sobald wir unser normales Alltagsbewusstsein überschritten haben, sind wir in diesem unbekannten Land, von dem wir bisher nicht einmal wussten, dass es existiert. Schön, wenn wir einen Weggefährten haben, einen Lehrer, der den Weg weist, oder gar einen Weisen, der der Weg ist. Ob wir einen solchen Weggefährten finden und welche Qualität er hat, hängt wiederum von der eigenen Schwingung ab, weil das Gesetz der Resonanz uns mit unfehlbarer Sicherheit den Begleiter finden lässt, der uns entspricht, der „stimmt".

Wohl dem, der gut vorbereitet ist, damit nicht der Blinde den Halbblinden führt. Wenn wir aber bereit sind, begegnen wir dem „inneren Meister", uns selbst, und haben damit den besten Führer auf einem Weg, der dann ein spannendes Abenteuer ist.

Moralisch-ethische Krisen

Ein Edelstein wird ohne Reiben nicht blank,
ein Mensch ohne Prüfungen nicht vollkommen.
Chinesisches Sprichwort

Sobald ich der Wirklichkeit meines wahren Selbst näher komme, stehe ich auch vor der Entscheidung, dem zu folgen, was ich jetzt als richtig erkenne oder mich weiterhin nach der anerzogenen Moral und Ethik zu verhalten, die bisher mein Handeln bestimmte. Das gilt in dieser Zeit in dieser Gesellschaft als richtig, es wird von mir erwartet, und wenn ich nicht mehr bereit bin, mich danach zu richten, werde ich verurteilt und kollidiere ständig mit den anderen. Ich muss damit leben, als unmoralisch und schlecht angesehen zu werden.

Das kann leicht zu einer Krise führen, weil ich keinen Ausweg erkennen kann. Auf der einen Seite zeigt mir mein erwachtes wahres Selbst immer deutlicher die Wahrheit und Wirklichkeit des Seins, auf der anderen Seite möchte ich mich mit den anderen verstehen, geliebt und geachtet werden. Folge ich aber meiner inneren Wahrheit, der „Stimme meines Herzens", stehe ich plötzlich allein mit meiner Ansicht. Oder ich verbiege mich, um weiter in die Vorstellung der Gesellschaft zu passen und gemocht zu werden. Eine schwere Entscheidung, ganz gleich, wie sie ausfällt, denn ich muss damit leben.

Habe ich aber den Mut, Stein des Anstoßes zu sein und ständig anzuecken, weil sich das, was ich als richtig erkannt habe, nicht länger in Einklang bringen lässt mit dem, was die anderen von mir erwarten, weil sie es für richtig halten oder weil sie es nicht besser wissen, dann sollte ich mich nicht mehr beirren lassen und zu mir selbst stehen. Ich sollte meine endlich gefundene Seelenmoral auch leben.

Diese Wandlung der inneren Wertvorstellungen führt fast immer in eine moralisch-ethische Krise, die mich vor die Wahl stellt, daran zu wachsen und zu reifen, innerlich stark zu werden oder daran zu zerbrechen. Darin liegt die Gefahr, aber auch die große Chance einer solchen Krise. Es ist die Chance, mich aus den Vorstellungen der anderen für immer zu befreien und damit frei zu sein für die Wahrheit des Augenblicks, für das, was jetzt zu tun ist, ganz gleich, wie schwierig es erscheinen mag oder wie gefährlich es sein könnte. Ich tue es, weil es getan werden muss, weil es einfach jetzt so „stimmt". Damit ist endlich die Trennung von mir selbst beendet, ich bin wieder im Ein-Klang mit meinem wahren Sein, kann endlich leben, wie ich „gemeint" bin. Irgendwann auf meinem Weg zu mir selbst komme ich an diesen Punkt, muss ich mich entscheiden!

Auf dem Weg hierher habe ich viele verschiedene Prägungen erfahren. Durch die Eltern, die Schule, den Beruf, durch die Gesellschaft. Jetzt, an diesem Punkt meiner spirituellen Entwicklung muss ich alle diese Prägungen Schicht für Schicht wieder auflösen, um einem eigenen inneren Maßstab folgen zu können. In eine Krise komme ich dabei nur, wenn ich diesem meinem Maßstab nicht oder nicht gleich folge, wenn ich in Versuchung komme, den scheinbar leichteren, bequemeren Weg zu gehen, den Vorstellungen der Gesellschaft zu folgen. Wer aber das tut, was die anderen tun, der erreicht auch nur das, was die anderen erreichen, lebt an sich selbst vorbei. Das ist ein sehr hoher Preis für meinen fehlenden Mut; denn damit lebe ich in Disharmonie mit mir selbst, was sehr bald zu Problemen und „Nachhilfeunterricht" durch Krankheit führt.

Ich muss also nicht nur das Richtige tun, sondern mich ganz bewusst dafür entscheiden, ich selbst zu sein. Denn nur so erkenne ich den nächsten Schritt, durch meine bewusste Entscheidung für diesen Weg, bevor das Leben mich durch Probleme, Krankheit und Leid zwingt, mich endlich für mich selbst zu entscheiden. Sonst kann die Situation so unerträglich werden, dass ich einfach handeln muss. Dann und nur dann kommt es zu einer Krise. Sage ich aber bedingungslos ja zu mir selbst und lebe als der, der ich wirklich bin, gehe ich ganz selbstverständlich meinen Weg.

Selbst wenn es bisher in meinem Leben nicht zu einer moralisch-ethischen Krise gekommen ist, sollte mir das zu denken geben, und ich sollte prüfen, ob ich etwa bisher den bequemen Weg gewählt und an mir selbst vorbeigelebt habe. Vielleicht laufe ich noch immer in meinen geistigen Kinderschuhen herum, und ich sollte nicht warten, bis sie anfangen unerträglich zu drücken, sondern mir rechtzeitig „passende" Schuhe zulegen, mit denen es sich durchs Leben zu gehen wirklich lohnt.

Fehlverhalten als Reaktion auf die Krise

Sobald einer in einer Sache Meister geworden ist,
sollte er in einer neuen Sache Schüler werden.

Obwohl das ganze Leben eine Kette von Krisen ist, die eine Lösung erfordern, und wir eigentlich im Umgang mit Krisen erfahren sein sollten, sind wir es doch meist nicht, ist unsere Reaktion auf die Krise oft/meist ein Fehlverhalten. Obwohl wir immer wieder erleben, dass dieses Verhalten nicht aus der Krise führt, nicht nur untauglich, sondern sogar schädlich ist, verfallen wir in der nächsten Krise meist wieder in dieses destruktive Fehlverhalten.

Um trotzdem mit einer Krise leben zu können, haben wir eine ganze Reihe von psychischen Abwehrmechanismen erfunden, die uns helfen, den Schmerz in Grenzen zu halten. Wenn wir die Enttäuschung und den erlittenen Verlust nicht ändern, dann verdrängen wir wenigstens die dazugehörigen Gefühle ins Unbewusste. Oder wir verschieben unsere Reaktion vom Chef, der uns geärgert hat, auf einen Hund, an dem wir dann unsere Wut auslassen. Vielleicht verleugnen wir auch einfach das Geschehen nach dem Motto, dass nicht wahr sein kann, was nicht wahr sein darf. Und wenn alles nicht hilft, dann rationalisieren wir das Geschehen, indem wir Pseudoerklärungen finden, die unseren Verstand befriedigen. Wenn selbst das nichts nützt, dann isolieren wir einfach das Geschehen, indem wir die schmerzlichen Gefühle vom gedanklichen Inhalt abtrennen.

Der Griff zu Tabletten, Alkohol oder gar Drogen erlaubt zwar das Verdrängen von Problemen und Aufgaben und die Flucht in eine scheinbar bessere Welt, aber der Preis dafür ist hoch. Er besteht darin, dass wir letztlich den Sinn für die Wirklichkeit ganz verlieren, und außerdem trägt diese Flucht in keiner Weise zur Lösung unserer Probleme bei, denn dazu brauchen wir ein klares Bewusstsein.

Wir müssen uns also entscheiden, ob wir das heiße Eisen anpacken, ob wir ausweichen, uns zurückziehen, die Situation umgehen wollen oder ob wir bereit sind zu einer wirklichen Bereinigung, zu einer echten Lösung.

Obwohl keine Krise der anderen gleicht, durchläuft jede Krise vier Phasen – und jede Phase ist mit ganz charakteristischen Gefühlen verbunden:

Die Vorkrise

In dieser Phase spüren wir eine aufkommende Unsicherheit, fehlende Behaglichkeit, Fremdheit, Enge, Starrheit, Begrenzung und Hemmung. Es kommt zu Langeweile und Überdruss, aber auch zur Öffnung und Anregung.

Die Phase der Änderung

In dieser Phase erleben wir Turbulenzen, Auflösung und Abschied, Unruhe und Risiko. Wir können den Boden unter den Füßen verlieren und sind je nach Veranlagung traurig oder aggressiv, aber auch ängstlich. Wir haben Angst vor dem Unbekannten, vor Haltlosigkeit, Auflösung und Veränderung. Wir haben Angst vor der Beendigung, dem Verlassensein und neuer Verantwortung. Diese Ängste sind gesund und „not-wendig" zu unserer Entwicklung. Probleme können nur da entstehen, wo wir uns der Angst und der Verantwortung nicht stellen, wenn wir den nächsten Schritt nicht wagen und in der Phase der Änderung verharren. Denn wenn wir das Alte nicht loslassen, können wir das Neue nicht erreichen. Unsere einzige Sicherheit in dieser Phase der Änderung liegt in uns selbst. Wenn ich in mir ruhe, habe ich stets auch den notwendigen Halt und die Gewissheit, bei aller Wandlung doch stets am Ziel zu sein.

Das Entstehen der neuen Form

In dieser Phase erleben wir noch Gefühle der Orientierungslosigkeit und Hilflosigkeit, von Zweifel, Zaghaftigkeit und Mutlosigkeit. Aber wir spüren auch Beruhigung, Freude, Zielstrebigkeit und neue Möglichkeiten.

Die Phase der Behaglichkeit

Hier haben wir uns mit der Situation vertraut gemacht und angefreundet. Wir kommen zur Ruhe und atmen auf. Ein Gefühl der Gewissheit, Sicherheit, Offenheit und Freiheit stellt sich ein. Ein Wohlgefühl taucht auf, aber auch Festigkeit, die auf der einen Seite Sicherheit gibt, aber bereits den Keim in sich trägt, irgendwann als Starrheit und Einengung empfunden zu werden. Damit beginnt bereits wieder die erste Phase der Vorkrise.

Wenn die Zeit reif ist, *muss* eine Veränderung eintreten. Jede Krise ist so immer nur die Chance und Aufforderung zur Wandlung. In eine wirkliche Krise geraten wir erst, wenn wir die Chance nicht erkennen, nicht nutzen oder mit Fehlverhalten reagieren. Eine Krise tritt auf, wenn wir festhalten wollen, wo wir loslassen sollten, wenn wir Angst vor Veränderung und Erneuerung haben, wenn wir nicht erkennen, dass jedes Problem immer selbstgeschaffen ist, nur in unserem Bewusstsein existiert und daher auch nur dort gelöst werden kann.

Das Leben macht keine Probleme, es bietet Chancen, immer neue Chancen!

> Wer dauernd Unüberhörbares überhört und Unübersehbares übersieht, der darf sich nicht wundern, wenn ihm eines Tages Hören und Sehen vergeht!

Wege zur Lösung einer Krise

Es liegt in der menschlichen Natur, vernünftig zu denken und unvernünftig zu handeln.

Wie immer gibt es zwei Möglichkeiten, zwei ganz verschiedene Wege, die beide zur Lösung der Krise führen, aber ganz unterschiedliche Schritte erfordern.

Der ideale Weg

Ich kann mich erinnern, wer ich wirklich bin, mich an mein wahres Selbst erinnern, an die Vollkommenheit meines Seins. Ich kann die Brille der dualen Sichtweise abnehmen, die Wirklichkeit hinter dem Schein erkennen und damit letztlich zur „Einsicht" kommen. Dann erkenne ich wieder die Einheit in der Vielfalt, versuche nicht mehr, harmonische Umstände zu erleben, sondern lebe mit den Umständen in Harmonie. Dann stehe ich natürlich auch nicht mehr in einer Krise, sondern stehe vor einer Chance, eine Wende zum Besseren, zum jetzt Richtigen und Stimmigen herbeizuführen. An diesem Punkt gibt es nie mehr eine Krise für mich, sondern nur noch Aufgaben, die ich so schnell wie möglich löse, um für die nächste Aufgabe frei zu sein. Dann habe ich auch die Möglichkeit, das Problem zu lösen, bevor es entsteht, die Aufgabe zu lösen, bevor mich das Leben zwingt, und nicht erst einzugreifen, wenn es eigentlich schon passiert ist.

Der normale Weg

Wenn es aber zu einer Krise kommt, weil ich den idealen Weg nicht gewählt habe, dann muss ich den zweiten Weg gehen, den normalen Weg der Bewältigung und Verarbeitung der Krise. Das erfordert wieder ganz andere Schritte, führt zwar auch zur Lösung der Krise, aber vermeidet nicht weitere Krisen. Gehen wir einmal Schritt für Schritt durch, was zu tun ist, wenn ich in eine Krise geraten bin.

Bewältigung und Verarbeitung der Krise

> Jeder neue Tag ist eine Chance, sich zu finden, in sich fündig zu werden – aus sich heraus zu leben.

Da ist zunächst das objektive Beurteilen der Situation, die Analyse der Situation von der Ursache bis zur Lösung. Dazu gehört das Beschaffen von ausreichend Informationen, zum Beispiel durch Rückfragen bei dem oder den anderen Beteiligten. Sehr oft stellt sich heraus, dass das Ganze auf einem Missverständnis beruht, auf mangelhafter Kommunikation oder fehlerhafter Interpretation.

Zur Bewältigung einer Krise gehört auch der freie Ausdruck der unangenehmen Gefühle oder das Ablenken von schmerzhaften Gefühlen durch eine schöpferische Tätigkeit.

Schließlich gehört das aktive Bitten um Hilfe dazu. Ich muss den anderen wissen lassen, dass ich in einer schwierigen Situation und bereit bin, Hilfe anzunehmen. Gleichzeitig mache ich dem anderen damit das Kompliment: „Du kannst mir helfen." Ich gebe ihm die Möglichkeit, einem anderen, in dem Fall mir, helfen zu können.

Allein oder miteinander gliedern wir jetzt das Geschehen in einzelne, überschaubare und lösbare Aufgaben, beginnen schrittweise mit dem Durcharbeiten und der Lösung.

Dabei achten wir darauf, dass wir uns oder den anderen nicht überfordern. Wir lassen uns Zeit, wieder zur Ruhe, in die Gelassenheit zu kommen, bevor wir weitermachen.

Schmerzhafte Gefühle auf dem Weg werden verkraftet, indem wir sie hinterfragen, die Wirklichkeit dahinter erkennen und bearbeiten. Wo erforderlich, nehmen wir sie auch einfach hin, nach dem Motto: „Was mich nicht umwirft, macht mich stärker."

Wir wachsen so immer mehr in eine optimistische Grundhaltung hinein, was das Meistern von Krisen betrifft. Wir erkennen von Mal zu Mal mehr, dass uns keine Krise überfordert, dass wir in jedem Augenblick die Kraft und die Fähigkeit zur Lösung in uns tragen. Das sollte uns Mut machen für die Lösung der nächsten Krise.

Es hilft also nicht, dass wir uns über fehlenden Frieden und mangelnde Harmonie beschweren. Wir könnten beides jetzt, in diesem Augenblick haben. Wir brauchten uns nur einmal bewusst zu machen: „Was stört denn jetzt meinen Frieden?" – „Womit bin ich derzeit unzufrieden?" – „Was macht mich gerade unglücklich?" – „Was hätte ich denn gern, was ich nicht habe?" Oder: „Wie wäre ich denn gern? Und warum?" – „Warum habe oder bin ich nicht, was ich sein möchte?"

Wenn ich dahinterschaue, muss ich erkennen, dass ich im Kampf mit der Wirklichkeit des Lebens stehe. Denn jetzt, in diesem Augenblick, ist die Situation so, wie sie nun einmal ist. Jetzt kann ich sie nur akzeptieren, aber ich habe die Chance, sie in jedem Augenblick zu ändern. Jede Krise ist die Chance zur Wende. Ich kann aber auch meine Einstellung ändern. Sobald ich mich damit zufriedengebe, habe ich wieder meinen Frieden. Immer bleiben mir die zwei Möglichkeiten, den Frieden wiederherzustellen, die Situation oder meine Einstellung zur Situation zu ändern.

Krisen sind also sinnvolle und daher „not-wendige" Teile der menschlichen Entwicklung. Krisen sind ein wichtiger Teil unserer Geschichte. Die Entwicklung der Zivilisation und menschlichen Kultur wurde von unzähligen gemeisterten Krisen begleitet, Krisen, die von den verschiedenen Völkern sehr unterschiedlich gelöst wurden. Gerade die wohlhabenden Völker fanden ursprünglich oft eher schwierige Bedingungen vor. Aber an dieser Herausforderung der Natur sind sie gewachsen, die erfolgreich bewältigten Krisen wurden zur genutzten Chance für die kulturelle Entwicklung.

Es ist nicht zu übersehen, dass wir gerade wieder in einer Krise stecken. Einer aktuellen und einer generellen Krise. Die Welt ist krank. Ob wir diese Krise als Chance nutzen, sollten wir nicht nur hoffen und wünschen, sondern aktiv mitgestalten. Der erste Schritt ist, die Innenweltverschmutzung in uns zu beseitigen, die durch Ärger, Aggression, Angst, Stress und Ähnliches entsteht, und Frieden in uns zu schaffen.

Wendepunkte

> Es ist ein Lebensgesetz, dass dir zur rechten Stunde der rechte Mensch, das rechte Wort, das notwendige Erlebnis in den Weg geführt wird.

Jede Krise stellt eine Chance zur persönlichen Wandlung dar. Wann immer eine Entwicklungskrise die gewohnte Ordnung erschüttert, wird gebundene Lebenskraft frei, bereit, eine neue Form anzunehmen, oder einfach stimmig im Hier und Jetzt zu sein. Wenn wir diese Chance aber nicht wahrnehmen oder vor der Verantwortung, dem Unbekannten zurückschrecken, wenn wir zögern, den „notwendigen" Schritt zu tun, die erforderliche Wandlung nicht vollziehen, unterdrücken wir den Menschen, der wir sind, zu Gunsten von dem, der wir waren. Wir leben in „Sünde", in der Trennung von unserem wahren Selbst und damit vom Leben.

Wendepunkte sind Zeiten in unserem Leben, in denen aus dem Alten, Überholten das Neue, jetzt Richtige entsteht. Es sind Zeiten, in denen wir das Bekannte in Frage stellen, um uns dem Unbekannten zu öffnen, denn das Leben besteht aus einer endlosen Reihe erster Schritte, die in das führen, was gerade werden will. Unser individueller Weg entsteht, indem wir ihn gehen. Doch dazu müssen wir den gewohnten Halt aufgeben, loslassen, uns auf das Neue einlassen.

An Wendepunkten nehmen wir Abschied von dem, der wir bis dahin waren, um ganz der zu sein, der wir jetzt sind.

In jeder Phase können Ängste auftreten: Verlustangst, Angst vor dem Unbekannten, vor der Haltlosigkeit, der Auflösung und dem

Verlassensein, die Angst vor Beendigung und neuer Verantwortung. Diese Ängste sind gesund und not-wendig zu unserer „Ent-wicklung". Probleme können nur entstehen, wenn wir den nächsten Schritt nicht wagen und in einer Phase der Verwandlung verharren. Wir können das Neue nicht erreichen, ohne das Alte loszulassen. Und die einzige Sicherheit in einer Phase der Verwandlung liegt in uns selbst. Wenn ich in mir ruhe, habe ich stets den notwendigen Halt und die Gewissheit, bei aller Wandlung doch stets am Ziel zu sein.

Bleibe ich aber stets auf der Suche, aus Angst vor dem, was ich finden könnte, weiche ich den Auf-gaben des Lebens stets nur aus, anstatt mich endlich zu stellen. Unterdrücke ich meine Gefühle aus Angst vor Gefühlen, nehme ich also die Chance zur Wandlung nicht wahr, dann führt das in die Depression, die nichts anderes ist als eine Dauerkrise, bis eine neue Krise meine Erstarrung erschüttert, mir eine neue Chance gibt.

Nur allzu leicht kann ich dabei aber in einen Teufelskreis geraten, in dem mein eigener Spielraum, meine persönliche Freiheit immer enger, kleiner und begrenzter wird. Diese Enge führt in die Angst, bedrückt mich und nimmt mir die Hoffnung auf Änderung. In einem Teufelskreis steige ich nicht auf, sondern ab, und je mehr ich mich anstrenge, desto tiefer gerate ich hinein.

Ein Problem wird umso größer, je intensiver ich daran arbeite.

Je mehr ich mich bemühe abzunehmen, desto stärker erhöht sich mein Gewicht.

Je mehr ich mich um Anerkennung bemühe, desto größer wird die Ablehnung.

Je mehr Geld ich verdiene, desto größer wird der Abstand zwischen dem, was ich habe und dem, was ich brauche. Irgendwann geht es mir, wie dem Mann in dem Witz, den ein Freund fragte: „Wie viel Geld brauchst Du denn so im Monat?" Er antwortete: „Das weiß ich nicht, so viel hatte ich noch nie."

Je höher ich auf der Karriereleiter steige, desto zweifelhafter wird es, ob das wirklich als Erfolg zu bezeichnen ist.

Je mehr ich einem Menschen helfe, desto größer wird sein Undank, den ich ernte.

Je größer mein Wunsch nach Harmonie wird, desto häufiger werden die Konflikte, die ich austragen muss.

Je mehr ich für meine Gesundheit tue, desto häufiger muss ich anscheinend zum Arzt.

Je mehr ich mich bemühe, meine Verlegenheit in den Griff zu bekommen, desto mehr macht sie mir letztendlich zu schaffen.

Es ist wirklich dramatisch. Wenn ich an einer Sache nicht arbeite, ändert sich die Situation nicht, und wenn ich mich darum bemühe, wird es schlechter. Je größer meine Anstrengung, vorwärts zu kommen, desto weiter entferne ich mich von meinem eigentlichen Ziel. Und dabei ist es keine große Hilfe zu erkennen, dass fast jeder Mensch in einem oder mehreren solcher Teufelskreise zu stecken scheint.

Um mich daraus zu befreien, ist es wichtig, mir zunächst einmal bewusst zu machen, dass ich in einem solchen Teufelskreis stecke. Ich muss den Mechanismus klar erkennen, um das Problem dahinter wahrzunehmen, das bisher eine Lösung verhinderte. Dazu gehört auch, die Verantwortung für diesen Teufelskreis zu übernehmen, denn er wurde ja nicht von den anderen, sondern von mir selbst geschaffen, wenn auch wahrscheinlich nicht bewusst. In dem Maße, wie ich die Wirklichkeit hinter dem Schein entdecke und das Problem dahinter löse, verschwindet der Teufelskreis aus meinem Leben.

In jedem Leben wechseln sich Ruhephasen mit Entwicklungsphasen ab. Lebe ich gerade in einer Ruhephase, dann läuft alles wie es soll, ich fühle mich wohl und habe das Gefühl, es geht vorwärts, wo immer das auch sein mag. Wenn ich aber genauer beobachte, erkenne ich, dass es bestenfalls geradeaus geht und ich im Grunde auf der Stelle trete.

Doch das Leben lässt das nicht lange zu, und so kommt es früher oder später (meistens früher) zur nächsten Ent-Wicklungsphase. Probleme tauchen plötzlich auf, ich werde krank, gerade jetzt, wo ich meine ganze Kraft brauche, um den Schwierigkeiten Herr zu werden. Plötzlich geht es nicht mehr weiter, der nächste Schritt scheint nicht möglich. Er ist es auch nicht, denn das Leben verlangt einen Sprung von mir. Um springen zu können, muss man meist erst Anlauf nehmen, das heißt, ich muss ein Stück zurückgehen, um besser springen zu können. Das kann deprimierend sein, denn schließlich weiß ich ja, dass ich vorwärts muss. Die fehlende Freude und das Leid in der Ent-Wicklungsphase machen die Sache auch nicht gerade leichter, aber ich kann der Aufgabe und Prüfung auch nicht ausweichen, selbst wenn ich es am liebsten möchte, es gibt nur das Hindurch. Also springe ich. War mein Anlauf zu kurz, reicht der Sprung nicht aus, das Ziel zu erreichen. Habe ich einen zu langen Anlauf gewählt, bin ich schon vor dem Sprung müde. Ich muss also die Situation und meine Fähigkeiten sehr genau einschätzen, um den optimalen Anlauf zu wählen. Dann bin ich plötzlich mit einem einzigen Sprung am Ziel. Ich habe es geschafft.

Ich befinde mich wieder in einer Ruhephase und kann das Leben eine Weile genießen – bis die nächste Aufgabe des Lebens an mich herantritt. Ob ich will oder nicht, ich werde mich ihr stellen müssen. Aber ich kann jedes Mal neu entscheiden, mit welcher Einstellung ich die Aufgabe angehe. Ich habe die Wahl, ob ich sie als unnötiges Leid, nicht erwünschte Erschwernis meines Lebensweges ansehe, die mir die Freude am Leben nimmt, oder ob ich sie als Chance erkenne, die das Leben mir bietet, um eine neue Ebene des Seins zu erreichen – eine Ebene, auf der ich mir selbst näher komme, die Freude am Leben noch größer ist. Dann kann die Chance zum Wandel selbst schon Freude machen, dann nehme ich die nächste Herausforderung gern an. Und mit der Zeit schätze ich die Phasen der Herausforderung noch mehr als die Ruhephasen, weil ich erkannt habe, dass nur die Lösung einer Aufgabe mich dem Ziel näher bringt.

Das Ziel bin immer ich selbst, ganz gleich, welche Form es in der Aufgabe gerade annehmen mag.

Jede Störung, jedes Leid, jeder Ärger und jede Krankheit sind ein Signal dafür, dass ich etwas ändern muss, wenn ich auf dem Weg zu mir selbst weiterkommen will. Alles ist gleichzeitig eine Botschaft, die mir zeigt, was zu ändern ist, was das Leben gerade von mir verlangt. Sobald ich gelernt habe, die „Sprache des Lebens" zu verstehen, weiß ich zumindest, was zu tun ist. Ich habe die Chance, aus einem Kreislauf auszubrechen und die nächste Ebene zu erreichen. Tue ich aber so, als gäbe es keine Prüfung und „übersehe" die Aufgabe, die das Leben mir stellt, dann werde ich nicht versetzt, drehe mich weiter im Kreis. Wenn ich nicht achtsam bin, erkenne ich vielleicht erst am Ende des Lebens, dass ich mich bei aller Freude die ganze Zeit nur im Kreis gedreht habe. Bin ich aber achtsam, erkenne ich eine Phase der Entwicklung immer schneller, weiß immer klarer, was zu tun ist, kann den not-wendigen Schritt immer leichter tun. Irgendwann ist es eine größere Freude, einen Schritt zu tun, als mich nur auszuruhen und auf den nächsten Schritt zu warten.

Manchmal aber reicht ein einziger Schritt nicht aus. Über einen Abgrund kann man nicht mit mehreren kleinen Schritten gelangen, ein Sprung ist erforderlich, um die andere Seite zu erreichen. Ein Sprung aber heißt immer, mich selbst zu überschreiten, etwas zu tun, was ich noch nie getan habe. Ob ich es schaffe, kann ich nur herausfinden, indem ich es tue.

Das Leben verlangt niemals einen Sprung von mir, wenn ich ihn nicht schaffen könnte, und so zeigt es mir von Sprung zu Sprung immer deutlicher, dass ich nur die Grenzen habe, die ich mir selbst setze. In Wirklichkeit bin ich grenzenlos, kann ich alles, was ich glauben kann. „Wer denkt, er kann, der kann." Wenn ich denke: „Das schaffe ich nie", werde ich Recht behalten.

Deshalb ist es auch nicht sinnvoll, ungebeten Hilfe zu leisten. Nur zu oft nehme ich dem anderen damit die Chance, seine eigene Kraft und Fähigkeit zu ent-decken. Selbst wenn der andere mich um Hilfe bittet, sollte meine Hilfe immer eine Hilfe zur Selbsthilfe sein. Ich sollte nie die Aufgabe des anderen lösen, nur weil es mir leichter fällt, denn ich helfe ihm damit nicht wirklich. Es ist so wie in der Schule, wenn ich dem anderen vorsage, ist er mir wahrscheinlich dankbar, aber ich habe ihm nicht wirklich geholfen. Bei der nächsten Prüfung wird der Mangel sichtbar.

Die Technik des „mentalen Umerlebens"

> Die Welt hat viele Rätsel,
> aber sie hat ebenso viele Lösungen,
> hundertmal schöner als die Rätsel.

Immer wieder einmal werde ich erkennen, dass ich etwas falsch gemacht habe, mag ich noch so achtsam gewesen sein. Das ist in der „Schule des Lebens" nicht zu vermeiden, ja sogar Bestandteil des Unterrichtes. Deshalb ist es auch nicht sehr sinnvoll, sich Vorwürfe zu machen, dass man einen Fehler gemacht hat. Allein schon die Tatsache, dass ich ihn als Fehler erkannt habe, zeigt mir, dass er kein Fehler war, sondern notwendig, um mich zu dieser Erkenntnis zu führen und mir die Chance zu geben, dieses als falsch erkannte Verhalten in Zukunft zu vermeiden. Selbst wenn ich den Fehler wieder und wieder wiederhole, ist er sinnvoll, denn offenbar bin ich noch in der Phase des Anlaufes, vielleicht habe ich ihn nur etwas zu lang gewählt und sollte endlich springen.

Das heißt ganz konkret, zunächst einmal die Konsequenzen aus dem Fehler zu ziehen und mir sinnvollere Gewohnheiten zuzulegen, um einen erkannten Fehler nicht unnötig zu wiederholen. Dann sollte ich die wirkende Energie der als falsch erkannten Handlung auflösen. Ich kann zwar die Handlung nicht mehr ändern, aber die Folgen der unerwünschten Handlung kann ich durch „mentales Umerleben" weitgehend korrigieren, vor allem aber meine zukünftigen Handlungsweisen.

Diese Technik ist so wirkungsvoll, weil das Unterbewusstsein nicht zwischen einer Realität und einer lebendigen Vorstellung unterscheiden kann. Ich brauche mich also nur noch einmal in die Situation zu versetzen und erlebe in meiner Vorstellung, wie ich mich jetzt ideal verhalte und die Situation optimal meistere. Das Unterbewusstsein erlebt so in der Vorstellung eine erwünschte Verhaltensweise und wird diese Erfahrung speichern. Wird diese Vorstellung mehrfach wiederholt, wird so dieses Verhalten allmählich zur neuen Gewohnheit. Das geschieht besonders leicht, wenn Sie dabei auch das freudige Gefühl und die Zufriedenheit erleben, richtig gehandelt zu haben.

Wenn Sie es sich zur Gewohnheit machen, *jeden* Tag abends mental umzuerleben, wird jeder Tag von unerwünschten Energien bereinigt, und Sie entwickeln sich immer mehr in Richtung auf Ihre geistige Idealvorstellung, nach Ihrem „inneren Maßstab“, bis Sie letztlich immer nach dem letzten Stand Ihrer Erkenntnis handeln.

Auf diese Weise können Sie nicht nur in der Vergangenheit unerwünschte Energien auflösen, oder besser noch, in die erwünschte Richtung lenken, Sie können auf diesem Weg sogar schwierige Situationen, die in der Zukunft liegen, „mental vorauserleben“ und so dafür sorgen, dass Sie sie gut bestehen. Das kann zum Beispiel eine schwierige Prüfung sein. Vielleicht wissen Sie aus Erfahrung, dass Sie in der Regel schon Tage vorher nicht schlafen können, dass Sie in der Prüfung nur noch „Watte im Kopf“ haben und dass Ihnen nichts mehr einfällt von dem, was Sie vorher so sicher wussten.

Nun beginnen Sie schon Wochen vorher, sich vorzustellen, wie Sie mit Freude lernen und wie es Ihnen leicht fällt, sich an alles Erlernte auch zu erinnern. Stellen Sie sich vor, wie Sie ruhig und tief schlafen und sich jeden Tag froh und ausgeruht wieder an die Arbeit machen. Erleben Sie, wie Sie am Prüfungstag gut gelaunt zur Prüfung gehen und wie Sie in der Prüfung ruhig und überlegt die Fragen richtig beantworten. Denken Sie auch daran, wie der Prüfer Sie lobt und Ihnen anschließend zur bestandenen Prüfung gratuliert. Erleben Sie das alles so lange „mental voraus“ bis Sie „spüren“, dass Sie nun gut vorbereitet sind, und Sie werden die Prüfung bestehen. Sie haben sich nämlich auf Erfolg programmiert, und ein solches Programm wirkt absolut zuverlässig. Es ist ebenso zuverlässig, wie manches unerwünschte Programm, dem Sie bisher gefolgt sind.

Auf diesem Weg des „mentalen Umerlebens“ können Sie alle schwierigen Situationen, gleich, ob sie in der Vergangenheit oder in der Zukunft liegen, energetisch entladen oder besser noch, die Energie, die Ihnen sonst geschadet hätte, in eine erwünschte Richtung umlenken. Sie besitzen damit ein zuverlässiges geistiges Werkzeug, mit dessen Hilfe Sie sich in jeder Krise selbst helfen können. Und so steht der Erfolg schon fest, *bevor* das Ereignis eingetreten ist. Mit Hilfe des mentalen Umerlebens machen Sie sich frei von allem, was nicht mehr wirklich zu Ihnen gehört.

Sich leer machen

Wenn ich ein Gefäß benutzen will, muss ich es zuerst leer machen, sonst kann es seine Aufgabe nicht erfüllen.

So muss auch ich mich zuerst leer machen, bevor ich eine andere Art der Erfüllung erleben kann. Ich muss mich leer machen von allen alten Verhaltensmustern, Bildern, Vorstellungen, Rollen und Masken, von Gewohnheiten und eingefahrenen Abläufen.

Dazu gibt es einen mühsamen Weg, indem ich mir jede einzelne Situation gründlich bewusst mache und mental umerlebe.

Es gibt noch einen anderen Weg, der schöpfungsgerechter ist, nämlich in jedem Augenblick ganz im Hier und Jetzt zu leben. Lebe ich ganz im Hier und Jetzt, dann bin ich leer, denn das Alte habe ich losgelassen, ich habe es nie festgehalten, sondern bin in jedem Augenblick frei für das lebendige Sein und gleichzeitig erfüllt vom Leben. Dann bin ich echt, authentisch, ehrlich, mit einem Wort „ich selbst"!

Wenn ich also an nichts festhalte, sondern einfach wirklich lebe, brauche ich auch nichts loszulassen, dann bin ich frei für das, was jetzt wirklich zu mir gehört. Was noch zu mir gehört, das kann ich nicht loslassen, auch wenn ich es gern los sein möchte. Wenn ich etwa lieb sein möchte, aber noch aggressiv bin, dann kann ich meine Aggression nicht loslassen, weil sie ihre Aufgabe noch nicht erfüllt hat, weil sie noch eine Lektion für mich darstellt. Und weil ich lieb sein will, ziehe ich das Gegenteil, die Aggression noch mehr an. Richtiger ist es, mein So-Sein zuzulassen, bewusst damit umzugehen und hindurchzugehen, bis es sich von mir löst. Also traurig sein, wenn ich traurig bin, bewusst erleben, was ist! Ich sollte nicht am Ziel sein wollen, ohne mich auf den Weg zu machen!

Die Ursache dafür ist, dass ich mit meinem So-Sein und dem Augenblick nicht zufrieden bin. Es gilt also zu erkennen, dass mein So-Sein für den Augenblick genau richtig ist, nicht abgelehnt, sondern erlebt, durchlebt sein will. Sobald ich bedingungslos ja sage zu meinem Leben, befinde ich mich auf dem richtigen Weg!

Gelassenheit kommt durch Loslassen

Jeder möchte die Welt verbessern
und jeder könnte es auch,
wenn er nur bei sich anfangen wollte.
Gelassen sein heißt, die anderen und sich selbst
so lassen können, wie sie sind –
sich selbst annehmen, wie man ist!

Häufig wird Gelassenheit mit Lässigkeit oder gar Nachlässigkeit verwechselt. In Wirklichkeit kommt Gelassenheit aus der Ausgeglichenheit von Seele und Geist. Gelassenheit ist etwas Herrliches und der reinste Ausdruck seelischer Gesundheit. Sie wird bewundert und von den meisten Menschen ersehnt. Wer gelassen ist, hat ein hohe Stufe menschlichen Seins erreicht – ist seelisch unverwundbar geworden.

Gelassenheit hat auch nichts mit einem „dicken Fell" zu tun. Wer ein dickes Fell besitzt, ist nur dickhäutig und damit stumpf. Auch wer sich einredet, dass er „über den Dingen steht", weil er Erfolg im Leben hat oder hohes Ansehen genießt, ist deshalb noch nicht gelassen. Diese zur Schau gestellte Scheingelassenheit bricht unter Belastungen schnell zusammen. Wahre Gelassenheit ist so selten, weil sie nicht durch einen Schnellkurs in Psychotechnik erworben werden kann, sondern nur durch eine Änderung meines So-Seins. Gelassenheit stellt sich nicht von selbst ein, sondern ist ein Ausdruck geistig-seelischer Größe. Je mehr ich *ich selbst* bin, desto gelassener bin ich.

Wie aber werde ich ich selbst? Da ich ich selbst schon bin und schon immer war, muss ich es nicht mehr werden, ich brauche nur zuzulassen, wirklich ich selbst zu sein.

Das erreiche ich, indem ich alles loslasse, was nicht oder nicht mehr zu mir gehört. Indem ich so eins nach dem anderen loslasse, werde ich immer mehr ich selbst und damit immer gelassener, aber auch immer herzlicher. Es ist nicht mehr notwendig, mich darum zu kümmern, ob das richtig oder falsch ist, sondern nur noch, ob es „stimmt", ob es zu mir gehört, ob ich jetzt so bin.

Materielle Gegebenheiten werden dann als „gleich-gültig" angesehen und Belastungen als „Auf-Gaben" des Lebens freudig gelöst. Dieses Gelöstsein zeigt sich auch in dem Freisein von Muskelverspannungen und der auffallenden Grazie der Bewegungen.

Man ist nicht mehr bereit, sich an Normen anzupassen oder den Erwartungen der Gesellschaft zu genügen, wenn sie nicht dem eigenen inneren Maßstab entsprechen. Aus diesem inneren „Selbst-Bewusstsein" tritt man der Umwelt aufgeschlossen und aktiv entgegen, aber immer freundlich und zuversichtlich. Man ist wie eine Rose, die sich auch keine Gedanken über ihr Rose-Sein macht, sie ist einfach sie selbst. Ihr ist es gleich, ob die anderen sie begeistert bewundern oder achtlos an ihr vorübergehen, sie ist sich selbst genug. Aus diesem „Selbst-Bewusstsein" entsteht „Selbst-Sicherheit", die Freiheit von der Angst, dass andere etwas verurteilen könnten, was ich gerade tue oder für richtig halte.

Der Schwache will immer allen beweisen, wie stark er ist, um sich ruhig und sicher zu fühlen und braucht hierzu die Bestätigung durch die anderen. Der Starke fühlt seine innere Stärke. Er lebt sie und braucht hierzu keine äußeren Beweise.

Der „Selbst-Bewusste" geht gelöst und leicht durch die Welt, angstfrei, aggressionsfrei, unbeschwert von der Vergangenheit und unbelastet von Zukunftssorgen in einem Zustand seelischer Leichtigkeit und Frische. Er lebt bewusst im Hier und Jetzt, erfüllt bewusst diesen Augenblick.

Der Sinn unseres Lebens ist es und es ist unser Seinsauftrag, Vollkommenheit zu erreichen. Da unser wahres Selbst bereits vollkommen ist und es immer war, brauchen wir also Vollkommenheit weder zu erbitten, noch sie zu eratmen, noch zu ermeditieren, man kann sie weder eressen, noch erarbeiten. Man muss sie nur erstreben und das loslassen, was nicht wirklich zu einem gehört.

Wie man loslässt

Loszulassen ist der Ärger

aus der Erkenntnis, dass Ärgern alles nur noch ärger macht und mein Ärger die ärgerliche Situation in keiner Weise verbessert oder auch nur ändert. Man kann den Ärger aber auch in dem Bewusstsein ablegen, dass nichts und niemand auf der Welt die Macht hat, mich zu ärgern, das kann ich immer nur selbst, und natürlich bin ich auch der Einzige, der das jederzeit lassen kann, zum Beispiel *jetzt*.

Loszulassen ist die Angst

aus der Erkenntnis, dass meine Angst mir nur zeigen will, dass ich nicht ich selbst bin, dass mein Bewusstsein eng ist und dass meine Angst nur eine Chance und Aufforderung darstellt, mein Bewusstsein zu erweitern und mich wieder daran zu erinnern, wer ich wirklich bin. Es gibt nichts, das ich wirklich fürchten müsste, weil ich selbst verursache, was mir widerfährt. Und das kann ich jederzeit ändern.

Loszulassen ist der Stress

aus der Erkenntnis, dass Stress nur entstehen kann, wenn ich versuche, in der zur Verfügung stehenden Zeit mehr zu schaffen, als in dieser Zeit zu schaffen ist. Das geht nicht, also sollte ich es auch nicht versuchen. Sobald ich das Missverhältnis zwischen Wollen und Können beseitige, verschwindet der Stress, wie er gekommen ist, ganz von selbst und für immer.

Loszulassen sind die Schuldgefühle

aus der Erkenntnis, dass keiner durch die Schule des Lebens gehen kann, ohne Fehler zu machen und dass es das Dümmste ist, mir deshalb Schuldgefühle zu machen oder einreden zu lassen. Das Klügste ist es, aus meinen Fehlern zu lernen, sie als Chance zu erkennen, mein Verhalten entsprechend zu ändern, sobald ich es als Fehler erkannt habe, und es in Zukunft besser zu machen.

Loszulassen ist meine Empfindlichkeit

aus der Erkenntnis, dass alles, was mir widerfährt, mir dienen und helfen will, ganz gleich, wie angenehm oder unangenehm es sein mag. Es kommt nur darauf an, wie ich damit umgehe. Bin ich empfindlich, weil mich zum Beispiel jemand kritisiert, dann mache ich mir bewusst, dass es nur zwei Möglichkeiten gibt, entweder der andere hat recht mit seiner Kritik, dann kann ich ihm ja nicht böse sein, dann brauche ich auch nicht verletzt oder beleidigt zu sein. Schließlich hat er ja nur die Wahrheit gesagt. Entweder kenne ich seine Kritik bereits, dann hat er mein Bewusstsein wieder einmal darauf gerichtet und mir damit die Chance gegeben, es zu ändern, oder ich kannte sie noch nicht, dann sollte ich ihm dankbar sein, dass er mich darauf aufmerksam gemacht hat. Sonst hätte ich den Fehler übersehen und hätte damit das Leben gezwungen, mir „Nachhilfeunterricht" zu geben. Ist aber die Kritik nicht berechtigt, dann habe ich erst recht keinen Grund, empfindlich zu sein, denn das Ganze geht mich ja nichts an, der andere hat sich geirrt, und es ist das gute Recht eines jeden Menschen, sich zu irren. Schließlich habe ich mich ja auch schon öfter geirrt.

Loszulassen sind meine Enttäuschungen

aus der Erkenntnis, dass ich offensichtlich bis dahin in einer Täuschung gelebt habe. Der andere hat dementsprechend gerade schmerzhaft diese Täuschung beendet. Im Grunde müsste ich ihm dankbar sein, dass er mich auf die Wirklichkeit aufmerksam macht, denn nur, wenn ich in der Wirklichkeit lebe, habe ich eine Chance, sie zu ändern und nach meinen Wünschen zu gestalten.

Loszulassen sind auch meine Erwartungen

aus der Erkenntnis, dass ich dann nicht mehr zu enttäuschen bin, denn vor jeder Enttäuschung steht immer eine Erwartung. Lasse ich meine Erwartungen los, kann man mich nicht mehr enttäuschen, aber auch nicht mehr ärgern, beleidigen, verletzen oder kränken. Sobald ich meine Erwartungen losgelassen habe, bin ich endlich offen für das Leben, so wie es wirklich ist.

Loszulassen sind auch meine Aggressionen

aus der Erkenntnis, dass mein Leben so ist, wie ich es gestalte und dass ich es ja in jedem Augenblick ändern kann. Meine Aggressionen aber ändern gar nichts, machen mich nur unbeliebt und mir selbst das Leben schwer. Also mache ich mir bewusst, wogegen ich eigentlich in Wirklichkeit bin und warum das so ist. Ich ändere mich und mein Leben, bis es mir gefällt.

Loszulassen sind meine Minderwertigkeitsgefühle

aus der Erkenntnis, dass niemand minderwertig ist, da jeder ein Teil des einen Bewusstseins ist, ein Teil der einen Kraft, die alles geschaffen hat und es ständig neu werden lässt. Niemand steht über mir, aber es steht auch niemand unter mir, wir sind alle gleich, nur unterschiedlich erwacht.

aus der Erkenntnis, dass sie vorbei ist und nie mehr wiederkommt. Warum sollte ich sie noch immer mit mir herumschleppen. Also lasse ich los, woran ich hänge: alte Vorstellungen, Grenzen, Ziele, überholte Programme, Muster und Prägungen, negatives Denken ebenso wie ein negatives Selbstbild, die Rolle, die ich spiele, ebenso wie meine Erziehung und den Umwelteinfluss und damit Normen und Klischees. Ich lasse auch den falschen Beruf los, lasse ganz bewusst alles los, was nicht mehr wirklich zu mir gehört und bin endlich frei, ich selbst zu sein.

Letztlich lasse ich auch meinen Eigenwillen los

aus der Erkenntnis, dass das Leben ohnehin das Beste für mich will. Ich lasse los, gefragt werden zu wollen, verstanden werden zu wollen, beachtet und geliebt werden zu wollen, Recht haben zu wollen, mich durchsetzen zu wollen, es besser wissen zu wollen. Ich lasse los, mehr sein zu wollen als andere, ja sogar ein guter Mensch sein zu wollen. Ich lasse auch los, siegen zu wollen, glücklich sein zu wollen, lasse letztlich los, überhaupt zu wollen und bin endlich frei zu sein, wie ich bin und wer ich bin. Das führt zu Sicherheit und Selbstvertrauen.

Wer den Kontakt zu seinem wahren Selbst hergestellt hat, für den sind Sicherheit und Selbstvertrauen selbstverständlich. Denn Selbstvertrauen bedeutet ja eigentlich, seinem wahren Selbst zu vertrauen, das Ergebnis ist unerschütterliche Sicherheit.

Wenn wir den Kontakt zu unserem wahren Selbst herstellen wollen, müssen wir uns zunächst um Selbsterkenntnis bemühen. Unser Selbstbewusstsein und unser Selbstwertgefühl sind ja meist nur deshalb so gering, weil das wahre Selbst nicht erkannt ist.

Nur wenige Menschen sind bereit, der Wahrheit ins Gesicht zu sehen, besonders wenn es darum geht, sich selbst zu erkennen. Selbsterkenntnis aber ist der erste Schritt zur Selbstverwirklichung.

Wer andere erkennt, ist klug, wer sich selbst erkennt, ist weise. Selbsterkenntnis heißt nicht, unser Ego oder unsere Persönlichkeit, sondern unser wahres Selbst zu erkennen. Denn Wirklichkeit ist nur das, was wirkt.

Zur Selbsterkenntnis brauchen wir daher die Bereitschaft, diese Wirklichkeit wahrzunehmen. In dem Maße, wie das geschieht, entsteht Selbstbewusstsein.

Falsches Selbstbewusstsein entsteht durch die Suggestion: „Ich bin der Größte."

Wahres Selbstbewusstsein entsteht nur durch Erkenntnis des wahren Selbst und der Wiederherstellung der Einheit.

Richtiges und falsches Selbstbewusstsein

Mit der Forderung: „Erkenne Dich selbst", also Dein wahres Selbst, hängt natürlich die Forderung zusammen: „Sei Du selbst". Die meisten Menschen wollen sein wie andere, wie ihr Idol, ihr Vorbild. Sie wollen so tüchtig sein oder so glücklich oder so reich und vergessen dabei, dass man nicht wirklich glücklich werden kann, solange man sich bemüht, wie ein anderer zu sein.

Der zweite wichtige Schritt ist die Selbstbeherrschung. Das heißt nicht, etwas zu unterdrücken, sondern die vorhandenen Kräfte und Möglichkeiten zu erkennen und zur richtigen Zeit im rechten Maß einzusetzen.

Selbstbeherrschung heißt, dem wahren Selbst die Herrschaft zu geben, sich nicht mehr bestimmen zu lassen von den Wünschen und Begierden des Ego. Dann erst bin ich wirklich selbstständig – ich ruhe in meinem wahren Selbst.

Damit kommen wir zum dritten Schritt, der Selbstverwirklichung. Sobald wir unser wahres Selbst erkannt haben, sollten wir unsere ganz Kraft und Zeit dafür einsetzen, dieses wahre Selbst zu verwirklichen. Wir verlassen uns dann nicht mehr auf andere, denn wer sich auf andere verlässt, der verlässt sich selbst. Also selbst denken, selbst wahrnehmen, selbst handeln und selbst entscheiden, denn wir selbst tragen die Folgen. Wir müssen die Vollkommenheit des wahren Selbst durch uns wirken lassen.

Alle Weisen sind sich einig, dass der Mensch als Mikrokosmos dem Makrokosmos entspricht, dass das Außen nur ein Spiegelbild des Innen ist und ich das Außen nur in dem Maße ändern kann, wie ich das Innen verändere. So wird die Selbsterkenntnis zur Erkenntnis der Schöpfung. So lernen wir durch gezielte Änderungen unseres inneren Seins, das äußere Sein nach unseren Wünschen zu verändern, bis wir bereit sind, unsere Eigenwilligkeit loszulassen und nur noch unser wahres Selbst zu verwirklichen.

Das Hemd eines Glücklichen

Es war einmal ein mächtiger König, der wurde sehr krank und keiner seiner Ärzte konnte ihm helfen. Da schickte er nach dem Weisesten seines Reiches und fragte ihn: „Was kann ich tun, um wieder gesund zu werden?" Und der Weise sagte: „Was Dir fehlt, ist das Hemd des Glücklichen. Trage das Hemd eines Glücklichen und Du wirst wieder ganz gesund."

Der König schickte sofort seine Reiter in sein Land, um ihm das Hemd des Glücklichen zu bringen. Die Reiter fragten jeden, ob er glücklich sei. Der eine sagte, er sei so arm, dass er nicht glücklich sein könne, der andere sagte: „Ich habe gerade mein Kind verloren, wie kann ich glücklich sein?" Ein anderer meinte, er habe alles, was man sich wünschen könne. Er sei zwar nicht glücklich, aber zufrieden. Und so kehrten die Reiter enttäuscht in den Palast zurück.

Ein Reiter fand in dem entferntesten Winkel des Reiches einen armen Mann auf dem Feld bei der Arbeit, und als er ihn fragte, ob er glücklich sei, sagte er: „Ja, ich bin wirklich glücklich!" Da war auch der Reiter sehr glücklich, dass er seinen Auftrag erfolgreich ausführen konnte, und sagte zu dem armen Mann: „Gib mir Dein Hemd für den König." Da sagte der Glückliche: „Aber ich habe gar kein Hemd." Mit dieser Botschaft kehrte der Reiter zu seinem König zurück. Der aber erkannte, dass man Glück nicht haben kann und dass jeder alles hat, um glücklich zu sein, und er ward wieder gesund.

Als er wieder ganz gesund war, fragte er den Weisen: „Was kann ich tun, um immer reich zu sein?" Der Weise antwortete: „Du kennst das Geheimnis bereits, trage das Hemd eines Reichen und Du wirst immer reich sein." Wieder schickte der König seine Reiter aus und diesmal kamen sie mit vollen Händen, denn die Reichen hatten viele Hemden. So trug der König von nun an immer das Hemd eines Reichen und war gesund und reich, bis an sein Ende.

Und wenn auch Du immer gesund und reich sein willst, dann trage auch Du das *Hemd eines Glücklichen und Reichen!*

Die Krise nach der Krise

Auch ein Schritt zurück kann unvorsichtig sein.

Obwohl alles immer nur so schwer ist, wie man es nimmt, kann uns eine Krise mitunter ganz schön fordern. Hat man es dann endlich geschafft und die Krise ist gemeistert, übersieht man nur allzu leicht, dass der wichtigste Teil der Krise gerade erst beginnt: die Zeit nach der Krise, die Zeit zwischen der Krise und dem neuen Zustand. Es ist wie bei einer Geburt, die mit den Wehen beginnt, durch die etwas zum „Aus-Druck" gebracht wird, und dann ist endlich das Neue da, die Wehen sind vorbei.

Wenn das Kind da ist, beginnt erst die eigentliche Aufgabe. Die Geburt ist abgeschlossen, jetzt beginnt das Werden, damit das Sein möglich wird. Und wie das Neugeborene sich zuerst in der Welt zurechtfinden muss, so muss auch ich nach dieser geistigen Geburt mich erst in den neuen Zustand einleben, mich als den neuen Menschen erkennen, annehmen und leben.

Es ist wie nach einem Krieg. Die Auseinandersetzung ist vorbei, nun beginnt die Zeit des Aufbaus, der Neuorganisation, der Festigung des Erreichten. Jetzt fängt die eigentliche Aufgabe erst an. Denn die Aufgabe der Krise besteht ja nicht nur darin, sie zu meistern, sondern Sinn der Krise ist es, etwas Neues hervorzubringen, einen neuen Menschen in einem neuen Leben.

Wir brauchen nur an die Wiedervereinigung zu denken. Sie geschah fast ohne Krise, aber jetzt beginnt die eigentliche Aufgabe, jetzt tauchen erst die Schwierigkeiten auf, wo viele Menschen bereits glaubten, wir hätten es geschafft. Erst jetzt ist es möglich zu erkennen, was vorher falsch war und wie man es besser machen kann, und erst jetzt besteht die Möglichkeit dazu. Die Krise ist vorbei, aber nun beginnt die Aufgabe, und sie wird uns noch eine ganze Zeit beschäftigen, vielleicht mehr Anstrengungen erfordern als die eigentliche Krise.

Oder nehmen Sie die Zeit nach einer Krankheit. Die Krankheit haben Sie überstanden, jetzt beginnt die Rehabilitation, jetzt ist es wichtig, das Richtige zu tun, um das Erreichte nicht zu gefährden, sondern den neuen Zustand zu stabilisieren.

Ebenso ist es nach dem Fasten. Ich habe mein Ziel erreicht, habe abgenommen, habe wieder meine Idealfigur und fühle mich wohl und überglücklich. Wenn ich aber jetzt meine bisherigen Gewohnheiten beibehalte, werde ich sehr schnell wieder zunehmen, denn es waren ja gerade meine bisherigen Gewohnheiten, die mich in die Schwierigkeit und Notwendigkeit des Fastens gebracht haben. Ich muss nun eine ganz neue Ernährungsweise finden, ein völlig neues Verhalten, mein neues Sein.

Auch wenn ich mir endlich ein Haus kaufen konnte und sehr froh darüber bin, es vielleicht unter großen Schwierigkeiten finanziert und gebaut habe, bleibt noch viel zu tun. Die Formalitäten mit den Behörden sind abzuwickeln, damit es auf meinen Namen eingetragen wird und mir wirklich ganz gehört. Ich muss es auch einrichten, brauche neue Möbel, Gardinen, Tapeten und andere Dinge. Es müssen nicht nur die neuen Räume sinnvoll eingerichtet werden, wobei ich noch die Aufgabe lösen muss, das Vorhandene mit dem Neuen sinnvoll zu kombinieren, sondern mein Leben ändert sich, weil die Umstände sich verändert haben. Ich muss mich an den neuen Ort erst noch gewöhnen, muss herausfinden, wo ich einkaufen kann, wie meine Kinder zur Schule kommen, wie ich am einfachsten zu meinem Arbeitsplatz komme und vieles mehr.

Oder stellen Sie sich vor, Sie haben überraschend einen großen Betrieb geerbt. Sicher sind Sie voller Freude und genießen erst einmal die neue Situation, aber dann müssen Sie sich einen Überblick verschaffen, müssen Bilanz ziehen, das Unternehmen wirklich in Besitz nehmen und sinnvoll führen. Vielleicht muss weiter investiert werden und sicher müssen Sie eine Menge lernen. Natürlich macht das auch viel Freude, aber es ist auch eine Aufgabe, die gemeistert werden will.

Vielleicht sind Sie noch jung und diese Erfahrungen liegen noch weit in der Zukunft. Dann denken Sie an die Zeit nach dem Schulabschluss. Jahrelang haben Sie nur daran gedacht, den Abschluss zu schaffen, und nun ist es so weit, Sie haben es geschafft. Irgendwann taucht bei aller Freude die Frage auf, was mache ich nun. Studiere ich und wenn ja, was und wo? Oder mache ich eine Lehre und wenn ja, welche und bei wem? Auf jeden Fall stehen Sie wieder an einem neuen Anfang, und erst diese Zeit entscheidet, ob Sie die Krise wirklich nutzen. Sie sind nicht mehr Schüler, aber auch noch nicht erwachsen. Irgendwann müssen Sie aufhören zu studieren, sich den Anforderungen des Berufslebens stellen, ein neues Leben leben.

Jede Krise führt mich immer in einen neuen Zustand, wenn sie als Wandel verstanden und genutzt wurde. Ich habe mich für mich selbst entschieden, bin mir wieder ein Stück näher gekommen. Dazu muss ich zwangsläufig manche vertraute Gewohnheit loslassen, muss neue Gewohnheiten annehmen und festigen. Ich bin das Alte nicht mehr und das Neue noch nicht. Nun versuche ich, das Neue zu leben. Das ist mit Unsicherheit verbunden und geht auch selten reibungslos. Immer besteht die Gefahr, in das Vertraute, aber Überholte zurückzufallen. Doch ganz gleich, wie schwierig diese Zeit auch sein mag, es gibt kein Zurück mehr, es gibt nur noch ein Hindurch.

Diese Zeit ist eine enorme Herausforderung, denn in dieser Zeit nach der Krise habe ich noch keinen festen Boden unter den Füßen und jede Belastung kann jetzt zur Erschütterung werden oder mich gar umwerfen. Schon mancher hat die Krise gemeistert und ist an der Zeit danach gescheitert. Aber mit jedem Schritt wird der Boden fester, sicherer, jedoch nur, wenn ich die „not-wendigen" Schritte auch tue, wenn ich den Weg gehe. Falls ich ihn nicht erkennen kann, sollte ich wissen, dass er entsteht, indem ich ihn gehe. Erst wenn ich die Zeit nach der Krise gemeistert habe, die Chance in der Krise nicht nur erkannt, sondern auch genutzt habe und eine neue Ebene des Seins erreicht habe, erst dann ist die Aufgabe gelöst, war die Krise ein Geschenk.

In der Krise und durch die Krise zu sich selbst finden

> Das Leben kompliziert sich von selbst derart,
> dass am Ende alles ganz einfach ist!

Jede Krise ist eine Chance, mich zu mir selbst hin zu entwickeln, loszulassen, was nicht mehr wirklich zu mir gehört, was ich nicht mehr bin, bevor ich von der Krise in die Katastrophe komme. Befreien kann ich mich daraus nur, indem in anfange, mein Leben zu leben, so, wie ich von der Schöpfung gemeint bin. Das stößt sehr oft bei den anderen auf Ablehnung und gilt als Egoismus, ist aber in Wirklichkeit die Befreiung vom Ego, die Befreiung von überholten Verhaltensmustern, von der Meinung, den Erwartungen und Wünschen der anderen, um endlich frei zu sein für mich selbst, für den, der ich wirklich bin. Es ist sicher ein nicht immer leichter Weg, doch wenn Sie sich wirklich dafür entschieden haben, schaffen Sie es auch. Eines Tages sind Sie am Ziel, warum so lange warten? Der beste Augenblick, sich zu entscheiden, ist jetzt. Es ist jetzt Zeit zu entscheiden, ob Sie das heiße Eisen anpacken oder ob Sie wieder einmal ausweichen, sich zurückziehen und die Situation ungelöst umgehen wollen. Denken Sie jetzt darüber nach, ob Sie bereit sind, zu einer wirklichen Bereinigung, zu einer echten Lösung zu kommen. Und Sie wissen genau, was zu tun ist. Warum also tun Sie es nicht – *jetzt!*

Kann oder will ich aber die Umstände nicht ändern, dann muss ich meine Einstellung dazu ändern. In der Krise kann ich nicht einfach so weiterleben, als wäre nichts geschehen. Das Leben verlangt einen Schritt von mir, einen Schritt vorwärts und das heißt immer, auf mich zu, um mir selbst näher zu kommen.

In einer Krise tritt die Wende zum Besseren sehr oft dann ein, wenn ich zu erschöpft bin, um weiterzumachen und aufgegeben habe, wenn das Ich nicht weiter weiß und loslässt. Das Selbst kann dann oft den entscheidenden Schritt tun.

Das Grundlegende an Entwicklungskrisen ist, wie der Name schon sagt, die Aufgabe, sich zu „ent-wickeln", alles Überholte loszulassen, damit das Echte, Wahre, Wirkliche immer sichtbarer und wirksamer werden kann. Es ist die Aufgabe, mich aller Dinge und Umstände zu entledigen, bis nur noch das Selbst übrig bleibt. Dann kann ich erkennen, dass alles seinen tieferen Sinn hat, dass es keinen Zufall gibt, nur etwas, das mir aufgrund meines So-Seins „zufällt". In diesem Moment erkenne ich auch, dass das Gesetz von Ursache und Wirkung in allem sichtbar wird. Ich lebe immer bewusster, indem ich wahrnehme, was wirklich ist, die Wirklichkeit hinter dem Schein erkenne.

Bewusstsein ist hinsehen, was ist

Wenn Sie sich selbst eine Chance geben wollen, brauchen Sie nur einmal vier Wochen anzunehmen, dass zutrifft, was ich in diesem Buch beschrieben habe und zu beobachten, was dann geschieht.

Nach vier Wochen wissen Sie aus eigener Erfahrung um die Wirklichkeit. Dann erkennen Sie in jeder Frage bereits die Antwort, in jedem Problem die Lösung, in jeder Krise die Chance, die Sie ohne Krise nicht erkannt hätten. Sie erkennen, dass alles Leid dadurch entsteht, dass ich nicht einverstanden bin, mit dem was geschieht, dass ich *Nein* sage und damit mit dem Leben kollidiere.

Wenn ich mich gegen das Leben stelle, kann ich nur Zweiter werden. Indem ich mich aber bedingungslos dem Fluss des Lebens anvertraue und alles dankbar annehme, spüre ich auf einmal, dass das Leben mich trägt, bin ich eingebettet in die Geborgenheit des Seins. Dann erlebe ich mein Leben als meinen ganz individuellen Einweihungsweg und lerne dabei, immer besser im Buch der Schöpfung zu lesen. Ich werde immer bescheidener, denn wer wirklich Bescheid weiß, der ist auch bescheiden.

Ich komme schließlich an den Punkt des Dankens. Wenn ich innerlich begriffen habe, was das Leben wirklich ist, dass das, was ich bisher abgelehnt habe, mir in Wirklichkeit nur dienen und helfen wollte, dann wird aus dem Denken das Danken, das dankbare Annehmen dessen, was ist.

Nur wenn ich diese Chance nicht erkenne, nicht nutze oder mit Fehlverhalten reagiere, gerate ich in eine Krise. Denn wenn die Zeit reif ist, *muss* eine Veränderung eintreten. Die Krise ist nur die Chance und Aufforderung zu Wandlung. Eine Krise wird nur „notwendig", wenn ich Angst habe vor der Veränderung und Erneuerung, wenn ich versuche festzuhalten, wo ich loslassen sollte. Damit schaffe ich mir ein Problem. Das Leben selbst macht keine Probleme, es bietet immer nur Chancen, immer neue Chancen, *ich selbst* zu sein.

Die eigene Entwicklung ist ein langer und scheinbar mühevoller Weg durch ein unbekanntes Land voller Freude und Schönheit, aber auch voller Überraschungen und Gefahren. Und doch ist das Leben in Wirklichkeit ein Spiel, das mir Gelegenheit bietet, die in mir schlummernden Fähigkeiten und Kräfte zu „ent-decken" – mich selbst zu finden, um zu sein, der ich bin. Zu diesem Zweck muss ich früher oder später mein Alltagsbewusstsein überschreiten, ich muss erkennen, dass das Leben eine ständige Premiere, jeder Schritt einmalig ist, ein Weg, der entsteht, indem ich ihn gehe.

In der Kindheit hatte ich keine andere Wahl, als mich den Eltern, den anderen und den Umständen anzupassen. Ich wurde „erzogen", so zu sein, wie mich die anderen haben wollten. Das aber hieß, anders zu sein, als ich in Wirklichkeit bin, denn wenn ich nicht in ihre Vorstellung passte, wurde ich bestraft. Irgendwann glaubte ich, ich hätte keine Wahl, war einverstanden damit, dass andere meine Entscheidungen trafen. Und doch hätte ich in jedem Augenblick die Wahl gehabt, so, wie ich in diesem Augenblick die Wahl habe, mich für mich selbst zu entscheiden.

Wir haben nie gelernt, wirklich frei zu sein. Erziehung, Unterricht und Religion haben eine feste Form vorgegeben, in die wir hineingewachsen sind. Aber tief im Innersten wissen wir, was Freiheit bedeutet. Wir brauchen dies nicht erst von den Vögeln zu lernen, sie können uns nur an uns selbst erinnern, an das freie Wesen, das in uns darauf wartet, endlich leben zu dürfen. Was Freiheit ist, können wir nicht von anderen lernen, die selbst nicht frei sind, Freiheit lernen wir nur von uns selbst.

Lass alles los, woran Du Dich klammerst,
und dann lass auch alles andere los!
Sei bereit, der Wahrheit zu begegnen.
Du findest sie in dir,
wo sie seit undenklichen Zeiten darauf wartet,
endlich leben zu dürfen.
Alles wird sich ändern, sobald du bereit bist.

Die Vergangenheit können Sie nicht mehr ändern, aber die Zukunft gehört Ihnen. Also zerbrechen Sie sich nicht mehr den Kopf über die Vergangenheit, sie ist tot und kommt nie mehr wieder, sie ist für immer vorbei. Das Leben findet nur hier und jetzt statt. Es geschieht in diesem Augenblick, sorgen Sie also dafür, dass Sie dabei sind, damit Sie erfahren, was es heißt, wirklich zu leben. Es heißt, in der eigenen Mitte zu ruhen und aus seiner Mitte heraus das Leben zu gestalten und zu genießen. Leben bedeutet, in jedem Augenblick bewusst frei zu wählen.

Das ist etwas ganz anderes, als zu wollen. Zu wählen heißt zu wissen, dass existiert, wofür ich mich entschieden habe. Wählen heißt auch, mich selbst als Schöpfer zu erkennen, aufgerufen zu sein, die Schöpfung mit zu gestalten und aktiv und bewusst an ihr teilzunehmen. Dabei sollte man auch immer der stille Beobachter bleiben, der wahrnimmt, was geschieht und der erkennt: „Alles geschieht zu meinem Besten, alles ist für mich da, will mir nur dienen und helfen."

Selbst die Umweltverschmutzung ist nur ein Spiegelbild der Innenweltverschmutzung, macht mich aufmerksam auf eine mangelnde Psychohygiene in mir, ist Aufforderung und Chance zugleich. Sie ist die Chance, die erforderliche Wandlung in mir herbeizuführen, damit sie im Außen sichtbar werden kann. Denn alles, was ich für das Selbst tue, tue ich für die Welt. Wie Jesus sagte: „Was Ihr dem geringsten meiner Brüder tut, habt Ihr mir getan." Das zeigt auch das geistige Gesetz: „Geben ist bekommen." Nur, was ich ehrlichen Herzens gegeben habe, ist wirklich mein Eigentum und Teil meines Seins.

Wenn wir uns um die Bedürfnisse der anderen kümmern, uns für sie aufopfern, gewinnen wir Anerkennung (meist erst in Form eines Nachrufes). Wir sterben, ohne bemerkt zu haben, dass wir unsere Hauptaufgabe versäumt haben, nämlich uns selbst. Natürlich sollten wir anderen helfen, aber aus der Stimmigkeit des Selbst heraus, dann geschieht das Richtige zur rechten Zeit, ohne dass wir uns selbst versäumen, sondern indem wir uns selbst erfüllen.

Doch solange wir uns nach den gesellschaftlichen Normen von Tugend verhalten und uns selbst dabei versäumen, lässt uns unsere Seele diese Lektion so lange wiederholen, bis wir verstanden haben. Die Lektion dauert so lange, bis wir nicht mehr aus der Vorstellung leben, sondern uns selbst erkannt haben als Teil des Einen, als das eine Bewusstsein, durch das alles ist.

Dieses eine Bewusstsein ist ständig und überall gegenwärtig, bereit, in uns und durch uns zu wirken, sobald wir es zulassen, sobald das Ego zurücktritt. Mit jedem Wollen stärke ich das Ich, das Ego, denn solange mein Wille aktiv ist, muss es auch ein Ich geben, das will. Auch jedes Tun stärkt das Ego, denn es ist immer ein Ich, das tut. Leben kann man nicht tun, Leben „geschieht".

Das ganze Leben ist eine Art „Sehschule“, hilft uns, immer klarer die Wirklichkeit hinter dem Schein zu erkennen. Es lässt uns erkennen, dass die Dinge, die uns gut gefallen, um die wir uns bemühen, uns in keiner Weise weiterbringen. Sie lassen uns die Stufe, die wir erreicht haben, erfassen und genießen, aber sie lassen uns auf dieser Stufe stehen. Die Dinge und Umstände aber, die wir gern vermeiden möchten, Schwierigkeiten, Probleme, Krankheiten und Krisen, alles das, was wir nicht haben wollen, das ist es, was uns hilft, die nächste Stufe zu erreichen. Aber das ist mit Arbeit verbunden, mit der Arbeit des Werdens, die man genießen, oder aber als Leid bezeichnen kann.

Das ganze Leben ist Lernen. Aber dieses Lernen ist nicht das Ansammeln von Wissen, sondern in Wahrheit das „Erinnern an die Wirklichkeit“. Das so Gelernte wird nicht gewusst, sondern gelebt. Darüber brauche ich auch nicht nachzudenken, denn Nachdenken stärkt ebenfalls nur das Ich, die Illusion der Trennung. Solange ich nachdenke, lebe ich nicht im Hier und Jetzt. Das Leben und das Selbst aber sind ständig nur im Hier und Jetzt, also trenne ich mich durch Nachdenken von mir selbst und dem Leben.

Man kann aus dem Verstand leben oder aus dem Gefühl, man kann aus der Vorstellung leben, aus der Erinnerung oder aus der Hoffnung, aber alles das ist nicht wirkliches Leben. Es ist die Vorstellung vom Leben, die Reaktion auf das Leben, aber nicht das Leben. Wahres Leben ist „Bewusst-Sein“, und Ausdruck des Bewusstseins ist die Liebe. Wahres Leben geschieht aus dem Herzen, und dort sollte auch das Zentrum des Bewusstseins sein.

In diesem Bewusstsein können wir anfangen, neue Freunde zu entdecken. Alles das, was ich bisher abgelehnt habe, gegen das ich mich gewehrt habe, was ich nicht haben wollte, weil es mir nicht angenehm war, das sind meine neuen Freunde, die mir wirklich helfen, einen Schritt nach dem anderen auf dem Weg zu mir selbst zu tun. Überall da, wo ich bisher Nein gesagt habe, sage ich jetzt bedingungslos Ja, gestatte dem Leben zu sein, wie es ist und bin dankbar. Und so finde ich immer mehr in die Liebe, denn Lieben ist Sein, ein Bedürfnis für das Selbst und unsere innere Wirklichkeit.

Nur wer liebt, lebt wirklich, lebt die Wirklichkeit seines Seins, lebt sich Selbst. Deshalb kann man Lieben weder lernen noch verlernen, man kann es auch nicht tun. Sobald ich aber ich selbst bin, geschieht Liebe von selbst, als meine wahre Natur.

Bin ich ich selbst, dann kommt es immer wieder zu ganz spontanen Gedankenblitzen, zu einer plötzlichen Erkenntnis mit Aha-Effekt, wie eine Mini-Erleuchtung, es kommt zu „Ein-fällen", die wie ein Geschenk in mich ein-fallen. Und es geschieht ganz von selbst, ohne mein Zutun, meistens, wenn ich etwas ganz anderes tue, in einem Augenblick der Gedankenstille, beim Duschen oder Autofahren, beim Sortieren von etwas, wann immer ich etwas ohne großes Überlegen tue. Ich kann nichts tun, damit es geschieht, aber ich kann es begünstigen, indem ich meditiere, eine stille Minute einlege, gute Musik höre, oder in der Natur spazieren gehe. Wann immer ich achtsam und bewusst bin, also ich selbst, bin ich offen für Eingebungen.

Irgendwann erkenne ich es als die Natur des Selbst, bin ich in die Wahrnehmung dessen, was ist, hineingewachsen, bin spirituell erwachsen geworden. Dann nehme ich alles wahr, was ist, kann alles erkennen, indem ich einfach mein Bewusstsein darauf richte und offen bin. Wann immer ich dann eine Frage habe, brauche ich sie mir nur bewusst zu machen, und das Leben antwortet. Und ich erkenne, ich trage alles Wissen der Welt, sogar das noch nicht offenbarte, in mir. Dort wartete es seit ewigen Zeiten darauf, dass ein erwachtes Bewusstsein es wahrnimmt. Dies verleiht mir eine ganz neue Sicherheit.

Eine ganz neue Sicherheit

Ich lebe ständig in dem Bewusstsein, dass alles, was ist, zu meinem Besten geschieht. Alles will mir nur dienen und helfen, alles ist für mich da. Mir kann nichts mehr geschehen, denn ich bin, ich war immer und werde immer sein, und keine Macht der Welt kann daran etwas ändern. Ich kann auch nichts mehr verlieren, denn ich besitze nichts mehr. Alles ist eine Leihgabe des Lebens, die mir zur Verfügung steht, solange ich sie brauche. Wird sie mir genommen, ist das nur ein Zeichen dafür, dass ich sie nicht mehr benötige, und so lasse ich sie wieder los, um das in Empfang zu nehmen, was ich jetzt brauche. Immer ist alles da, das Richtige und zur rechten Zeit. Ich bin eingebettet in die Geborgenheit des Lebens, und das Leben geschieht durch mich. Ich bin nur noch der stille und dankbare Beobachter des Seins, erlebe dankbar, was geschieht. Ich kann auch jederzeit mit meinem Leben und dem Sein in einen Dialog treten, kann Fragen stellen, um Führung bitten oder um eine Entscheidung, um ein Signal.

Je mehr ich mich öffne, je mehr ich ich selbst bin, desto schneller reagiert das Leben, bis mir die Antwort bewusst wird, *bevor* ich die Frage stellen kann. Bin ich dann ganz ich selbst, brauche ich keine Antworten mehr, weil die Fragen verschwinden. Das Urteilen verschwindet und wird zur Wahrnehmung. Das Gegenteil verschwindet und wird zur Einheit, zum Teil, der das Eine erst ganz sein lässt. Das Äußere ist nur noch ein Spiegel des sonst unsichtbaren Inneren und damit wieder Teil des Ganzen. Und ich erkenne das Ewige in mir und mich als Teil von ihm, als Teil und gleichzeitig als das Ganze. Dann ist Leben nur noch „Be-Geisterung" und eine Liebeserklärung an das Sein, reine Freude, Enthusiasmus im wahrsten Sinne des Wortes, denn „En-theos" heißt wörtlich: „von göttlichem Geist, mit göttlicher Kraft erfüllt sein".

Auf diese Weise beginnt früher oder später jeder die Wirklichkeit wahrzunehmen, wahrhaft zu leben und wirklich zu lieben, sich selbst, die anderen, das ganze Sein – *Warum nicht jetzt?*

Sie müssen nur sich ganz bewusst für sich selbst, für den, der Sie wirklich sind, entscheiden, sich immer wieder daran erinnern und mit der Wirklichkeit, mit sich selbst identifizieren. In dieser Identifikation mit sich selbst erkennen Sie den nächsten Schritt und können ihn gehen, bevor das Leben Sie durch Probleme, Krankheit und Leid dazu zwingt. Dann und nur dann kommt es zur Krise. Sobald aber die Trennung von sich selbst beendet ist, verschwindet der Nachhilfeunterricht aus Ihrem Leben, gibt es keine Krisen mehr.

Sie tun, was getan werden muss, einfach weil es stimmt. Sie leben im Einklang mit Ihrem wahren Sein und leben so, wie Sie gemeint sind. Denn die Trennung hat es in Wirklichkeit nie gegeben, Sie haben nie aufgehört, Sie selbst zu sein, das ist nicht möglich, Sie hatten es nur vergessen, einfach vergessen, dass Sie ein „In-dividuum" sind, ein untrennbarer Teil des Einen, Ganzen.

Jeder Teil ist einzigartig. Das ganz Universum ist wie ein riesiges Puzzle, in dem kein Teil den Platz eines anderen einnehmen und ausfüllen kann. Den eigenen Platz einnehmen kann nur, wer sich zu seinem So-Sein bekennt, die eigene Vision immer klarer durch sich lebendig werden lässt. Sie werden leben, wenn Sie aufhören, anders sein zu wollen, besser, schöner, idealer, stärker oder erfolgreicher und anfangen, einfach nur Sie selbst zu sein, der der Sie wirklich sind.

Denn Ihr So-Sein ist für diesen Augenblick genau so richtig, will nicht länger abgelehnt, sondern erlebt werden. Sobald Sie bedingungslos Ja zu sich selbst sagen, sind Sie auf dem richtigen Weg. Genießen Sie es, so zu sein, wie Sie sind, und genießen Sie jeden Schritt auf dem Weg, auf dem Weg zu sich selbst. Machen Sie sich bewusst, dass Sie dabei ständig am Ziel sind. Es gibt kein höheres Ziel, als in diesem Augenblick zu „stimmen". Das führt zu wahrem „Selbst-bewusst-Sein" und zu einer unerschütterlichen, heiteren Gelassenheit. Sie haben nichts zu gewinnen und können nichts verlieren, Sie haben nur in jedem Augenblick die Chance zu sein, wirklich zu leben. Und sagen Sie nicht: „Ich kann nicht", denn das ist nicht wahr. Sie haben nur vergessen, dass Sie es können. Hören Sie auf zu suchen. Finden Sie! Sucher suchen ewig, Finder finden hier und jetzt! Lassen Sie sich nicht mehr von Belanglosem vom einzig Wichtigen abhalten. Das erinnert mich an eine kleine Geschichte.

Der Eremit und die Maus

Ein Eremit saß meditierend in der Einsamkeit. Da huschte eine Maus herein und knabberte an seiner Sandale. Verärgert öffnete der Eremit die Augen: „Warum störst du meine Meditation!"

„Weil ich Hunger habe", sagte die Maus.

„Geh weg, du dumme Maus", sagte der Eremit, „ich suche gerade die Einheit mit Gott, wie kannst du mich dabei stören!"

„Wie willst du eins werden mit Gott", sagte die Maus, „wenn du nicht einmal einig wirst mit mir?"

Nehmen Sie sich Zeit, immer wieder einmal nachzudenken, sich bewusst zu machen, was Sie erkannt haben. Was Sie durch Erkenntnis lernen, brauchen Sie nicht mehr über eine schmerzhafte Erfahrung zu lernen. Doch auch das scheinbar Unvollkommene will Ihnen in Wirklichkeit nur helfen, vollkommener zu werden, der zu sein, der Sie tief innen sind, immer waren und immer sein werden – Sie selbst.

Sie haben die Wahl, Sie haben in jedem Augenblick die Wahl. Sie können gar nicht anders, als zu wählen. Sogar wenn Sie nicht wählen, haben Sie gewählt und tragen die Folgen. Denken Sie nicht, das sei noch ein langer Weg. Sie befinden sich längst auf dem Weg, Sie brauchen nur noch weiterzugehen. Die Richtung stimmt. Wenn Sie sich jetzt nicht beirren lassen, können Sie das Ziel nicht mehr verfehlen, das Ziel, das Sie sind. Also versuchen Sie nicht mehr, so schnell wie möglich ans Ziel zu kommen, sondern *genießen Sie den Weg – Sie werden ihn kein zweites Mal gehen können!*

Ihr Lebensweg ist absolut einmalig – noch nie ist ein Mensch diesen Weg gegangen. Er entsteht erst, indem Sie ihn gehen. Noch ist alles möglich. *Das Abenteuer Leben kann beginnen!*

Zum Schluss

Wenn ich wirklich die Krise als Chance genutzt habe, dann gehe ich „unbeeindruckt“ durchs Leben. Mein Leben wird nicht mehr von alten Verhaltensmustern, Erwartungen und Wünschen bestimmt, sondern von meinem wahren Sein. Ich bin nicht mehr gut oder schlecht, sondern echt, ehrlich und authentisch. Ich habe die Krise als Aufforderung verstanden, mich zu öffnen, dem Leben, der Liebe, mir selbst. Ich habe Abschied genommen, von dem, der ich bis dahin war, um ganz der zu sein, der ich jetzt bin. Und ich genieße das Leben, ganz gleich, was kommt.

Irgendwann wird die nächste Aufgabe des Lebens an mich herantreten, und ob ich will oder nicht, ich werde mich ihr stellen müssen. Ich entscheide, mit welcher Einstellung ich an sie herangehe, ob ich sie als unerwünschte Schwierigkeit auf meinem Weg und als unnötiges Leid ansehe, das mir die Freude am Leben nimmt, oder ob ich sie wieder als Chance erkenne, als Geschenk des Lebens an mich und als Möglichkeit, eine neue Ebene des Seins zu erreichen – eine Ebene, auf der ich mir selbst noch näher bin, auf der die Freude am Leben noch größer ist. Mit dieser Einstellung macht schon die Chance zum Wandel Freude, und ich nehme die Herausforderung gerne an, ja mit der Zeit schätze ich die Zeiten der Herausforderung mehr als die ruhigen Zeiten, die das Leben mir auch immer wieder bietet, weil ich erkannt habe, dass ich mit der Lösung jeder „Auf-Gabe“ meinem Ziel näher komme. Doch ganz gleich, worin die Aufgabe bestehen mag, das Ziel bin immer *ich selbst*!

Dann erkenne ich, dass *jeder* Augenblick eine Neuwerdung ist – mit allen Risiken, aber auch mit allen Chancen. Dann habe ich auch den Mut, mich vertrauensvoll dem Leben hinzugeben und wirklich Ja zu sagen zum Leben – zu meinem Leben. Ich erkenne mich als Teil der allumfassenden Ordnung, erkenne, dass auch ich in Ordnung bin, so wie ich bin, und nehme mich in meinem So-Sein dankbar an. Ich erkenne, dass das Leben aus einer unendlichen Reihe von ersten

Schritten besteht. Was immer geschieht, in dieser Situation war ich noch nie. Was immer ich gerade tue, ich tue es zum ersten Mal. Das Leben ist eine ewige Premiere, ohne Generalprobe, ist immer neu und einmalig. Aber ganz gleich, wie es geht, es geht immer gut, ich habe in jedem Augenblick die Wahl. Ich habe die Wahl, mich für eine neue Ebene des Seins zu entscheiden.

Es ist wie die Verwandlung einer Raupe zum Schmetterling. Sobald die Raupe spürt, dass etwas Neues werden will, verpuppt sie sich, zieht sich zurück in einen Kokon. Jetzt in der Stille geschieht die Transformation – der Schmetterling wird geboren.

Aber sobald der Schmetterling geboren ist, kann die Raupe nicht mehr Raupe sein. Die Raupe gibt es nicht mehr – sie ist jetzt ein Schmetterling. Sie hat keine Ahnung vom Fliegen. Davon hat sie als Raupe nicht einmal geträumt. Sie hat Angst, herunterzufallen, versucht vielleicht, durch die Luft zu kriechen, wie bisher auf der Erde. Aber die bisherige Erfahrung hilft jetzt nicht mehr – sie *muss* fliegen lernen. Eine Raupe kann nicht fliegen, erst wenn sie sich bewusst als Schmetterling erkennt, sich mit sich selbst identifiziert, ist es plötzlich ganz einfach. Der Schmetterling ist noch nie geflogen, aber *jetzt* kann er es, kann sich über sein bisheriges Dasein erheben und das Fliegen genießen. Und es kommen neue Herausforderungen auf ihn zu, neue Risiken und neue Chancen – ein neues Leben. Ein Leben auf einer anderen Ebene des Seins.

Stichwortverzeichnis